T0220060

Magische Momente in der Altenpflege

Sonja Schiff

Magische Momente in der Altenpflege

Wie Empathie und Begegnung in der Pflege gelingen

Mit einem Geleitwort von
Prof. Dr. Angelika Zegelin

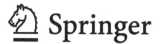 Springer

Sonja Schiff
Care Consulting
Salzburg, Österreich

ISBN 978-3-662-59861-0   ISBN 978-3-662-59862-7   (eBook)
https://doi.org/10.1007/978-3-662-59862-7

Die Deutsche Nationalbibliothek verzeichnet diese Publikation in der Deutschen Nationalbibliografie; detaillierte bibliografische Daten sind im Internet über http://dnb.d-nb.de abrufbar.

Fotonachweis Umschlag: © stock.adobe.com/Cristina Conti

Springer ist ein Imprint der eingetragenen Gesellschaft Springer-Verlag GmbH, DE und ist ein Teil von Springer Nature.
Die Anschrift der Gesellschaft ist: Heidelberger Platz 3, 14197 Berlin, Germany

Für Petra S., ohne die ich meine Pflegeausbildung nicht positiv abgeschlossen hätte.
Für K.N., die erste Hundertjährige in meinem Leben.

Geleitwort

Dieses Buch ist ein wahrer Schatz!

Es gehört in die Hand einer jeden, die mit Altenpflege zu tun hat, egal ob in Ausbildung/Studium, in der Praxis, im Altenpflegemanagement oder in Verwaltung, Trägerschaft oder gar in der Politik.

Ich habe noch nie ein Buch gelesen, welches so feinsinnig und kompetent über Pflegearbeit spricht – ja, eigentlich gehört das Buch in die Gesellschaft. Es kann uns zeigen: Eine menschliche Begleitung ist leistbar, du wirst nicht auf einen Pflegefall reduziert, bleibst als Person und auch als Quelle von Erfahrungen erhalten. Am besten gefallen mir die Beispiele, sie sind so vielfältig wie das Leben, und man kann sich das gar nicht ausdenken, etwa wie die alte Dame bei den TV-Nachrichten über den Golfkrieg sich unter ihrem Tisch versteckt. Auch die Berichte der Interviewpartner zeigen berührende Begegnungen, es ist ein Glücksgriff von Sonja Schiff, eben diese Interviewpartnerinnen um Mitarbeit gebeten zu haben.

Tatsächlich braucht die Altenpflege eigentlich Aufbruchsstimmung, sie wird immer wertvoller angesichts unserer verlängerten Lebenszeit. Stattdessen herrschen Leisetreterei, Qualitätsabbau, Mangel und falsche Vorstellungen von diesem Beruf. Ja …, am Ende unseres Lebens werden die meisten von uns pflegebedürftig, brauchen Hilfe für viele Handgriffe, können unseren Alltag nicht mehr kontrollieren, aber ich denke auch, dass wir dann warmherzige und intelligente Menschen brauchen, um unsere letzte Lebenszeit zu verbringen – professionell Pflegende, die den Wert dieser Arbeit umsetzen.

Sonja Schiff macht keine Schönfärberei, sie zeichnet ein kritisch-realistisches Bild mit vielen Hintergrundinformationen, gibt zahlreiche Quellen an.

Jedes Kapitel wird eingeleitet und mit Aufgaben beendet, alles ist ein Beispiel für eine „gelungene Komposition". Durch ihre lebendige Schreibweise wird das Buch spannend, es ist eine Freude, es zu lesen.

Es „wimmelt" von magischen Momenten, die einen besonderen Blick auf die Begleitung alter Menschen werfen. Altenpflegende sollten stolz auf ihre Arbeit sein. Gerne helfe ich mit an der Verbreitung des Buchs, ich stelle mir Fernseh-Interviews und Kino-Spots vor, Magie-Curricula in Pflegeausbildungen, Fürsprachen der zuständigen Minister, Lesungen mit bekannten Schauspielern, Wettbewerbe.

Dortmund   Prof. Dr. Angelika Zegelin
August 2019   Krankenschwester/Pflegewissenschaftlerin
                                    vorm. Universität Witten/Herdecke und
                                          Mathias Hochschule Rheine

Vorwort

Beinahe mein gesamtes Berufsleben war ich, in unterschiedlichen Funktionen und Aufgabenfeldern, in der Altenpflege tätig und habe dabei die verschiedenen Wandlungen und Weiterentwicklungen von Altenpflege hautnah miterlebt. Vom Aufbruch Mitte der 90er-Jahre über die vielfältigen Pflegekonzepte und Wohnmodelle danach bis zur derzeitigen Erstarrung in Anbetracht der Herausforderungen unserer alternden Gesellschaft.

Ich bin in all den Jahren unzähligen Pflege- und Betreuungspersonen begegnet, die mit hohem Engagement dazu beitragen, eine wahrnehmende und wertschätzende Altenpflege zu gestalten. Selbstverständlich habe ich auch viele Pflegekräfte kennengelernt, die Dienst nach Vorschrift machen, die möglichst wenig Energie auf ihre Arbeit verwenden und bei denen nie Begeisterung für Altenpflege, aus welchen Gründen auch immer, geweckt wurde oder auch geweckt werden konnte. Seit einigen Jahren begegnet mir zunehmend aber eine weitere Gruppe von Berufskolleginnen: engagierte Altenpflegerinnen und Altenpfleger, die das Handtuch werfen oder dabei sind es zu werfen, weil sie ein Arbeitsumfeld vorfinden, in dem sie nicht mehr tätig sein wollen.

Diese enttäuschten und frustrierten Pflege- und Betreuungspersonen hoffe ich mit meinem Buch ganz besonders zu erreichen. Ich würde mir wünschen, dass sie mein Buch lesen und neue Kraft, Hoffnung und Mut finden, um im Berufsfeld Altenpflege zu bleiben. Grundsätzlich aber richtet sich mein Buch an alle Pflegenden und Betreuenden der Altenpflege, wie auch an Führungskräfte, Einrichtungsträger und sozialpolitisch tätige Personen.

Auch wenn der Titel dieses Buchs im ersten Moment vielleicht vor allem Leichtigkeit verspricht, es finden sich darin auch tatsächlich viele berührende Geschichten, wird mein Buch Sie auch fordern, vielleicht sogar aufregen oder provozieren. Auf alle Fälle lädt mein Buch Sie ein, über Altenpflege nachzudenken und dabei auch die eigene Rolle zu reflektieren.

Schließlich soll mein Buch Sie – als einzelne Pflegeperson, als Team, als Organisation – dabei anleiten, Ihre Pflegearbeit zu analysieren und sich auf den Weg zu machen in eine Pflegepraxis, die alte Menschen wertschätzend begleitet, in welcher Begegnungen möglich sind, in der magische Momente geerntet werden und Sie als Pflegende eine höhere Arbeitszufriedenheit erleben.

Daher schon vorab: Nehmen Sie sich Zeit für dieses Buch! Genießen Sie die erzählten magischen Momente. Halten Sie aber auch durch, wenn ich „zur Sache" komme.

Ich bedanke mich bei Frau Eichhorn und Frau Doyon-Trust vom Springer Verlag für die unaufgeregte und angenehme Zusammenarbeit. Danke an Gertrud Buchinger, Elisabeth Hahn, Maria-Luise Jerabek, Anna Moser, Marina Meisterhofer, Petra Schnettgen und Manuela Schreyer für das wohlwollende, aber auch kritische Lesen meines Manuskriptes und die vielen konkreten Anregungen zur Optimierung oder besseren Lesbarkeit des Buches.

Herzlichen Dank an Frau Prof. Dr. Angelika Zegelin für das wertschätzende Geleitwort, ich habe mich sehr darüber gefreut!

Mein besonderer Dank gilt selbstverständlich meinen zehn Gesprächspartnerinnen und Gesprächspartnern, ohne die dieses Buch nie zustande gekommen wäre. Danke für Eure Offenheit während der Interviews und Euer Vertrauen in mich.

Ein spezieller Dank gebührt meinem Mann Rochus Gratzfeld, der mich in meinen Schreibphasen zu diesem Buch liebevoll umsorgt hat und mir in zweifelnden Zeiten immer wieder ein stärkendes und mutmachendes „Sounding Board" war.

Und natürlich bedanke ich mich bei Ihnen, liebe Leserin, lieber Leser, für den Erwerb dieses Buchs und Ihr Interesse. Ich wünsche Ihnen viele Anregungen und freue mich auf Ihre Reaktionen und Ihr Feedback.

Salzburg   Sonja Schiff
im Sommer 2019

Datenschutz und Gender

In diesem Buch werden die weibliche und männliche Form abwechselnd verwendet, das jeweils andere Geschlecht ist immer mitgemeint. In seltenen Fällen, dort wo es mir im Kontext notwendig erschien, werden beide Formen verwendet.

Namen von Patienten, Bewohnerinnen oder Klienten, von Orten oder Landschaft sind aus Datenschutzgründen frei erfunden, Biografien wurden im Kontext verändert. Neun meiner Interviewpartnerinnen und Interviewpartner wollten mit ihrem richtigen Namen im Buch genannt sein, eine Interviewpartnerin wollte mithilfe eines frei erfundenen Namens anonymisiert werden. Diesem Wunsch wurde selbstverständlich Rechnung getragen.

Anmerkung zur Verwendung von Berufsbezeichnungen der Pflege

In diesem Buch kommen Pflege- und Betreuungspersonen aus Österreich und Deutschland zu Wort. Da Berufsbezeichnungen nicht europaweit gleich geregelt sind, finden sich in diesem Buch Berufsbezeichnungen, die Ihnen als Leserin vielleicht nicht immer geläufig sind. Manchmal verwende ich aber auch Synonyme für die Berufe.

Die diplomierte Gesundheits- und Krankenpflegerin (Österreich) entspricht dabei der examinierten Krankenschwester (Deutschland). Verwendete Synonyme dazu sind Diplompflegefachkraft, Diplompflegerin, Diplompfleger.

Österreichische Berufsbezeichnungen sind außerdem die Pflegeassistentin und der Diplom-Sozial-Betreuer für Altenarbeit.

Inhaltsverzeichnis

Über die Autorin

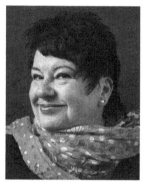

Foto: © Rochus Gratzfeld

Sonja Schiff, Master of Arts (Gerontologie), diplomierte psychiatrische Gesundheits- und Krankenpflegerin, Bloggerin, Buchautorin.

Bewegt sich seit 1988 im Berufsfeld Altenpflege, als Pflegefachkraft, Pflegedienstleitung, später als Pflegeberaterin und Projektleiterin.

Heute arbeitet Sie als Trainerin und Coach zu Alternsfragen für Pflege- und Bildungseinrichtungen, Gemeinden und Landesregierungen sowie Firmen.

1

Wie ich die magischen Momente in der Altenpflege entdeckte und daraus ein Buch entstand

Inhaltsverzeichnis

Ein Fachbuch über „magische Momente" in der Altenpflege? Wirklich? Da herrscht doch enormer Zeitdruck, die Arbeitsbedingungen sind schlecht, es fehlt an Personal, und in so einer Situation soll jemand „magische Momente" erleben?

Keine Sorge, die Probleme der Altenpflege stelle ich mit meinem Buch nicht in Abrede. Selbstverständlich hakt es an allen Ecken und Enden! Ich glaube aber, dass sich Altenpflege gerade wegen der sich zuspitzenden Situation im Aufbruch befindet. Deshalb sind aus meiner Sicht grundlegende Diskussionen notwendig, etwa zur Frage: „Was ist der Kern von Altenpflege?" Genau zu dieser Diskussion möchte ich mit meinem Buch einen Beitrag leisten. Mir geht es um eine Neudefinition von Altenpflege. In diesem ersten Kapitel erzähle ich deshalb, wie es zu dem Buch „Magische Momente in der Altenpflege" kam. Ich beschreibe den Weg von einem persönlichen Erlebnis über eine gewonnene Erkenntnis und deren Verdichtung im Rahmen eines Workshops bis zur Entstehung dieses Buchs.

© Springer-Verlag GmbH Deutschland, ein Teil von Springer Nature 2020
S. Schiff, *Magische Momente in der Altenpflege,*
https://doi.org/10.1007/978-3-662-59862-7_1

Beispiel

Jänner 1991.

Ich bin eine junge diplomierte Gesundheits- und Krankenpflegerin, arbeite seit einigen Jahren in der ambulanten Pflege und Betreuung, besuche also alte Menschen in ihren eigenen vier Wänden. Mein Einsatzgebiet ist eine Sozialsiedlung am Rande der Stadt, auch als Glasscherbenviertel bezeichnet. Die Siedlung ist aus Baracken für Kriegsflüchtlinge entstanden und hat einen miserablen Ruf. Wer hier gelandet ist, hat es nicht geschafft im Leben. Wer einmal in dieser Siedlung wohnt, kommt nicht mehr raus aus dem Elend, heißt es in meiner Stadt.

Seit etwa einem Jahr besuche ich täglich zweimal die gehbeeinträchtigte und leicht demente Martha Kovac, 85 Jahre alt. Eingezogen ist Frau Kovac in eine dieser Flüchtlingsbaracken, irgendwann gegen Ende des Zweiten Weltkriegs, da war sie eine junge Frau. Sie hat also tatsächlich ihr gesamtes Leben in dieser Siedlung verbracht. Aus der ehemaligen Baracke wurde irgendwann eine kleine Wohnung, mit einer richtigen Toilette und einem eigenen Bad. Hier lebte Frau Kovac ihr Leben, sie heiratete, bekam drei Kinder, wurde Witwe.

Martha Kovac kann sich nicht mehr alleine waschen, braucht Hilfe beim An- und Ausziehen und bekommt als Diabetikerin von mir täglich zweimal ihre Insulininjektion. Neben der Pflegearbeit sprechen wir viel miteinander, und so erfahre ich von Martha Kovac, welche Angst sie damals auf der Flucht durchlebte, dass Winter war, sie tagelang barfuß lief und ihre Zehen gefroren. Heute noch schmerzen diese Zehen und erinnern sie bei jedem Schritt an die lange und beschwerliche Reise ins Ungewisse.

Als junge Krankenpflegerin höre ich mir ihre Geschichten an. Es ist Teil meiner Arbeit, den Lebensrückblicken der alten Patientinnen zuzuhören. Aber wer täglich sieben oder acht solcher Geschichten hört, kann nicht jedes Gefühl an sich heranlassen. Was es bedeutet, auf der Flucht zu sein, welche Ängste man durchlebt, das alles perlt an mir ab. Bis zu dem einen Tag im Jänner 1991.

Saddam Hussein hatte vor einigen Monaten Kuwait besetzt. Amerika erklärte dem Irak den Krieg, der Golfkrieg begann. Es ist der erste Krieg, der via Fernsehen in die Wohnzimmer der Welt übertragen wird. Kriegserklärung, Angriffe, Bombendetonationen.

Als ich am ersten Tag nach der Kriegsankündigung Amerikas zu Frau Kovac komme, finde ich die alte Frau in ihrer Küche unter dem Esstisch. „Gehen Sie weg, gehen Sie weg!", schreit sie gellend und schaut mich funkelnd an. Nicht sofort verstehe ich den Grund für diese seltsame Situation. Doch dann bemerke ich, dass im Wohnzimmer das Fernsehgerät läuft. Man hört Bombeneinschläge, Flugzeuggeräusche, Stimmen rufen. Der Golfkrieg ist mitten im Wohnzimmer von Frau Kovac gelandet.

„Gehen Sie weg, weg mit Ihnen", schreit die ehemalige Flüchtlingsfrau und droht mir mit einem Küchenmesser. „Ich steche Sie ab!", brüllt sie mir verzweifelt entgegen. Nach einigem Überlegen gehe ich in ihr Wohnzimmer und schalte den Fernseher aus. Ich warte ein paar Minuten, betrete dann erneut die Küche, spreche Frau Kovac ruhig mit ihrem Namen an und erkläre ihr, dass ich es bin, ihre Krankenschwester. Da fängt sie an zu weinen, und dieses Weinen wächst zu einem langen, schweren Schluchzen. Betroffen krieche ich zu Frau Kovac unter den Tisch, nehme ihre Hände in meine und warte mit ihr dort auf das Verebben der Gefühle. Als sie irgendwann Kraft findet zu sprechen, höre ich die alte Frau mit zittriger Stimme fragen: „Haben wir jetzt wieder Krieg, Schwester?"

Im Jahr 1991 war ich 27 Jahre alt. Das Thema Krieg hatte in meinem Leben keinerlei Relevanz. Wozu auch? Krieg kannte ich nur als historisches Phänomen aus dem Geschichtsunterricht, als ein Ereignis längst vergangener Zeit. Ich war ein Kind des Friedens.

Dieses eindringliche Erlebnis mit Frau Kovac hat meinen Zustand der Ahnungslosigkeit jäh beendet. Ihr im Krieg erlebtes Grauen kam mir plötzlich ganz nah. Ihre flehenden Augen erzählten von unfassbarem Leid und existenzieller Angst. Ich war erschüttert.

Was muss ein Mensch erlebt haben, der mit 85 Jahren unter den Esstisch kriecht und sich versteckt, weil er Bombeneinschläge aus dem Fernseher hört? Diese Frage habe ich mir damals wieder und immer wieder gestellt. Und auch heute, wo ich fast täglich von Menschen auf der Flucht lese, denke ich oft an Frau Kovac. Diese alte Flüchtlingsfrau hat mir, wie keine andere, das Thema Krieg und Flucht nähergebracht und mich damit nachhaltig als Mensch geprägt.

Die Begegnung mit Frau Kovac unter ihrem Küchentisch habe ich persönlich als magisch erlebt. Es war, als wäre die Zeit stehengeblieben oder als würden wir beide, Frau Kovac und ich, für einen Augenblick aus der Zeit fallen. Unsere Rollen – sie Patientin, ich Krankenschwester – waren aufgelöst. Wir saßen uns einfach als Menschen gegenüber, für einen Augenblick tief verbunden durch heftige Gefühle.

Momente dieser oder ähnlicher Art habe ich in meiner Arbeit viele erlebt. Ich sah sie immer als Geschenk im Trubel des pflegerischen Tuns. Als persönliche Leuchtsterne meiner Arbeit. Über ihren Wert oder ihren Sinn habe ich nie nachgedacht. Sie geschahen einfach. Ich habe sie erlebt, gefühlt und meinem persönlichen Tagebuch anvertraut.

Erst im Alter von etwa 50 Jahren begann ich, mich bewusst mit diesen besonderen Momenten in meiner Pflegearbeit zu beschäftigen. Mit ihrem Wert für meine berufliche Arbeit und ihrem Einfluss auf mein Leben.

1.1 Eine provokante Aussage führt mich zu den magischen Momenten meiner Pflegepraxis

Ich habe fast mein gesamtes berufliches Leben, in unterschiedlichen Feldern und Funktionen, in der Altenpflege verbracht. Wie viele Kolleginnen höre auch ich, sobald ich bei einem Kennenlernen meinen Beruf nenne, immer wieder den Satz „Zur Altenpflege muss man sich aber schon berufen fühlen". Oft wird so ein Kommentar dann begleitet von einem etwas säuerlichen oder gar angewiderten Gesicht, dem deutlich zu entnehmen ist, woran mein Gegenüber bei Altenpflege denkt: an den Kontakt mit Kot und Urin, mit Leid, Schmerz und Tod.

Vor ein paar Jahren musste ich in diesem Zusammenhang einen besonders heftigen Kommentar zu meiner Arbeit als Altenpflegefachkraft entgegennehmen. Als ich einem jungen, beruflich desorientierten Mann aus meinem persönlichen Umfeld eine Pflegeausbildung nahelegen wollte, weil ich befand, er wäre dafür bestens geeignet, meinte dieser nur entrüstet: „Was ich sicher nie in meinem Leben werden möchte, ist ein Arschputzer."

Hatte ich richtig gehört? Ich musste erst einmal tief durchatmen, und um ehrlich zu sein: Ich war fassungslos. Innerlich schrie ich auf! Auf der Stelle wollte ich einen Angriff starten, mich und meinen Beruf verteidigen. Doch dann habe ich einen Schritt zurück gemacht und mich erinnert. An mein junges Ich und dessen negatives Bild von Altenpflege, lange bevor ich selbst in diesem Fachbereich tätig wurde.

Heute danke ich dem jungen Mann für die provokante Aussage. Er hat bei mir eine berufliche Reise zu meinen Anfängen und eine intensive Reflexion meines bisherigen Berufslebens ausgelöst. Warum erlebe ich meinen Beruf so ganz anders, als er von der Außenwelt gesehen wird? Was verbinde ich selbst mit Altenpflege? Welche Gedanken gehen mir durch den Kopf, wenn ich an meine Arbeit denke? Was erzähle ich, wenn ich aus meiner Arbeit berichte? Das waren die Fragen, um die ich über viele Monate kreiste.

Mir wurde damals klar, dass ich mit Altenpflege vor allem Beziehungsarbeit verbinde. Sicher, ich pflege auch körperlich. Ich wasche, mobilisiere, verbinde Wunden, reinige Menschen nach einer Ausscheidung. Aber wann immer ich anderen Menschen von Altenpflege erzähle, berichte ich vor allem von Begegnungen, von besonderen Erlebnissen, berührenden Momenten oder, wie ich sie nenne, von meinen „magic moments" mit alten Menschen.

Während dieses beruflichen Rückblickens habe ich irgendwann meine alten Tagebücher zur Hand genommen. Auch dort fand ich vor allem Einträge zu besonderen Momenten. Ich las Geschichten von Begegnungen, die mich tief bewegten, staunen ließen oder zum Nachdenken angeregt hatten.

Aber warum genau waren mir diese Begegnungen so wertvoll, dass ich sie sogar meinem Tagebuch anvertraute? Warum gab es keine Einträge zu abgeheilten Liegegeschwüren, zu gelungener Inkontinenzversorgung, zu Ärger mit Kolleginnen, Unmut mit Pflegeleitungen oder zu meiner Wut über den ewigen Personalmangel? All das hatte ich doch auch erlebt!

Ich erkannte, dass mir diese berührenden Begegnungen den Erfolg meiner pflegerischen Beziehungsarbeit spiegelten, mich bestätigten in meinem Tun und für meine Arbeit motivierten. Aber da war noch mehr! Diese Begegnungen führten bei mir auch zu einer nachhaltigen persönlichen Prägung. Ich bin mir mittlerweile sicher, ohne Altenpflege, ohne den vielen Begegnungen mit betagten Personen, wäre ich heute ein anderer Mensch.

Ich war Anfang 20 und hungrig nach Leben, als ich das erste Mal einer Hundertjährigen gegenüberstand. Das ganze Leben lag noch vor mir, meine Zukunft schien mir zeitlich unbegrenzt zu sein, und ich fühlte mich schlichtweg unbesiegbar. Die Frau mir gegenüber stand dagegen am Ende ihres Lebens. Sie berichtete von ihren Erlebnissen im Ersten Weltkrieg, vom Grauen des Zweiten Weltkriegs, und sie sprach vom Sterben.

Selbstverständlich ist es für eine junge Frau, wie ich es damals war, ungemein prägend und persönlichkeitsbildend, wenn sie über viele Jahre, Tag für Tag, mit Menschen zu tun hat, die am Ende ihrer langen Lebensreise stehen.

Nach dieser persönlichen Erkenntnis habe ich mich daran gemacht, die prägenden Begegnungen meiner Altenpflegearbeit bewusst zu sammeln und zu sortieren. Ich las mein Tagebuch, und je mehr ich in den Tiefen meiner Erinnerung fischte, desto mehr erlebte „magic moments" kamen an die Oberfläche. Aus diesem intensiven Berufsrückblick ist im Jahr 2014 mein erstes Buch entstanden, es trägt den Titel „10 Dinge, die ich von alten Menschen über das Leben lernte. Einsichten einer Altenpflegerin".

Eine Frage blieb für mich allerdings offen: Erlebe nur ich diese magischen Momente? Sehe nur ich ihren Wert für mich und meine Arbeit? Oder geht es anderen Altenpflegepersonen ähnlich?

1.2 Ein Workshop zu magischen Momenten in der Altenpflege bestärkt mich

Genau zu dieser Zeit besuchte ich eine Tagung und wurde von der Veranstalterin überraschend gebeten, einen Workshop zu halten. Eine andere Workshopleiterin war ausgefallen, ich sollte einspringen. Spontan bot ich einen Workshop mit dem Titel „Magische Momente in der Altenpflege" an. Mein Ziel war es, die Teilnehmerinnen zu motivieren, sich gegenseitig besondere Momente aus der Altenpflegepraxis zu erzählen. Ich rechnete mit nur wenigen Anmeldungen. Mein Thema erschien mir etwas esoterisch, für eine Tagung eigentlich ungeeignet, und außerdem hatte ich im Vorfeld kaum die Möglichkeit, das Thema zu erklären. Doch ich wurde überrascht. Für den Workshop meldeten sich über 30 Altenpflegepersonen an.

Eröffnet habe ich den Workshop mit einer eigenen Geschichte, genau genommen: mit Frau Kovac und ihrer Frage „Haben wir wieder Krieg, Schwester?". Danach lud ich die Teilnehmerinnen ein, ihre „magischen Momente" aus der Altenpflege zu erzählen.

Wenn ich heute an diesen Workshop zurückdenke, erinnere ich mich an eine Session voll Berührung, gemeinsamen Lachens und Weinens. Anfangs noch schüchtern, öffneten sich die Pflegenden mit jeder Erzählung mehr. Erfahrene Frauen und Männer erzählten begeistert von besonderen Momenten in ihrer Altenpflegepraxis. Von Begegnungen und Erlebnissen, die oft schon viele Jahre zurücklagen, die sie aber immer noch in ihren Herzen und ihrer Erinnerung trugen. Es waren lustige Begebenheiten dabei, skurrile Erlebnisse, traurige Begegnungen und verstörende Eindrücke. Allen Momenten gemeinsam war, dass sie von der erzählenden Person als unvergessen, als Ernte für professionelle Arbeit oder als prägend fürs Leben bezeichnet wurden.

Erstaunlich in dem Workshop war für mich auch die im Raum entstandene Stimmung. Es lag so viel Gefühl in der Luft, es gab tiefe Berührung, Tränen und Lachen, es entstand großer Stolz auf die Arbeit und ein ganz wunderbares Wir-Gefühl. Die Teilnehmerinnen waren bewegt von den Erzählungen und staunten darüber, dass auch andere Kolleginnen bereits ähnlich berührende, aufwühlende und prägende Momente in ihrer Arbeit erlebt hatten. Als ich den Workshop-Raum am Ende abschloss, kam eine Kollegin noch einmal auf mich zu und meinte mit leuchtenden Augen: „Jetzt weiß ich, dass ich nicht allein bin. Danke dafür."

1.3 Ein Buch über magische Momente in der Altenpflege darf entstehen

Nach meinem ersten Buch, in dem ich von meinen eigenen, sehr persönlichen Begegnungen in der Altenpflege erzähle und wie diese auf mein Leben gewirkt haben, wurde ich häufig gefragt, ob ich dazu auch ein Fachbuch vorlegen könnte. Ich begreife es als Auszeichnung, aber auch als Herausforderung, meine Gedanken zu den magischen Momenten in der Arbeit mit alten Menschen nun aus einem vorrangig fachlichen Blickwinkel zu skizzieren und mit der Frage zu verknüpfen, ob erlebte magische Momente in der Pflegearbeit ein Ausdruck für professionell gelebte Pflegepraxis sind.

Für dieses nun vorliegende Fachbuch habe ich mit unterschiedlichen Professionisten aus Altenpflege- und Altenbetreuung Interviews geführt. Ich habe mir in der Arbeit erlebte magische Momente erzählen lassen und meinem Gegenüber dazu weiterführende Fragen gestellt. Meine Gesprächspartnerinnen waren:

- Karin Lindner – Pflegeassistentin/Österreich
- Raphael Schönborn – Diplomierter psychiatrischer Gesundheits- und Krankenpfleger/Österreich
- Andrea Sigl – Heimleiterin, Diplomierte Gesundheits- und Krankenpflegerin/Österreich
- Simone Viviane Plechinger – Diplomierte Musiktherapeutin/Deutschland
- Yvonne Falckner – Examinierte Krankenschwester/Deutschland
- Karoline Huber[1] – Gerontopsychologin/Österreich
- Peter Christian Ebner – Altenseelsorger/Österreich
- Renate Pühringer – Diplomierte Gesundheits- und Krankenpflegerin/Österreich
- Christoph Althammer – Diplom-Sozialbetreuer für Altenarbeit/Österreich
- Michael Hagedorn – Fotograf, spezialisiert auf Fotografien des Alters/Deutschland

Ganz bewusst habe ich mich bei den Interviews nicht ausschließlich auf Pflegepersonen fokussiert, sondern auch einen Seelsorger befragt, eine Psychologin, eine Musiktherapeutin und sogar einen Fotografen, der alte Menschen oft über Jahre mit der Kamera begleitet.

Der Begriff Altenpflege beschreibt aus meinem Verständnis, und so verwende ich ihn auch im vorliegenden Buch, eine Dienstleistung, zu der unterschiedliche Disziplinen ihren Beitrag leisten. Altenpflege hat zum Ziel, alte und hochbetagte Menschen in ihren letzten Jahren, Monaten oder Tagen zu begleiten, zu betreuen und zu pflegen, dies ambulant wie stationär.

Die verschiedenen Berufsgruppen – Pflegepersonen, Betreuungspersonal, Therapeutinnen, Seelsorger – arbeiten dabei auf Augenhöhe zusammen, um für den alten Menschen das optimale Ergebnis, eine individuelle und menschliche Dienstleistung, zu erreichen. Als Nebeneffekt lernen die unterschiedlichen Professionen voneinander, stärken und bereichern sich gegenseitig.

---

[1]Name auf Wunsch geändert.

Die Kontaktaufnahme zu meinen Interviewpartnern geschah über verschiedenste Kanäle, wie etwa Soziale Medien, Tagungen, Seminare, mein persönliches Netzwerk und Empfehlungen. Die Gespräche wurden im Jahr 2017 und 2018 durchgeführt, persönlich in einem realen Treffen oder, aufgrund größerer räumlicher Distanz, via Skype-Videotelefonat.

Zur persönlichen Vorbereitung erhielten meine Interviewpartnerinnen und -partner den vorbereiteten Gesprächsleitfaden sowie inhaltliche Erklärungen darüber, wie die Interviews ins Buch eingebettet werden.

Hier ein Blick auf meinen Interviewleitfaden:

- Wie würden Sie den Begriff „magischer Moment" im Zusammenhang mit ihrer Arbeit beschreiben? Woran erkennen sie einen magischen Moment?
- Wie oft erleben Sie magische Momente?
- Welche Bedeutung oder auch Wirkung haben magische Momente auf Sie?
- Was bedeuten Ihnen diese magischen Momente?
- Erzählen Sie mir einen oder mehrere magische Momente aus ihrer Arbeitspraxis!
- Was haben Sie beigetragen, damit dieser/diese magischen Momente entstehen konnten?
- Stellen Sie sich vor, eine jüngere Kollegin würde Sie fragen, was sie tun muss, um auch magische Momente in ihrer Arbeit zu erleben. Was würden Sie ihr antworten?
- Was wäre Ihnen noch wichtig zu sagen, was ich noch nicht angesprochen habe?

Alle Interviews wurden von mir persönlich transkribiert. Danach habe ich von den Menschen und ihren magischen Momenten Porträts erstellt. Diese Porträts stellen das Herzstück des vorliegenden Buchs dar. Die Antworten meiner Gesprächspartner zu den weiterführenden Fragen habe ich als Zitate den inhaltlich passenden Kapiteln zugeordnet, sie ziehen sich, mit jeweiliger Namensnennung und Berufsbezeichnung, quer durch das gesamte Buch.

Entstanden ist auf diese Weise ein Buch, das aus **fünf Teilen** besteht. Den **ersten Teil** des Buches lesen Sie gerade, es geht hier um meine Motivation das Buch „Magische Momente in der Altenpflege" zu schreiben.

Im **zweiten Teil** beschäftige ich mich mit den magischen Momenten in der Altenpflege an sich. Ich gehe ihrem Wesen nach, ihrem Wert und ihrer Wirkung. Außerdem begründe ich, warum aus meiner Sicht die Wahrnehmung dieser magischen Momente wesentlich ist für die Bewältigung zukünftiger Herausforderungen der Altenpflege.

Der **dritte Teil** stellt das Herzstück dieses Buchs dar. Hier finden sich die zehn Porträts meiner Interviewpartner und ihre sehr persönlichen Erzählungen von erlebten magischen Momenten in der Arbeit mit alten Menschen.

Der **vierte Teil** des Buchs ist ein leidenschaftliches Plädoyer für eine dringende Weiterentwicklung von Altenpflege. Hier unterbreite ich, als Altenpflegeperson, als Alternswissenschaftlerin, aber auch als Zugehörige der Generation Babyboomer (das sind jene, denen man heute schon sagt, dass ihre Pflege mal nicht mehr leistbar sein wird!) meine persönlichen Vorstellungen von Altenpflege. Ich spare dabei auch nicht an Kritik am bestehenden Altenpflegesystem und seiner Akteure.

Der **fünfte und abschließende Teil** des Buchs versteht sich als Praxisteil. Er widmet sich der Frage, was Pflegepersonen, Teams oder Organisationen tun können, damit magische Momente in der Pflegepraxis geerntet werden können. In diesem Praxisteil lade ich ein zur Selbstreflexion und vermittle Fachwissen, vor allem aber öffne ich Türen zu interessanten Themen und Werkzeugen, denen später in Eigenregie vertiefend nachgegangen werden kann. In diesem Praxisteil war es mir wichtig, die Komplexität von Pflege zu vermitteln und Lust darauf zu machen, den Pflegeberuf ein Stück neu zu entdecken und sich mit den vielfältigen Themen, die Pflege berühren, zu beschäftigen. Der Praxisteil soll Pflegende unterstützen, ihre Kompetenz zu erweitern, dadurch mehr magische Momente zu erleben und eine höhere Zufriedenheit in der Arbeit mit alten Menschen zu erfahren.

2

Vom Wert und Wesen magischer Momente in der Altenpflege

Inhaltsverzeichnis

© Springer-Verlag GmbH Deutschland, ein Teil von Springer Nature 2020
S. Schiff, *Magische Momente in der Altenpflege,*
https://doi.org/10.1007/978-3-662-59862-7_2

In der Altenpflege herrscht Stillstand, bereits seit vielen Jahren. Es kommen aus demografischen Gründen enorme Herausforderungen auf Gesellschaft und Pflege zu, besonders auf die Altenpflege. Diese Herausforderungen scheinen im Moment alle zu lähmen, uns als Gesellschaft, die Politik und auch die Akteure der Altenpflege. Der steigende Pflegebedarf wird als Gefahr dargestellt, als finanzielle Bedrohung für die Gesellschaft, als unzumutbare Verantwortung für die nachfolgende Generation.

Doch Angst hemmt die Kreativität, sie macht den Blick eng und behindert das Querdenken. Dieses Querdenken ist jedoch dringend notwendig, denn es braucht neue Sichtweisen und neue Lösungen. Mit den alten Herangehensweisen droht sich der Stillstand in Erstarrung zu wandeln.

In diesem Kapitel wage ich den Versuch, einen neuen Blinkwinkel auf das Thema Altenpflege einzunehmen. Weg vom Problem und der immerwährenden Klage, hin zu den Fragen: Warum arbeiten Menschen im Berufsfeld Altenpflege? Warum bleiben so viele Pflegepersonen mit Begeisterung in ihrem Beruf, trotz widriger Umstände. Was hält engagierte Altenpflegerinnen und Altenbetreuer in ihrem Beruf?

Entdeckt habe ich dabei besondere Augenblicke, Begegnungen mit alten Menschen oder, in anderen Worten, „magische Momente" in der Arbeit mit alten Menschen. Ich bin den Fragen nachgegangen, welche Bedeutung diese magischen Momente für Professionisten der Altenpflege und Altenbetreuung haben, wie häufig sie erlebt werden, welche Wirkung sie haben und was sie über die Qualität von Altenpflege erzählen.

2.1 Altenpflege – zwischen Aufbruch und Stillstand

Altenpflege steht, aus meiner Sicht, derzeit auf der Kippe, an einem Nullpunkt zwischen Weiterentwicklung und Rückentwicklung. Wohin das Pendel schlagen wird, ob in Richtung entwürdigender Massenabfertigung oder hin zu einer würdevollen Begleitung alter pflegebedürftiger Menschen in den letzten Lebensjahren, ist derzeit offen.

In den kommenden Jahrzehnten muss unsere alternde Gesellschaft eine riesige Herausforderung stemmen, einen Pflegebedarf in einem Ausmaß, wie wir ihn noch nie erlebt haben. Immer mehr Menschen werden 90 oder gar 100 Jahre alt, und viele dieser hochbetagten Menschen sind in ihrer letzten Lebensphase pflegebedürftig. Auch die große Gruppe der Babyboomer kommt langsam in die Jahre. In 20 Jahren werden die Menschen dieser geburtenstarken Jahrgänge an die Türen der Altenpflege klopfen.

In Anbetracht dieser Zukunftsperspektive müsste in der Altenpflege eigentlich Aufbruchsstimmung herrschen. Alle Berufsgruppen der Altenpflege und alle Betreiber von Altenpflegeeinrichtungen hätten jeden Grund, Selbstbewusstsein zu verströmen, Zukunft zu planen und Zuversicht zu zeigen. Doch von Aufbruchsstimmung ist nichts zu spüren. Im Gegenteil, die Not wird immer größer, der Frust immer lauter, die Probleme täglich drängender (Kümmerling 2016). Geredet wird viel, Lösungen scheinen keine in Sicht.

2.1.1 Zukunftsberuf mit Imageproblem

Wir haben in der Altenpflege schon seit Jahren ein Imageproblem. Personalmangel, permanente Überforderung, schlechte Bezahlung, arbeiten wie am Fließband, Missstände, Verzweiflung.

Viele Altenpflegerinnen beklagen, dass sie ihren Beruf nicht in jener Weise ausführen können, wie sie ihn gelernt haben, wie sie ihn selbst gerne leben würden und wie er von den alten Menschen, den Angehörigen und auch von der Gesellschaft erwartet wird. Altenpflege, das klingt heute nach Ausbeutung, nach Massenabfertigung, nach Burn-out und nach wenig Anerkennung.

Dieses miserable Image ist auch in der Bevölkerung stark verankert. Studien zeigen hier einen sehr ambivalenten Blick auf Altenpflege. Unsere Gesellschaft bringt dem Beruf grundsätzlich viel Vertrauen entgegen, sie erachtet Altenpflege als sehr wichtig und betrachtet sie als anspruchsvolle Tätigkeit. Gleichzeitig weiß die Bevölkerung aber auch um die mangelhaften Arbeitsbedingungen in der Altenpflege. Als kritisch genannt werden etwa der Personalmangel, zu wenig vorhandene Zeit für Gespräche mit alten Menschen, geringe Verdienstmöglichkeiten und nur wenige Aufstiegschancen. Altenpflege gilt als harter Beruf, für den man wenig Anerkennung erhält. Einen wesentlichen Beitrag zu diesem ambivalenten Blick auf Altenpflege tragen auch Journalisten und Medien bei. Sie kommunizieren oft stereotype Bilder von Altenpflege, schreiben vorrangig, wenn Pflegeskandale sichtbar wurden. Auf diese Weise erzeugen Medien vor allem negative Berichte über Altenpflege. Über die positiven Seiten der Altenpflege, etwa über deren Sinnstiftung, wird kaum berichtet (Isfort 2013, S. 1082).

Wen wundert es da noch, dass der Pflegeberuf, und die Altenpflege im Speziellen, bei jungen Menschen nicht beliebt ist und ausgebildete Pflegepersonen in kurzer Zeit den Pflegeberuf wieder verlassen.

Dabei gilt Altenpflege als zukunftssicher. Aufgrund der demografischen Entwicklung unserer Gesellschaft wird keine andere Pflegesparte in den nächsten Jahren mehr wachsen, in keinem Fachbereich wird die Nachfrage nach Personal größer sein als in der Altenpflege. Auf so vielen Arbeitsfeldern werden aufgrund der Digitalisierung Arbeitsplätze verloren gehen. In der Altenpflege aber werden sie entstehen, Altenpflege wird boomen, denn diese Dienstleistung kann nur direkt und persönlich erbracht werden, sie wird nie ohne Menschen auskommen. Was für eine Chance! Damit ist Altenpflege einer der großen Arbeitsmärkte der Zukunft.

Doch statt all diese Chancen zu sehen, statt positiv darauf zu reagieren und Altenpflege zuversichtlich weiterzuentwickeln, steht Altenpflege still und wird krank geredet.

Ein Blick auf die öffentliche Diskussion der letzten Jahre zeigt außerdem, dass im Mittelpunkt nicht die Frage nach den Bedürfnissen der betroffenen alten und pflegebedürftigen Menschen steht oder die Frage nach den besten Arbeitsbedingungen für die vielen Pflegepersonen. Nein, im Mittelpunkt stehen vor allem die Kosten von Pflege. Medial breit unterstützt, lautet der Tenor: Die steigenden Pflege- und Betreuungskosten kann sich unsere Gesellschaft bald nicht mehr leisten. Wobei Pflege in dieser Diskussion nur ein Teilaspekt ist, Medien und Politik zeichnen bezüglich alternder Gesellschaft grundsätzlich ein düsteres Bild (Amann und Kolland 2014).

Altenpflege ist also zu teuer. Sie muss kostengünstiger werden, weniger personalintensiv und dadurch leistbarer. Gleichzeitig soll Altenpflege aber selbstverständlich hohe Qualität bieten. Sie soll auf alle Fälle menschlich sein, das Personal soll sich für den einzelnen betroffenen Menschen immer genügend Zeit nehmen.

Irgendwie ein Widerspruch, oder?

Tatsächlich wird der Faktor Menschlichkeit heute schon vor allem ehrenamtlich und damit unentgeltlich in die Altenpflege gebracht. Neben ehrenamtlich tätigen Pensionisten und Rentnerinnen sind es vor allem auch Pflege- und Betreuungspersonen, die Energie und Zeit zusätzlich und kostenlos zur Verfügung stellen. Kein Sommerfest im Seniorenheim, keine Weihnachtsfeier, kein Osterfest und auch kein Muttertagskränzchen ohne Pflegende, die ihre ohnehin spärliche Freizeit kostenfrei einbringen, damit „ihre" Heimbewohnerinnen schöne Momente erleben.

Auch in der Hauskrankenpflege wird der Faktor Menschlichkeit vor allem freiwillig und unentgeltlich eingebracht. Die Viertelstunde Zuhören nach der offiziellen Pflege, die zehn Minuten tröstendes Gespräch mit der pflegenden Angehörigen werden meistens nach der offiziellen Besuchszeit und damit ohne Entlohnung erbracht.

Nur, wie lange werden Altenpflegerinnen diese Freiwilligkeit noch leisten, wenn sie gleichzeitig permanent in der Überlastung feststecken, der Druck täglich steigt und Politik wie Gesellschaft ihre Hilfeschreie nicht ernstnehmen?

2.1.2 Pflegenotstand oder ab in die Zukunft?

Schon seit Jahren müssten Pflegepersonen in hoher Anzahl ausgebildet werden, um den bestehenden und den zukünftigen Pflegebedarf in unserer Gesellschaft decken zu können, und es müsste alles dafür unternommen werden, dass ausgebildete Pflegepersonen im Pflegeberuf verbleiben.

Stattdessen herrscht seit Jahren Stillstand bzw. eine ergebnislose Dauerdiskussion. Und während das Thema Pflege im Kreis läuft, in einer Art Endlosschleife feststeckt, steigt der Bedarf an Pflegeleistungen kontinuierlich, Jahr für Jahr, Monat für Monat, Tag für Tag. Händeringend suchen viele Pflegeeinrichtungen mittlerweile nach Personal. Der schon seit Jahren prognostizierte Fachkräftemangel in der Pflege ist längst Realität geworden. Als Folge spitzen sich die Rahmenbedingungen in der Altenpflege noch mehr zu, ambulante wie stationäre Pflege wird als Berufsfeld Altenpflege mittlerweile den „bad jobs" zugeordnet (Kümmerling 2016, S. 141). Frust, Zorn, Überforderung machen sich bei den Pflegenden breit.

Eine Studie in Österreich, bezogen auf Altenpflege im Bundesland Oberösterreich, hat gezeigt, dass 60 % der Mitarbeiterinnen in der Langzeitpflege nicht vorhaben, langfristig in diesem Berufsfeld zu bleiben, und 70–90 % der Mitarbeiter im Alter zwischen 25 und 44 Jahren wollen ihren Beruf nicht bis zur Pension ausüben (Bauer et al. 2018, S. 52).

Aus meiner Sicht steht gerade deshalb Altenpflege an einer Wende. Das alte System funktioniert nicht mehr, denn es krankt an allen Ecken und Enden, droht zu kollabieren. Neues muss dringend entwickelt werden. Es geht um mehr, als um die Kosten von Altenpflege. Vielmehr geht es um die Frage, welche Art von Altenpflege wir den alten Menschen heute und den alten Menschen in Zukunft, also uns selbst, zukommen lassen wollen. Mit dieser Frage verbunden ist auch die Entscheidung, welches Arbeitsfeld wir schaffen wollen und wie wir Menschen gewinnen wollen, in diesem Fachbereich tätig zu sein.

Der Politik diese Weiterentwicklung von Pflege alleine zu überlassen, von ihr Ideen, Lösungen und Veränderung zu erwarten, greift zu kurz, das zeigen derzeitige Bestrebungen und Diskussionen deutlich.

So wird in Österreich zum wiederholten Mal darüber diskutiert, ob Pflege ein Lehrberuf werden soll (Kurier 2018; burgenland orf.at 2018). 15- bis

16-jährige Jugendliche sollen also für ein Arbeitsfeld gewonnen werden, das sie mit Abschiednehmen, Leid und Sterben konfrontiert und wahrscheinlich persönlich heillos überfordern wird.

Immer mehr etablieren sich in der Pflege zu Hause Betreuungskräfte aus Staaten mit niedrigerem Lohnniveau, etwa Polen, Rumänien oder Bulgarien. Ohne diese Betreuerinnen, deren fachliche, menschliche oder sprachliche Kompetenz kaum überprüft wird, wäre das westliche Pflegesystem schon lange zusammengebrochen. Mehr noch, auf dieses fragile Versorgungssystem verlassen sich viele Staaten. Die politisch Verantwortlichen schauen weg oder haben diese Arbeitsverhältnisse, von denen Kritiker sagen, es würde sich dabei um eine neue Generation von Dienstboten handeln, sogar legalisiert.

In Deutschland wird darüber nachgedacht, die Fachkräftequote in der Altenpflege zu senken. Es sollen weniger ausgebildete Pflegepersonen in der Altenpflege arbeiten, dafür mehr „Betreuungskräfte", mehr „Menschen mit Hausverstand" und selbstverständlich brauchen diese auch viel weniger Ausbildung und sind infolgedessen kostengünstiger (Frankfurter Allgemeine 2017).

Pflege und Betreuung werden als zwei verschiedene Tätigkeiten betrachtet, die voneinander getrennt werden können und auch von unterschiedlich qualifiziertem Personal durchgeführt werden sollen. Körperpflege, Wunden verbinden, Inkontinenz versorgen, dafür sollen ausgebildete Pflegepersonen zuständig sein. Mit den Menschen reden, sie beschäftigen, sie menschlich begleiten, das sollen geringer ausgebildete Betreuerinnen oder am besten gleich ehrenamtlich Tätige tun. Ablauforientierung also, wohin man schaut, für jede Handreichung soll jemand anderer zuständig sein. Manchmal hat man fast den Eindruck, so ein Pflegeheim wird verwechselt mit einer Autowerkstatt oder einer Produktionshalle. Es geht um Effizienz, um finanzielle Einsparungen, um Strukturen. Es geht selten um den alten Menschen und seine Bedürfnisse. Da werden von gering ausgebildeten oder ehrenamtlichen Betreuenden Menschen bespaßt, die gerade versuchen, ihre Traumatisierungen der Kindheit oder des Krieges zu überwinden, um friedlich sterben zu können. Da werden „Menschen mit Hausverstand" und unreflektiertem persönlichen Bild von Alter auf Menschen losgelassen, die sich gerade in einer der größten Lebenskrise befinden, der Aufnahme im Seniorenheim.

Folgt man als Pflegeperson diesen politischen Diskussionen, gewinnt man den Eindruck, dass nur wenige der Verantwortlichen nachvollziehen können, was Altenpflege eigentlich genau tut, mit welchen Menschen Altenpflege arbeitet, wo am Lebensweg sich diese Menschen befinden und welche

Bedürfnisse sie deshalb haben. Die politisch Verantwortlichen wissen nicht, mit welchen Situationen Altenpflegende konfrontiert sind, wo ihre Herausforderungen liegen, welche Kompetenzen sie brauchen, welche Rahmenbedingungen.

Altenpflege, das ist für die meisten politisch Verantwortlichen jener Beruf, den sie selbst nie machen würden. Umgang mit Leid und Tod, mit Kot, Urin und Blut, mit Siechtum. Niemals! Politische Funktionäre haben, und wie sollte es auch anders sein, das ganz normale, stereotype und in unserer Gesellschaft verankerte Bild von Altenpflege: ein wenig alte Leute waschen, „wickeln" und vom Leid ablenken. Kann doch jeder! Wozu braucht man da Ausbildung und Kompetenzen?

Und weil die politisch Verantwortlichen sich sicher sind, dass ihr Bild von Altenpflege auch stimmt, und damit auch glauben, zu wissen, was Altenpflege braucht, und weil Pflegepersonen sich selbst nur unzureichend einbringen, wird die öffentliche Diskussion über eine Altenpflege der Zukunft an den Pflegepersonen (aber auch an den alten Menschen!) vorbeigeführt. Es wird über uns Altenpflegende geredet, für uns geplant, kaum mit uns (Kümmerling 2016).

Es ist deshalb dringend an der Zeit, dass wir Pflegepersonen unsere Stimme erheben und uns einmischen. Wir müssen vehement und kompetent Stellung beziehen, wir müssen Altenpflege auf eine Weise kommunizieren, die unsere Arbeit emotional nachvollziehbar macht, wahrnehmbar und sichtbar. Wir müssen das Tal des Jammerns und der Anpassung verlassen und lernen, unsere Pflegearbeit öffentlich darzustellen und für Laien nachvollziehbar zu argumentieren. Wir müssen erklären, was uns antreibt bei dieser Arbeit, warum wir in diesem Beruf tätig sind, wie wir Pflegearbeit verstehen und leben wollen.

Wir Pflegepersonen können nicht mehr länger darauf warten, dass Lösungen für uns gefunden werden. Wir müssen selbst Teil der Lösung werden, wir müssen selbst Klarheit schaffen, Wege weisen zu einer menschlichen Altenpflege. Wir müssen den Pflegeberuf so weiterentwickeln, dass ausgebildete Pflegepersonen in ihrem erlernten Beruf wieder gerne und mit Begeisterung tätig sind. Dann können auch ganz selbstverständlich mehr Menschen für Pflegearbeit begeistert und für Ausbildungen gewonnen werden, außerdem werden mehr Pflegende länger in diesem Beruf bleiben.

Magische Momente in der Altenpflege spielen, aus meiner Sicht, bei dieser Entwicklung von Altenpflege eine wesentliche und bislang nicht wahrgenommene Rolle.

2.1.3 Menschlichkeit und Sinnstiftung für Pflegepersonen

Wollen wir die Herausforderungen der Zukunft im Bereich Pflege und Altenpflege quantitativ und qualitativ meistern, also den vielen hochbetagten Menschen zuverlässig eine wertschätzende Pflege und Begleitung zur Verfügung stellen, dann müssen wir eine Altenpflege entwickeln, in der Pflegepersonen ihre Arbeit als sinnstiftend und erfüllend erleben.

In der Diskussion rund um das Thema Altenpflege fällt ein Wort sehr häufig, der Begriff Menschlichkeit. Meist ist damit die Erwartung verbunden, dass Patientinnen, Klienten, Bewohnerinnen als Menschen wahrgenommen und behandelt werden. Pflegende sollen sich für die Lebensgeschichte der Menschen interessieren, sich Zeit nehmen für Gespräche, für die Anliegen der Menschen, für ihre Sorgen und Nöte. Tun sie das nicht, nehmen sie Menschen unzureichend wahr, ignorieren sie deren Bedürfnissen, spricht man von fehlender Menschlichkeit in der Pflege.

Aber was ist mit der Menschlichkeit gegenüber Pflegepersonen? Diese leiden zunehmend an ihrer Arbeit. Sie leiden daran, ihre Grundprinzipien, ihre Wertehaltung als Pflegende verraten zu müssen. Sie leiden unter der Ablauforientierung und Trennung zwischen Pflege und Betreuung, daran, dass sie nur noch als „Handwerkerinnen" gesehen werden und Pflege am Fließband abspulen sollen. Sie leiden unter dem Personalmangel, der ihnen die Freizeit raubt, sie von ihrem eigenen Leben und ihren Familien entfremdet. Überraschend einzuspringen, um den Pflegebetrieb aufrechtzuerhalten, ist bereits Usus und nicht mehr Ausnahme. Dazu das permanent schlechte Gewissen Bewohnern gegenüber, weil man wieder einmal zu wenig Zeit hatte, Kolleginnen gegenüber, weil man darauf gepocht hat, einen freien Tag zu haben und heute nicht einzuspringen. Die Dauerbelastung macht krank, laufende Krankenstände entstehen, die Belastung steigt, die Frustration nimmt zu. Und von diesen Pflegepersonen erwartet unsere Gesellschaft ernsthaft eine wertschätzende und menschliche Pflegearbeit?

Pflege ist Arbeit von Menschen für Menschen. Nicht Maschinen tun hier ihre Arbeit, sondern Menschen. Menschen mit einem Leben, Menschen mit Familien, Menschen mit Grenzen.

Können Pflegepersonen, die von einem System unmenschlich behandelt werden, andere Menschen überhaupt menschlich behandeln? Können Menschen, die in ihren Bedürfnissen über Jahre ignoriert werden, denen mehr Arbeitsbelastung zugemutet wird als zu ertragen ist, die in ihrer Arbeit nicht wertgeschätzt, dafür aber in ihrer Not alleine gelassen werden, die abstumpfen müssen, um all die Überforderung und Belastung irgendwie zu ertragen – können solche Menschen anderen Menschen überhaupt Menschlichkeit entgegenbringen? Oder entsteht durch diese permanente Frustration nicht doch eine Flucht in Routine, in der Pflegepersonen Gefahr laufen, wichtige Aspekte von Pflege nicht mehr wahrzunehmen. Eine Routine, in der etwa Schamgrenzen übersehen werden und unbewusst Beschämungsakte stattfinden (Bohn 2017, S. 101).

Wir Menschen arbeiten nicht nur, um Monat für Monat unsere kleine Existenz zu sichern, Arbeit hat in unserem Leben noch andere wichtige Funktionen. Sie schafft Identität und Prestige, sie bindet uns ein in eine Gemeinschaft, entwickelt uns weiter, und sie gibt uns und unserem Leben Sinn. Deshalb spielt Sinnstiftung bei der Berufsentscheidung eine tragende Rolle.

Wer eine Grafikausbildung macht, will vielleicht Schönes in die Welt bringen oder findet Sinn in Kreativität. Wer eine Schauspielausbildung macht, will in Rollen schlüpfen und findet Sinn darin, Menschen zu unterhalten. Wer Kosmetikerin wird, strebt nach Schönheit und findet Sinn darin, Menschen dabei zu helfen, sich attraktiv zu fühlen. Wer Medizin studiert, will Menschen gesund erhalten, heilen und Leben retten.

Und auch Pflegepersonen haben ihren Beruf gewählt, weil er in ihnen eine Resonanz erzeugt, etwas zum Klingen bringt. Menschen in schwierigen Situationen beizustehen, Menschen bei Krankheit zu unterstützen und Leid zu lindern, alten Menschen in den letzten Lebensjahren würdevolle Pflege zu geben, Menschen beim Sterben zu begleiten – all dies können Gründe sein für die Berufswahl Pflege. Vor allem in der Altenpflege ist Sinnstiftung ein wesentlicher Motivationsfaktor. In den Krankenpflegeausbildungen, in denen ich tätig bin, höre ich vor allem von älteren Auszubildenden, die über den zweiten Bildungsweg in die Ausbildungen kommen, häufig den Satz „Ich wollte beruflich endlich etwas Sinnvolles tun".

Wie groß muss die Frustration sein, wenn ein auf diese Weise motivierter Mensch in der Pflegepraxis feststellen muss, dass sein Wunsch nach Sinnstiftung niemanden interessiert? Dass er vor allem zu funktionieren hat, Pflege abspulen soll wie am Fließband und seine Ansprüche an die eigene Arbeit herunterschrauben muss, sich den schlechten Rahmenbedingungen fügen soll.

Warum soll dieser an Pflege eigentlich interessierte Mensch in seinem Beruf bleiben? Er kann den Sinn nicht mehr finden. Also wird er gehen und sich einer anderen Arbeit zuwenden, einer Arbeit, die mehr Sinn verspricht. Jahr für Jahr verlassen genau deshalb tausende Pflegende kurz nach ihrer

Ausbildung den Beruf. Nicht weil ihnen der Beruf nicht gefällt, sondern weil sie unter diesen Rahmenbedingungen nicht arbeiten wollen.

Ich bin davon überzeugt, dass die beiden Faktoren Menschlichkeit gegenüber Pflegepersonen und Sinnstiftung in der Pflegearbeit bis dato unzureichend beleuchtet und berücksichtigt wurden.

Bei unmenschlichen Arbeitsbedingungen kommen die Pflegeperson selbst und ihr Wunsch nach Sinnstiftung unter die Räder, die Folge ist eine unpersönliche und distanzierte Pflege nach Vorschrift. Pflegende dagegen, die sich als Mensch wahrgenommen und wertgeschätzt fühlen, die ihre Arbeit als sinnstiftend und erfüllend erleben, können eine professionelle, wahrnehmende und menschliche Pflegearbeit leisten.

Diese Pflegepersonen erleben intensive Momente mit Patienten, spannende und berührende Begegnungen mit Bewohnerinnen und Bewohnern. Sie erleben magische Momente in ihrer Pflegearbeit, Momente, die diese Sinnstiftung ausdrücken, die ihnen davon erzählen, dass ihre Arbeit Sinn macht und sie am richtigen Platz sind, im richtigen Beruf.

2.2   Magische Momente in der Altenpflege

In Zeiten von Stillstand, in Anbetracht von Krisen lohnt es sich, neue Pfade zu beschreiten, neue Wege zu denken. Ich bringe in die Diskussion zur Zukunft der Altenpflege die magischen Momente ein, das sind jene besonderen Begegnungen, die Pflegepersonen in der Arbeit mit alten Menschen erleben können. Aus meiner Sicht drücken sie erlebte Sinnstiftung aus und stellen das eigentliche Wesen von Pflege dar. In einem magischen Moment wird der Kern von Pflegearbeit sichtbar, der Erfolg geleisteter Pflege erlebbar. Die Folgen sind Berufszufriedenheit und neue Motivation.

Meine Gespräche mit den zehn Professionisten der Altenpflege und Altenbetreuung, zu erlebten magischen Momenten in ihrer Arbeit, haben eindrücklich gezeigt, dass diese besonderen Augenblicke wichtig sind. Sie sind eine wesentliche Kraft, um in diesem herausfordernden Berufsfeld zu verbleiben, sie geben der Arbeit mit alten Menschen Sinn, wirken motivierend und lassen Pflegepersonen auch schwierige oder belastende Zeiten überwinden.

Hier einige Aussagen meiner Interviewpartner auf die Frage, was ihnen die berührenden Momente in der Arbeit mit alten Menschen bedeuten.

„Die magischen Momente bedeuten mir sehr viel, weil sie mich motivieren weiterzumachen. In unserem Beruf gibt es oft schwierige Situationen, wenn wir etwas Personalmangel haben, wenn stressige Situationen sind, da denke ich mir schon manchmal, jetzt schmeiße ich alles hin. Aber wenn ich mich dann hinsetze und nachdenke, dann erinnere ich mich an so viele Situationen und finde so viele Antworten, warum ich diesen Job eigentlich mache. Situationen, die mich dann wieder beflügeln, und ich sage: Ich will in dem Beruf weitermachen, weil er mir trotzdem Spaß macht. Mich halten diese magischen Momente in meinem Beruf." (Karin Lindner, Pflegeassistentin in einem Seniorenwohnhaus)

„Das sind genau diese Momente, von denen ich lebe in meinem Job." (Andrea Sigl, Heimleiterin)

„Wenn ich diese Momente erlebe, dann weiß ich, es ist sinnvoll, dass ich mit meinem Können zur Verfügung stehe." (Yvonne Falckner, examinierte Krankenschwester)

„Diese magischen Momente sind klar jene Momente, die mich in der Pflege halten. Dafür gehe ich morgens in die Arbeit. Das sind die Momente, die mich lächeln lassen, die mich befähigen, mich manchmal mehr einzusetzen, als andere es tun, und es sind die Momente, wo ich danach nach Hause gehe und mir denke: Das war es heute wirklich wieder wert." (Renate Pühringer, diplomierte Gesundheits- und Krankenpflegerin)

Eine Altenpflege, in der es möglich wird, magische Momente mit alten Menschen zu erleben, die für Begegnung mit den Menschen Raum und Zeit zur Verfügung stellt, wird als erfüllend erlebt werden. Dieses Gefühl der Erfüllung wird sich positiv auswirken auf die Qualität der Pflege selbst, auf das Image des Pflegeberufes und die Bereitschaft, eine Pflegeausbildung zu machen, aber auch auf den langfristigen Verbleib im Pflegeberuf und damit auf die Personalsituation insgesamt.

Um diese sinnstiftende Altenpflege möglich zu machen, sind viele kleine und größere Schritte notwendig. Jede Pflegeperson kann sich an dem Prozess beteiligen, ihren Teil beitragen. Ein wesentlicher erster Schritt auf dem Weg ist, von den bewegenden Momenten in der Altenpflege zu erzählen. Der Kern von Altenpflege muss für Außenstehende sichtbar werden, Altenpflege muss in ihrer Vielschichtigkeit nachvollziehbar werden. Positive Geschichten aus der Pflege, die von Sinnstiftung erzählen, wären das geeignete Mittel dafür.

„From Silence to Voice" nannten die Journalistinnen Buresh und Gordon (2006) ihren Appell an Pflegepersonen, endlich aus dem Schatten zu treten und ihre eigene Stimme zu erheben. Und auch Altenpflegepersonen sollten nicht mehr länger darauf warten, dass Medien oder „die anderen" positiv über ihre Arbeit berichten. Öffentlichkeitsarbeit für Altenpflege beginnt bei jeder einzelnen Altenpflegerin, bei den persönlichen Erzählungen über die Arbeit gegenüber der eigenen Familie, Freundinnen, Bekannten, Nachbarn, und sie endet bei der Qualität der Öffentlichkeitsarbeit von Pflegeeinrichtungen.

Ein konsequentes Storytelling über magische Momente aus der Arbeit mit alten Menschen, über viele Kanäle, könnte die Bevölkerung berühren, ihr Altenpflege positiv näherbringen und dabei wesentlich dazu beitragen, dem Berufsfeld Altenpflege mehr Aufmerksamkeit zu schenken. Wenn Altenpflege greifbarer wird, würden die in diesem Beruf Tätigen voraussichtlich mehr Unterstützung erhalten bei ihren Forderungen nach besseren Arbeitsbedingungen.

2.2.1 Mein erster magischer Moment – eine Hundertjährige lehrt mich Altenpflege

Als Altenpflegerin begegnet man vielen stereotypen Annahmen zum Pflegeberuf selbst, wie auch zur dafür notwendigen Grundkompetenz oder Berufsmotivation. Sehr beliebt ist dabei die Meinung, dass man sich zu diesem Beruf irgendwie berufen fühlen muss. Als Grundkompetenz wird gerne „Herzenswärme" angegeben oder „Liebe zu den Menschen".

Als vor einigen Jahren ein junger Mann auf meine Empfehlung doch Altenpflege zu lernen, antwortete, er würde kein *„Arschputzer"* werden wollen (siehe Kap. 1), da wollte ich zuerst aufspringen und ihn zurechtweisen, meinen Berufsstand verteidigen. Doch dann habe ich einen Schritt zurück gemacht und mich erinnert, an meinen eigenen Weg in die Altenpflege.

Es war Mitte der 80er-Jahre, ich war 19 Jahre alt und seit einem Jahr Auszubildende zur psychiatrischen Krankenpflege. Gerade absolvierte ich ein Langzeitpraktikum auf einer Geriatrie, das mich schockierte und mir verhasst war. Die vielen hochbetagten und pflegebedürftigen Menschen waren mir unheimlich, mehr noch, ich hatte irgendwie sogar Angst vor ihnen. So viel Hilflosigkeit, so viel Schmerz, das Seufzen und Stöhnen, die Rufe „Schwester, Schwester", der Geruch nach alter Haut und Inkontinenz, dazu die ständige Anwesenheit von Abschiednehmen, von Sterben und Tod.

Nein, ich habe mich damals nicht berufen gefühlt für Altenpflege. Ganz im Gegenteil. Ich wollte dieses schreckliche Praktikum einfach nur rasch hinter mich bringen und mich danach anderen Fachgebieten zuwenden. Akutpsychiatrie etwa oder Kinder- und Jugendpsychiatrie. Dort erhoffte ich mir mehr Spannung und größere Vielfalt. Dort dachte ich als junge Frau voller Energie am richtigen Platz zu sein. Altenpflege kam zu dieser Zeit für mich auf keinen Fall infrage.

Es sollte anders kommen. Über Umwege und durch Zufall landete ich im Fachbereich Altenpflege – und blieb für immer. Aber wann änderte sich mein Blick auf das Tätigkeitsfeld Altenpflege? Wann traten die vielen negativen Assoziationen in den Hintergrund? Wann hörte ich auf, bei Altenpflege vor allem an offene Beine, Liegegeschwüre, kachektische und klagende Patientinnen, an Kontrakturen, Immobilität, Bettlägerigkeit und Hilflosigkeit, an Sterben und Tod zu denken? Wann begann mein neuer Blick auf Altenpflege? Und was hat mich letztlich, mehr als 30 Jahre lang, in der Altenpflege gehalten?

Mein erster Schritt in die Altenpflege war eine Notlösung. Hauskrankenpflege, ambulante Pflege. Ich wollte nur kurz bleiben. Ein Jahr vielleicht, nicht mehr. Doch dann teilte die Pflegeleitung mich einer resoluten pflegebedürftigen Hundertjährigen zu, und der Blick auf meinen Beruf änderte sich.

Beispiel

Flora Niess war gefürchtet. Sie galt als „böse Frau", und das Pflegepersonal wechselte deshalb bei ihr alle vierzehn Tage. Niemand hielt es lange aus bei der hundertjährigen Patientin. Ich aber, selbst eine rebellische junge Frau, hatte irgendwie sofort einen Draht zu dieser alten Dame, die jeden Menschen rund um sich herumdirigierte und trotz Pflegebedürftigkeit ihr Leben selbst bestimmte.

Es dauerte eine Weile, ihr Vertrauen zu gewinnen. Am Anfang machte ich aus ihrer Sicht alles falsch, und ich konnte mir viel Kritik von ihr anhören. Doch nach und nach kamen wir uns näher. Ich erfuhr, dass sie fast ihr ganzes Leben allein gemeistert hatte. Zwar hatte sie geheiratet und zwei Kinder bekommen, aber der Mann ging fremd, und so ließ sie sich schon in jungen Jahren scheiden. Danach ließ sie keinen Mann mehr in ihr Leben. Flora Niess erklärte mir oft, wie hart es zu ihrer Zeit gewesen war, ohne männlichen Schutz zu leben. Noch dazu mit zwei Kindern! Sie erlebte viele sexuelle Übergriffe von Männern, und andere Geschlechtsgenossinnen waren meistens besorgt, Flora Niess könnte ihnen den Ehemann ausspannen.

Zwischen der hochbetagten Patientin und mir, ich besuchte sie morgens und abends, entstand über die Monate eine gute Beziehung. Ich holte die immobile Frau morgens aus dem Bett, duschte sie, reinigte danach ihre beidseitig offenen Beine, versorgte die Wunden, kleidete sie an und richtete ihr das Frühstück. Beim Frühstück erzählte sie mir aus ihrem langen Leben, während ich meine Einträge in die Pflegedokumentation vornahm, und ab und zu ließ ich sie, mit kleinen Geschichten, ein wenig an meinem Leben teilhaben. Wir lachten viel in der gemeinsamen Zeit der Pflege. Die Situation hatte sich entspannt, und Flora Niess zählte zu meinen Lieblingspatientinnen.

Eines Morgens, ich hatte die vergangene Nacht fast durchgemacht, war schrecklich müde und deshalb eher in mich gekehrt, saß ich auf einem Badeschemel zu Füßen von Flora Niess und reinigte konzentriert ihre Ulcera Cruris. Plötzlich hörte ich die alte Frau sagen: „Jetzt wird es nicht mehr allzu lange dauern. In den nächsten Tagen werde ich wohl sterben."

Es war das erste Mal in meinem Leben, dass ich zu einem Gespräch über Sterben und Tod aufgefordert wurde. Ich versagte kläglich. Mir wurde flau im Magen. Panik stieg in mir hoch. „Wie soll ich mich verhalten? Was sagt man in so einer Situation?", ratterte es durch mein Gehirn. Am liebsten wäre ich einfach aufgestanden und davongelaufen. Irgendwann gab ich, ohne hochzublicken, einen hilflosen und oberflächlichen Satz von mir, er lautete so in etwa: „Es ist sicher noch nicht so weit."

Flora Niess reagierte blitzschnell. Sie zog ihre dünnen Beine an, stieß damit kräftig nach vorne, traf frontal auf mein Brustbein und schleuderte mich auf diese Weise vom Badehocker. Danach schrie sie aus voller Kehle, dass ich sofort verschwinden sollte, denn sie hätte mich in ihr Herz geschlossen, und meine dumme Antwort würde sie kränken.

Als ich da so vor ihr am Badezimmerboden lag, erwachte ich schlagartig aus meiner jugendlichen Oberflächlichkeit. Es traf mich wie ein Blitz. Plötzlich sah ich nicht mehr nur meine Patientin, sondern ich sah auch den Menschen dahinter: jene alte Frau, die gerade die letzten Meter ihres langen Lebens ging und sich mir anvertraut hatte. Ich hörte ihre spitzen Schreie, ich nahm ihre Verzweiflung wahr und ihre Hilflosigkeit. Ich konnte plötzlich ihre Angst vor dem Tod erkennen, konnte verstehen, welche Überwindung es sie gekostet haben musste, mit mir darüber zu reden, und ich konnte ihre Enttäuschung über meine banale Antwort verstehen. Ich sah plötzlich, wie sehr sie mich brauchte, nicht nur als Pflegekraft, sondern mich als Mensch. Als ich endlich ihre um sich schlagenden Hände zu fassen bekam, gestand ich ihr: „Ich habe Angst vor Ihrem Sterben." Die alte Dame blickte mich daraufhin fast zärtlich an und meinte: „Was denken Sie, wie groß meine Angst ist."

Es war Flora Niess, die meinen Blick auf Altenpflege radikal veränderte. Sie prägte mich in meinem Beruf nachhaltiger, als es jede Pflegeausbildung zuvor je vermocht hätte. Diese alte Frau forderte von mir Wahrnehmung, Ernsthaftigkeit und Präsenz. Sie lehrte mich, Altenpflege neu zu sehen, und ihren Fußtritt sehe ich rückblickend als meine Initiation für diesen Beruf. Flora Niess ist der wahre Grund, warum ich dem Thema Altenpflege nie wieder den Rücken gekehrt habe und warum mir die Beziehungsarbeit in der Altenpflege so wichtig ist.

Wenn ich heute in Krankenpflegeschulen unterrichte, frage ich die angehenden Pflegekolleginnen gerne, in welchen Fachgebieten sie nach der Ausbildung arbeiten wollen. Nur wenige der zukünftigen Pflegeexperten nennen Altenpflege dabei als gewünschtes Einsatzgebiet. Die meisten wollen vorher in einem vermeintlich spannenderen Fachbereich arbeiten, sie wollen „etwas sehen und erleben". Altenpflege? Vielleicht später einmal. Irgendwann.

Ich finde, es lohnt sich daher, wenn wir den Personalmangel in der Altenpflege überwinden wollen, die Frage zu stellen, warum Menschen den Beruf Altenpflege wählen und warum Pflegepersonen in der Altenpflege bleiben, obwohl diese Arbeit sehr belastend ist und oft an persönliche Grenzen geht.

Warum also gehen tausende Altenpflegerinnen tagaus und tagein ihrer Arbeit nach, arbeiten in der mobilen Pflege, in Seniorenheimen, in Haus- und Wohngemeinschaften, in Seniorentageszentren und anderen Einrichtungen, trotz Personalnotstand, Dauerbelastung und mangelnder Anerkennung? Was motiviert Altenpflegepersonen jeden Tag aufs Neue?

2.2.2 Magische Momente – Rückmeldung und Bestätigung

Wenn ich Altenpflegenden die Frage stelle, warum sie trotz Dauerbelastung im Beruf bleiben, dann höre ich oft Antworten wie *„Mich halten die alten Menschen"* oder *„Es sind die Begegnungen mit den alten Menschen, sie geben mir Kraft"*. Wenn ich weiter nachforsche, erfahre ich meistens, dass es sich dabei um besonders berührende Begegnungen handelt oder um, wie ich selbst sie nenne, *„magic moments"*.

Arbeiten an der Grenze zur Ausbeutung, aber von magischen Momenten schwärmen? Wie passt das zusammen? Ist das nicht Träumerei? Schönfärberei? Vielleicht Ausdruck eines Helfersyndroms? Oder doch das Ergebnis professioneller Pflegearbeit?

Pflegepersonen sind, wie viele Menschen in helfenden Berufen, Helferpersönlichkeiten. Dieser Begriff stammt von Wolfgang Schmidbauer (1977) und wird erläutert in dem Buch „Die hilflosen Helfer". Schmidbauer hat in den 80er- und 90er-Jahren eine ganze Generation von Pflegenden, Sozialarbeiterinnen und Psychotherapeuten geprägt. Er charakterisierte die Helferpersönlichkeit vor allem negativ, stellte sie als Person mit großen emotionalen Defiziten dar. Aus seiner Sicht haben Helfertypen in der Kindheit häufig Ablehnung erfahren und meinen deshalb, Liebe und Anerkennung nur dann zu bekommen, wenn sie etwas dafür leisten. Helfertypen können außerdem nicht Nein sagen, haben Probleme ihre eigenen Bedürfnisse zu artikulieren, erhoffen sich unbewusst Anerkennung für ihr helfendes Tun und brennen aus, sind sie sich dieser Persönlichkeitsanteile nicht bewusst.

Schmidbauers Helferpersönlichkeiten findet man in der Pflege tatsächlich viele. Böse Zungen behaupten sogar, sie seien es, die das derzeitige System Altenpflege stabilisieren, weil sie sich immer weiter und weiter belasten lassen, weil sie nicht aufbegehren, sondern sich anpassen.

Trotzdem erscheint mir der vorrangig negative Blick Schmidbauers auf die Helferpersönlichkeit etwas einseitig. Ich bin davon überzeugt, dass Helferpersönlichkeiten nicht nur Defizite haben, sondern auch besondere Stärken und Talente. Sie können etwa situativ eigene Bedürfnisse zurückstellen, sie haben vielfach ein großes Talent, mit Menschen in Beziehung zu treten und diese in den Mittelpunkt zu stellen. Aus meiner Sicht haben Helfertypen eine Art Mitfühlkompetenz, so bezeichne ich das Talent, einen Perspektivwechsel vornehmen zu können und Menschen im Gespräch das Gefühl zu geben, verstanden zu werden. Diese positiven Seiten der Helferpersönlichkeit können, so der Mensch sich der negativen Seiten bewusst ist und sie reflektiert, bewusst hervorgeholt und eingesetzt werden.

Ich gebe Schmidbauer dahin gehend Recht, dass Helferpersönlichkeiten aus der Anerkennung für ihre Arbeit Energie beziehen. Doch ist diese Freude über Anerkennung per se schlecht oder Ausdruck eines psychischen Problems? Brauchen wir nicht alle Erfolge, ob Tischler, Architektin, Sportler oder Altenpflegerin? Brauchen wir nicht alle Rückmeldung für unsere Arbeit?

Christoph Althammer, Diplom-Sozialbetreuer in einem Seniorenwohnhaus, beschreibt die magischen Momente als Energie, die er bekommt, und als eine andere Art von Dankeschön des Bewohners.

„Auch, wenn der alte Mensch oft nicht sagen kann, danke dafür, dass du für mich da bist, auf einer anderen Ebene sagt er sehr wohl Danke und gibt etwas zurück. Es ist ein unausgesprochenes, ein emotionales Danke, welches ich durch magische Momente in meiner Arbeit bekomme. Es kommt dabei auf einer anderen Bewusstseinsebene zu einem energetischen Austausch. Man bekommt den Dank nicht direkt als Aussage, aber man bekommt ein Gefühl zurück."

Die Heimleiterin Andrea Sigl findet in den berührenden Momenten im Kontakt mit Bewohnern Bestätigung und erhält Erkenntnisse für die weitere Arbeit.

„Diese magischen Momente wirken einfach immer. Entweder bestätigen sie mich in meinem Tun, im Handeln, im Reden, im Denken, oder sie führen zu einer Erkenntnis und verändern mich, im Sinn von: Ich muss meine eigenen Wahrheiten hinterfragen, weil da ein neuer Aspekt aufgetaucht ist, eine neue Sichtweise."

Raphael Schönborn, selbstständiger Diplompfleger und spezialisiert auf die mobile Einzelbetreuung von Menschen mit Demenz, benannte in unserem Gespräch, dass er magische Momente als Anerkennung und Rückmeldung für seine Pflegearbeit erlebt.

„Die magischen Momente sind wie Früchte, sie sind Fallobst, eine Gabe, die hinzukommt. Was ich mache, mache ich ja nicht, weil ich aus Nächstenliebe agiere, sondern weil ich Geld verdienen will, diese professionelle Haltung ist für mich wesentlich. Aber dann geht es halt schon auch darum, wie mache ich meine Arbeit. Die magischen Momente sind konzentrierte Rückmeldung und Bestätigung."

Auch Simone Plechinger, diplomierte Musiktherapeutin, die mit palliativen Patienten und mit dementen Menschen arbeitet, bezeichnete im Interview die Momente der Bestätigung als Schätze.

„Die magischen Momente bedeuten mir superviel, das sind die absoluten Schätze meiner Arbeit. Du hast ja oftmals, gerade in der Begegnung mit Menschen mit Demenz, so Situationen, wo vieles ritualisiert abläuft, und da denkst du halt: ‚Ach, immer machst du das Gleiche. Sollte ich nicht mal etwas anders machen?'. Aber dann kommt so ein magischer Moment, und du weißt: Nein, du musst gar nichts verändern. Das nimmst du dann natürlich in die nächsten Begegnungen mit, es kriegt so ein Gefühl von: Es ist gut, wie es ist. Das ist einfach schön für die tägliche Arbeit. Das bestätigt und bestärkt."

Selbstverständlich brauchen auch Menschen in sozialen Berufen das Gefühl von Erfolg, die Erkenntnis, dass ihre Arbeit Sinn macht. Magische Momente tragen, wie die für dieses Buch geführten Interviews zeigen, ganz wesentlich zur Berufsbestätigung bei.

In den Begegnungen mit alten Menschen erhalten Professionisten der Altenpflege und Altenbetreuung Rückmeldung und neue Energie für das tägliche Tun. Die erlebten magischen Momente sind Ausdruck dafür, dass die betreuende Person zu dem alten Menschen eine Beziehung aufgebaut hat, sein Vertrauen gewonnen hat, mit ihm gut in Kontakt gekommen ist. Diese Beziehung ist eine wesentliche Voraussetzung für das Gelingen der Pflege- und Betreuungsarbeit und wirkt gleichzeitig auf die Berufszufriedenheit der Fachperson.

Dass Beziehungsarbeit für die Berufszufriedenheit von Pflegenden wesentlich ist, wird für den Fachbereich Altenpflege auch wissenschaftlich bestätigt. Einige Studien zur Berufsmotivation und Berufszufriedenheit von Mitarbeiterinnen in der Langzeitpflege weisen darauf hin, dass Altenpflegekräfte nach Ganzheitlichkeit in ihrer Arbeit streben, ja sogar die Beziehung zu den alten Menschen als *Kern ihrer Pflegearbeit* und als wesentlich für ihre Berufszufriedenheit betrachten (Leichsenring et al. 2015, S. 14).

Altenpflegepersonen erleben außerdem kaum große Erfolge im klassischen Sinn, wie sie etwa Pflegekolleginnen aus dem Bereich Krankenhaus haben. Selten wird eine Klientin wieder gänzlich beschwerdefrei oder gar gesund und selbstständig. Altenpflegepersonen begleiten bereits multimorbide Menschen mit körperlich fortschreitenden Problemen und immer öfter auch mit kognitiven Einschränkungen. Sie sind in Kontakt mit Menschen, deren Leben langsam und Schritt für Schritt zu Ende geht. Die Erfolge in der Altenpflege können daher nur im Kleinen liegen und in der Begegnung. Die Klientin, die nach längerer Bettlägerigkeit wieder selbst ein paar Meter gehen kann und sich darüber freut, dem Bett entronnen zu sein. Der Bewohner, der beim Einzug ins Heim verzweifelt war und jetzt, nach vier Monaten, im Gespräch meint: „Wenn ich das gewusst hätte, wie nett es bei Ihnen hier ist, wäre ich schon früher gekommen."

Wenn Altenpflegerinnen auf die Frage, was sie im Berufsfeld Altenpflege hält, antworten *„Es sind die Begegnungen"*, dann erzählen sie von diesen nährenden Momenten ihrer Arbeit, dann erzählen sie von ihren Erfolgen, und wie sie diese Erfolge emotional ernten.

Raphael Schönborn, diplomierter Krankenpfleger, brachte in unserem Gespräch, die Bedeutung dieser nährenden Momente für seine Arbeit wie folgt auf den Punkt.

> „Da ist auf der einen Seite das Monetäre, das ist ein Aspekt, der wichtig ist. Aber es geht natürlich immer wieder darum, dass man einfach selber merkt: Die Arbeit ist etwas Besonderes. Ja also, da erlebt man Dinge, die vielleicht andere Menschen nicht erleben, die hinterm Schreibtisch sitzen."

Der Diplom-Sozialbetreuer Christoph Althammer wiederum meint, die magischen Momente seien positiv wie negativ, sie würden ihm einerseits die Arbeit leichter machen, ihn aber andererseits auch herausfordern und seine Arbeit spannend machen.

> „Die magischen Momente machen das Arbeiten irgendwo leichter. Wobei, es kann da Positives wie Negatives passieren. So ein Moment kann auch einen Schock bei mir auslösen, wo ich dann Zeit brauche, um das wieder zu verarbeiten. Aber gerade das macht auch die Arbeit spannend. Du weißt einfach nie, was auf dich zukommt, und das jeden Tag aufs Neue."

Wenn ich selbst an meine eigene Zeit in der Altenpflege denke, dann erinnere auch ich mich vor allem an besondere Begegnungen mit alten

Menschen und an meine persönlichen magischen Momente. An eine alte Dame etwa, die monatelang nicht mehr geredet hat. Eines Tages badete ich sie und sang dabei, um die Stelle etwas zu durchbrechen, Heinz Rühmanns „Lalelu, nur der Mann im Mond schaut zu". Plötzlich summte die alte Dame mit, zuerst zaghaft, dann lauter werdend. Am Ende des Vollbades sangen wir zusammen, Hand in Hand, und sahen uns dabei in die Augen. Unvergessen! Ich denke an den Herrn mit fortgeschrittener Demenz, der Tag für Tag mit hängenden Schultern im Rollstuhl saß, vom Personal vor den Fernseher platziert. Irgendwann konnte ich bei der Ehefrau erfragen, dass er sein Leben lang leidenschaftlicher Mundharmonikaspieler war. Ein paar Tage später legte ich ihm eine Mundharmonika auf die Knie. Wie sehr habe ich innerlich gejubelt, als dieser Mann plötzlich seinen Oberkörper aufrichtete und nach dem verzückten Ausruf „A Fotzhobl" (österreichischer Ausdruck für Mundharmonika) das Instrument an seine Lippen setzte und spielte.

2.2.3 Altenpflege neu gedacht: Lebensbegleitung im letzten Lebensabschnitt

Was ist das Wesen von Altenpflege? Wann erleben Altenpflegepersonen ihre Arbeit als erfüllend? Und welche Erwartungen haben die Betroffenen, also die alten Menschen, an Altenpflege?

Alte Menschen wünschen sich eine Pflege, die sie als Mensch wahrnimmt. Sie wollen nicht reduziert werden auf Körperpflege, Nahrungsaufnahme, auf Mobilisation, Wundversorgung oder Ausscheidung. Sie wollen gesehen werden in ihrem Sein, wahrgenommen werden mit ihren Sorgen, Ängsten und Freuden.

Altenpflegepersonen wiederum wünschen sich Zeit für den Menschen und seine Bedürfnisse, auch für jene, die abseits von Körperlichkeit existieren. Einer alten Dame die Lieblingsmusik auflegen, ein paar Minuten mit ihr lauschen und später mit ihr über die Vergangenheit reden. Mit einer Runde alter Männer die naheliegende Baustelle besuchen, über Kräne und Bagger staunen und sich erzählen lassen, wie es war, als diese Männer selbst ihre Häuser nach dem Krieg wiederaufbauten. Das wäre menschliche und empathische Altenpflege, gäbe es die geeigneten Strukturen dafür. Stattdessen werden alte Menschen aber auf Waschen, Kleiden, Ausscheiden, Essen und Trinken reduziert und Pflegepersonen gezwungen, durch mangelnde Rahmenbedingungen darüber hinausgehende Bedürfnisse zu ignorieren.

Das Bild von Altenpflege in unserer Gesellschaft, der Politik, aber auch bei vielen Heimträgern und so mancher Pflegeperson ist vor allem körperorientiert. Aber Altenpflege ist mehr als körperliche Pflege und mehr als Menschen mit Ballspielen oder Mandala malen von ihrem Leid abzulenken, wie häufig stereotyp dargestellt wird. Altenpflege ist die Begleitung von Menschen durch deren letzten Lebensabschnitt. Altenpflegerinnen waschen und baden, sie geben Essen ein, verbinden Wunden und mobilisieren. Aber Altenpflegerinnen erbringen auch soziale Begleitung. Sie helfen, Ziele zu finden für die verbleibende Lebenszeit, und gestalten lebendige Gegenwart. Sie begleiten beim Lebensrückblick und Resümee ziehen, geben Wertschätzung für vergangene Lebensleistungen und stärken damit pflegebedürftige Menschen in ihrer Identität. Sie helfen beim Abschiednehmen und dabei, einen inneren Lebensabschluss zu finden. Sie begleiten beim Sterben.

Wie eine lebensbegleitende Altenpflege aussehen und wirken kann, dafür hier ein Beispiel aus meiner Berufspraxis. Es erzählt von einem Morgenritual der besonderen Art.

Beispiel

Anna Kurz war vor einem Jahr gestürzt und hatte sich dabei ein Bein gebrochen. Eigentlich hätte sie bereits wieder allein aufstehen können, aber ihre Angst vor einem neuerlichen Sturz war zu groß. Also lag sie wartend im Bett, blinzelte mir aber fröhlich entgegen, als ich zu ihr trat.

Ich unterstützte Frau Kurz beim Aufstehen und Duschen, beim Abtrocknen und Eincremen des Körpers, versorgte sie mit Inkontinenzmaterial und half ihr beim Anziehen der Unterwäsche. Danach schritt sie mithilfe ihres Rollators zu ihrem riesigen Kleiderschrank, der für das Zimmer eines Pflegeheims eigentlich völlig überdimensioniert war. Ihr besonderes Morgenritual begann.

Als Anna Kurz drei Jahre davor ins Heim einzog, haben wir viele Gespräche mit ihr geführt. Dabei erzählte sie uns oft weinend, dass sie als letztes von zwölf Kindern geboren worden war und ihre ganze Kindheit hindurch nie neue Kleidung bekommen hatte. Immer hätte sie die Kleider der Geschwister, sogar die der Brüder, auftragen müssen. Dafür wurde sie in der Schule oft ausgelacht und verspottet. Auch in ihrer Ehe wurde sie modemäßig knappgehalten. Ihr mittlerweile verstorbener Ehemann war krankhaft eifersüchtig und fühlte sich ihrer nur sicher, wenn sie „in Sack und Asche" herumlief.

Im Pflegeteam haben wir aufgrund dieser Geschichte beschlossen, dass sich Frau Kurz ab jetzt jeden Tag wie eine Prinzessin fühlen darf.

Sorgsam wählte sie daher auch an diesem Tag, von mir unterstützt, ihre Garderobe aus. Einen gelben Glockenrock, eine lila Bluse mit großer Schleife, eine dottergelbe Strickjacke, dazu eine gelbe Kette. Danach nahm sie Platz vor ihrem Kosmetiktisch.

In den Zimmern der anderen Bewohnerinnen stehen meistens alte Kommoden mit Fotos von Kindern und Enkelkindern drauf. Nicht so bei Anna Kurz. Im Zentrum ihres Zimmers standen ein riesiger Kleiderschrank und ein Schminktisch.

Nun folgte das zweite Morgenritual: Haare und Make-up! Ich kämmte ihr das dünne Haar, toupierte es und fixierte es mit einer großen Portion

Haarspray. Danach tuschte ich ihr die Wimpern, zog ihr die Augenbrauen nach, gab einen Hauch Rouge auf ihre Wangen und rosafarbenen Lippenstift auf die Lippen. Während des Schminkrituals lief Musik von Zarah Leander, die wir beide sehr mögen. Wir hörten „Nur nicht aus Liebe weinen" und trällerten gemeinsam „Kann denn Liebe Sünde sein". So fing der Tag gut an! Für Frau Kurz, aber auch für mich.

Danach stellte ich mich jeden Tag an die Zimmertüre. Anna Kurz blickte noch ein letztes Mal prüfend in den Spiegel, fuhr mit dem Rollator in meine Richtung, und ich fragte: „Bereit für den Tag?" Daraufhin drückte Frau Kurz ihren Rücken durch, richtete sich merklich auf und meinte jedes Mal mit einem Augenzwinkern: „Jawohl, bereit." Danach marschierte sie leichtfüßig mit ihrem Rollator in Richtung Speisesaal, wo sie mit Ausrufen wie „Was für eine schöne Jacke!" oder „Das ist heute aber eine mutige Farbkombination!" von Pflegepersonal und Bewohnerinnen begrüßt wurde.

Altenpflege ist ein Beruf, der ein Bündel an technischen, sozialen und psychosozialen Kompetenzen benötigt, die in Ausbildungen und Weiterbildungen vermittelt werden. Berufung als Triebfeder, Herzenswärme, Hausverstand, wie von berufsfremden Menschen oft vermutet, all dies wäre für diesen Beruf deshalb zu wenig. Es geht vielmehr darum, zu verstehen, dass das Wesen von Altenpflege die Begegnung ist. Präsenz, Authentizität, Selbstreflexion, Interesse an der Lebensgeschichte und der vergangenen Lebensleistung der Menschen, Lust auf Begegnung, Bereitschaft vom Gegenüber zu lernen (ja, obwohl es alt ist!) – das sind die Elemente einer Altenpflege, die Pflegende nicht nur an ihre Grenzen führt, sondern sie auch bereichert und damit erfüllt.

Die Highlights dieser Art von Altenpflege sind oft Momente voller Magie. Begegnungen, die glücklich machen, die berühren oder einfach ein Gefühl der Zufriedenheit auslösen. Magische Momente eben. Sie sind das Sahnehäubchen des Berufsfeldes Altenpflege, die Leuchttürme an stressigen Arbeitstagen, die Höhepunkte des Pflegealltages.

Ich bin mir sicher, dass nicht nur den Pflegepersonen diese Momente viel bedeuten, sondern dass sie auch für alte Menschen Bedeutung haben. Diese besonderen Begegnungen geben Wärme und Trost in einer schwierigen Zeit des Lebens.

Simone Plechinger, diplomierte Musiktherapeutin, ist sicher, dass pflegebedürftige Menschen die magischen Momente suchen und auch selbst herbeiführen, denn sie selbst entscheiden, wem sie sich anvertrauen.

„Ich glaube schon, dass die Menschen, die wir begleiten, auch in der Pflege, feine Antennen haben. Sie entscheiden: Wem zeige ich mich und wem zeige ich mich nicht? Dann ist es auch stimmig."

Magische Momente nähren Pflegepersonen wie pflegebedürftige Menschen. Sie erhöhen das Wohlbefinden der alten Menschen und die Berufszufriedenheit des Pflege- und Betreuungspersonals.

Magische Momente können Altenpflege nicht von ihrem mangelnden Image befreien und auch nicht von den unzureichenden Rahmenbedingungen. Aber sie können Kraft geben. Kraft, um durchzuhalten in diesem herausfordernden Arbeitsfeld, und vielleicht auch jene Kraft, um mit mehr Selbstbewusstsein bessere Arbeitsbedingungen einzufordern.

Ich bin davon überzeugt, dass wir, wollen wir mehr Menschen für den Pflegeberuf gewinnen, dafür sorgen müssen, dass jene Menschen, die sich in diesem Pflegesystem befinden, Betroffene wie Pflegepersonal, Zeit haben für Begegnungen. Dann kann Altenpflege als menschlich bezeichnet werden, dann ist Altenpflege als Arbeitsfeld erstrebenswert, und dann findet auch positives Storytelling über Altenpflege statt, und das Berufsimage kann sich wandeln.

Körperliche Massenabfertigung alter Menschen kann niemals als menschlich bezeichnet werden und wird niemals als Arbeitsfeld interessant oder erstrebenswert werden.

2.2.4 Magische Momente – Häufigkeit, Charakteristik und Entstehung

In der Vorbereitungszeit zu diesem Buch habe ich in Online-Pflegeforen Kolleginnen die Frage nach ihren besonderen Momenten im Berufsleben, nach ihren magischen Momenten gestellt. Ich habe hundertfach Antworten erhalten auf diese Frage und möchte hier nur auszugsweise einige davon anonymisiert wiedergeben:

- Das sind für mich zwischenmenschliche Begegnungen mit Wow-Effekt.
- Ein besonderer Moment war, als ich mit einer alten Dame, die leidenschaftliche Reiterin war, einen Ausflug zu einem Reiterhof machte. Ihr Lächeln war für mich unbezahlbar.
- Das mag jetzt pathetisch klingen. Aber für mich ist es die starke Liebe und das Mitgefühl, die sich in der Pflege oft zwischen den Seelen von Pflegerin und gepflegter Person entwickeln.
- Das sind Momente zwischen mir und dem Bewohner, Momente, die mein Herz berühren und mir Energie geben.
- Ich denke da an jene Momente, in denen ich mit den anderen, der gepflegten Person, auf einer Ebene bin, mit dieser Person schwinge, wo auch immer dieser Mensch sich gerade befindet. Mit und ohne Worte.

- Magisch sind für mich in meiner täglichen pflegerischen Praxis viele Momente, jedoch insbesondere jene, welche mir ein Lächeln ins Gesicht zaubern. Oft sind es Gespräche, manchmal nur Gesten.
- Das sind für mich jene Momente, in denen so eine Art „Kippeffekt" entsteht zwischen beruflich und privat, zwischen Distanz und Nähe, fast magnetisch.
- Das sind diese besonderen Momente zwischen mir und einer Bewohnerin, wo ich mich ihr ganz zuwenden kann.

Diese buntgefächerten Antworten haben mich dazu motiviert, dem Phänomen „Magische Momente in der Arbeit mit alten Menschen" weiter nachzugehen und mit Professionisten dieses Fachbereiches über erlebte magische Momente Gespräche zu führen. Ich wollte von meinen Gesprächspartnern wissen, wie magische Momente entstehen, wie häufig sie magische Momente erleben, woran sie diese besonderen Momente erkennen und was ihnen diese Momente, persönlich und beruflich, bedeuten.

Dabei bin ich davon ausgegangen, dass magische Momente in der Altenpflegearbeit eher selten vorkommen. Doch zu meiner großen Überraschung erzählten meine Gesprächspartnerinnen und -partner, dass magische Momente in ihrem Berufsleben häufig entstehen. Raphael Schönborn, freiberuflicher und auf Demenz spezialisierter Diplompfleger, meinte etwa:

„Magische Momente erlebe ich eigentlich laufend. Ich arbeite auf diese Momente nicht hin, die kommen einfach, die sind einfach da, wie Früchte, die man erntet. Also es ist nicht so, dass ich solche Momente selten erlebe."

Die Musiktherapeutin Simone Plechinger beschrieb, dass sie von magischen Momenten häufig überrascht wird:

„Die lassen sich ja nicht planen, die sind dann einfach da. Ich finde, ich erlebe sie schon recht häufig und immer dann, glaube ich, wenn ich am wenigsten mit ihnen rechne. Ja, auch wenn ich sie am wenigsten erwarte."

Der Diplom-Sozialbetreuer Christoph Althammer unterscheidet zwischen zwei Arten von magischen Momenten, die einen erlebt er täglich, die anderen dagegen sind selten.

„Manche Momente, die ich als magisch betrachte, sind auf bestimmte Personen bezogen, sie entstehen einfach durch Wahrnehmung, durch Kontakt, und da geht mir innerlich jedes Mal das Herz auf. Diese Momente erlebe ich regelmäßig, eigentlich jeden Tag, an dem ich arbeite. Andere magische Momente passieren punktuell, das sind Begegnungen, da geht's um tiefe Berührung, da werde ich wachgerüttelt, zum Nachdenken angeregt, und diese Momente beschäftigen mich oft noch lange im Nachhinein. Sie sind eher eine Seltenheit."

Bei meinen Recherchen war mir außerdem wichtig, der Charakteristik magischer Momente nachzugehen, ich wollte eine Art Definition vornehmen. Als ich meine Gesprächspartnerinnen kontaktierte, wurde ich, auch zu meiner Überraschung, von niemandem gefragt, was ich unter dem Begriff „magischer Moment" verstehen würde. Es war, als würden sie alle den Begriff nachvollziehen können und auch sofort Geschichten aus der eigenen Berufspraxis assoziieren. Die Musiktherapeutin Simone Plechinger habe ich dann direkt gefragt, ob sie den Begriff „magischer Moment" sofort verstanden hätte, und sie antwortete:

„Klar habe ich sofort verstanden, was du meinst. Die magischen Momente sind sicher für jeden etwas anderes, aber für mich habe ich sofort gewusst, welche Situationen das sind."

Wie auch schon in den Anmerkungen der Online-Umfrage sichtbar wurde, unterliegen Momente, die von Pflegepersonen als magisch oder berührend erlebt werden, nicht einer einfachen Definition. Sie sind sehr vielfältig und auch ganz individuell. Für die einen ist es ein Lächeln, ein Blick, eine Geste oder ein Augenblick voll Nähe, für andere wieder ist es eine Situation, in der gelacht wird oder ein Moment, der sie zum Nachdenken anregt.

Hier die Antworten meiner zehn Gesprächspartner auf die Frage, woran sie einen magischen Moment erkennen würden, welche Momente sie als magisch bezeichnen würden.

„Das passiert etwa, wenn Bewohner nicht mehr reden, und dann machst du etwas, eine Berührung oder du sagst etwas, und plötzlich reagieren sie, lachen dich an oder geben dir eine Antwort. Also ein Moment ist dann magisch, wenn er mich bewegt und den Menschen mir gegenüber auch." (Karin Lindner, Pflegeassistentin)

„Ein magischer Moment ist für mich ein Moment, wo sich ein Stück weit die Grenzen und Rollen auflösen. Wo es nicht darum geht, dort ist der Patient und da bin ich als Pflegeperson, sondern wo ich mich mit dem Menschen in Begegnung befinde und wo ich merke, es fließt. Wo ich spüre, dass wir uns jetzt auf einer menschlichen Ebene begegnen (…), es kann etwas

Entzückendes sein. Aber es kann auch so etwas Irres sein, etwas Verzerrendes. Also ich würde als magisch nicht nur rein positive Augenblicke beschreiben, sondern es gibt auch Situationen, die sind einfach so skurril, dass sie mich nicht mehr loslassen und im Gedächtnis bleiben." (Raphael Schönborn, Diplompfleger)

„Das sind Begegnungen, Beobachtungen, Gespräche, die in mir verschiedenste Gefühle auslösen und die mich zum Nachdenken bringen. Hauptsächlich beruflich natürlich, aber auch sehr viel persönlich." (Andrea Sigl, Heimleiterin)

„Als Musiktherapeutin mache das jetzt gleich mal an der Musik fest. Der magische Moment ist für mich immer, wenn ich sonst nichts mehr erklären muss. Ich habe oft in der Musik dann direkt das Gefühl, dass mein Gegenüber jetzt weiß, dass ich weiß, dass er weiß. Es entsteht eine große Verbundenheit, so kann man es vielleicht beschreiben, und es ist irgendwas da, was keine Worte mehr braucht und wo man hinterher aus dem Raum geht und denkt: Jawohl, das kann so stehen bleiben." (Simone Viviane Plechinger, Musiktherapeutin)

„Das ist ein Moment, wo ich tief berührt bin, er ist meistens überraschend, er ist nicht planbar, ein Augenblick des Staunens, der mich berührt und verzaubert." (Peter Christian Ebner, Altenseelsorger)

„Ein magischer Moment ist für mich ein Moment, wo ich merke, hier entsteht ein Einklang zwischen unterschiedlichen Dimensionen. Wenn ich etwa mit jemandem spreche, der verwirrt ist, der in einer anderen Wahrnehmungsdimension ist, und ich als orientierter Mensch finde trotzdem eine Verbindung, und es entsteht eine weitere Dimension, wo wir uns verstehen und in Kontakt sind. Das sind dann für mich magische Momente. Also wo ich merke, hier passiert jetzt ein tiefer Kontakt, der in beiden Menschen etwas auslöst." (Yvonne Falckner, examinierte Krankenschwester)

„Du nennst es magischer Moment. Ich sage dazu ‚Der Mensch lässt mich in seine Seele hineinschauen'. Das muss nicht unbedingt etwas besonders Schönes sein, sondern eher etwas ganz Intensives. Einfach wenn ich merke, ich komme jetzt an, und ich kann etwas bewirken, dass es dem Menschen bessergeht, durch meine Fachlichkeit." (Renate Pühringer, diplomierte Gesundheits- und Krankenpflegerin)

„Die magischen Momente mit alten oder hochbetagten Menschen sind für mich Momente, wo ich das Gefühl habe, jetzt passiert gerade etwas richtig

Besonderes. Momente, die mich berühren, von denen ich weiß, ich werde sie nie vergessen. Da geht es eigentlich meistens um Beziehung, um Nähe, um Verständnis. Das sind für mich Momente, wo etwas passiert, womit man nicht unbedingt rechnet. Meistens kommen die Menschen überraschend und berühren ganz tief emotional. Und was emotional berührt, vergisst man bekanntlich ja nicht. Es ist fast ein Verschmelzen, plötzlich verstehen wir einander, plötzlich darf ich die Welt des anderen betreten, darf dabei so unheimlich viel mitnehme, lerne für mein Leben." (Karoline Huber, Gerontopsychologin)

„Für mich ist ein magischer Moment immer der, wo ich einen Menschen erreiche beziehungsweise wo ein Mensch mich berührt. Das passiert mir hauptsächlich bei dementen Menschen, wo man gewisse Dinge nicht mehr erwarten würde. Das passiert im Gespräch, aber genauso durch Emotionen. Durch das Wahrnehmen an sich. Eine Gestik oder ein Blick." (Christoph Althammer, Diplom-Sozialbetreuer für Altenarbeit)

„Ein magischer Moment ist ein Moment, der mich ein Stück weit berührt, der mich aufrüttelt, der mich gewisser Weise auch aus meiner Komfortzone rausholt, auf einer positiven Ebene. Es sind schöne Momente, die besonders hängen bleiben und die in dem Moment einen Aha-Effekt erzielen, einen Aha-Effekt im Sinne von Lernen, oder wo ich das Gefühl habe, auf einer anderen Ebene plötzlich zu sein mit dem anderen." (Michael Hagedorn, auf Menschen mit Demenz spezialisierter Fotograf)

2.2.5 Magische Momente erleben – eine Sache der Wahrnehmung

Magische Momente in der Arbeit mit alten Menschen sind, geht es nach meinen Interviewpartnerinnen und -partnern, Ausdruck einer gelungenen Beziehung zum pflegebedürftigen Menschen. Sie sind Rückmeldung, Bestätigung, Informationen oder gar Früchte, die Pflegepersonen ernten können. Da diese magischen Momente aber sehr individuell sind, scheint es eine Sache der persönlichen Haltung und Perspektive zu sein, ob man sie wahrnimmt und als besonders identifiziert.

Der Altenseelsorger Peter Ebner beschreibt magische Momente etwa als Geschenk, für welches man bereit sein muss.

„Der Augenblick, dieses Miteinander, wird mir geschenkt vom anderen. Dafür muss ich schon bereit sein, offen sein, um ihn wahrzunehmen. Es kann auch sein, dass man daran vorbeigeht."

Auch die Heimleiterin Andrea Sigl meinte im Interview, dass sie oft beobachten würde, wie manche Altenpflegepersonen besondere Momente nicht sehen würden. Sie findet, dadurch würden den Kollegen Emotionen entgehen, aber auch für die Pflege wichtige Informationen.

> „Ich glaube, diese magischen Momente bedeuten gerade in der Altenpflege enorm viel. Ich glaube aber auch, dass man sie erkennen muss. Ich erlebe schon auch viele Kolleginnen, Mitstreiterinnen am Weg, die an diesen Momenten vorbeigehen und nicht gelernt haben, sie wahrzunehmen. Die Bedeutung dieser Momente für die Pflege, als Informationsquelle, wird oft unterschätzt, es wird zu wenig genau hingeschaut, zu wenig innegehalten und darüber zu wenig nachdacht."

Ich erinnere mich an dieser Stelle an eine erst kürzlich erlebte Situationen. Ich erzählte auf einer Pflegetagung im Rahmen eines Referates von meinem Initiationserlebnis für die Altenpflege, von jener Hundertjährigen, die mich vom Badehocker getreten hatte, als ich ihr auf die Gedanken zum Sterben eine oberflächliche Antwort gab. Für mich war immer klar, dass diese alte Frau damals richtig gehandelt hat, mich mit ihrem Tritt und ihren Worten etwas Wesentliches gelehrt hat. Keine Sekunde hätte ich dieses Ereignis je negativ gedeutet. Doch manche Tagungsteilnehmer riefen nach meiner Erzählung empört: *„Das war ja Gewalt an Ihnen!"* und erklärten mir sogar, dass sie die weitere Pflege dieser alten Frau abgelehnt hätten. So unterschiedlich können Erlebnisse interpretiert werden!

Auch in meiner Arbeit als Trainerin gewinne ich immer wieder den Eindruck, dass es eine Kunst zu sein scheint, besondere Momente in der Pflegearbeit zu sehen und in sich aufzunehmen. So halte ich etwa Seminare in Seniorenheimen mit dem Titel „Storytelling in der Altenpflege". In diesem Seminar werden die Teilnehmer motiviert, Geschichten aus der Altenpflege zu erzählen, wobei ich den Schwerpunkt auf besondere Momente und Begegnungen in der Pflegearbeit lege. Immer wieder stelle ich dabei fest, dass es einerseits Pflegepersonen gibt, die mit Begeisterung und Detailgenauigkeit Geschichten aus der Pflegepraxis erzählen können, während es aber andererseits auch Pflegepersonen gibt, die nichts zu erzählen haben und im Seminar sprachlos, aber staunend den Geschichten der anderen lauschen.

Auch Christoph Althammer, Diplom-Sozialbetreuer und derzeit unzufrieden mit seiner beruflichen Situation, wünscht sich, dass mehr Kollegen offen für magische Momente in der täglichen Pflegearbeit sind.

„Es ist nicht so, dass man diese Momente erhascht, also dass man danach sucht. Sie passieren einfach. Für mich hat es mit Wahrnehmung zu tun, mit Wahrnehmung der alten Menschen. Was man dann an Magie, an Emotionen, an positivem Feeling zurückbekommt, das würde ich gerne vielen Menschen, auch Kollegen, erklären."

„Man muss es auch zulassen, und manche Kollegen sind einfach so verschlossen, das tut mir oft richtig weh, da denke ich mir dann: Ich versteh es nicht. Wieso seid Ihr überhaupt in dem Beruf, wenn Ihr nicht offen seid, wenn Ihr diese Momente nicht zulassen könnt?"

Magische Momente in der Pflegearbeit zu ernten hat also auch etwas mit Wahrnehmung zu tun, mit einem offenen Blick auf das Gegenüber, mit dem Einlassen auf Personen oder Situationen und mit der eigenen Perspektive und der persönlichen Definition von Pflegearbeit. Es geht um die Frage Was sehe ich als Kern meiner Arbeit? Es geht um meine Haltung als Pflegeperson, ja, es geht dabei um nichts Geringeres als um die Definition von Professionalität.

Was ist Professionalität in der Altenpflege? Woran erkenne ich als Pflegeperson Professionalität? Woran erkennt der alte Mensch professionelle Pflegearbeit? Woran machen wir Professionalität in der Altenpflege fest? An dem perfekten Wundverband oder auch an dem stillen Moment mit einer Bewohnerin? An der ausreichenden Einfuhr von Flüssigkeit oder auch an dem gemeinsamen Lachen beim Mittagstisch? An der durchgeführten Mundpflege oder auch an der positiven Bewältigung eines Konfliktes mit einem Bewohner?

Es geht um die Frage, wie offen bin ich als Altenpflegende für Erlebnisse und Begegnungen mit den mir anvertrauten alten Menschen, wie sehr lasse ich Beziehung zu, wie sehr lasse ich mich auch als Mensch ein?

Aus Sicht des Altenseelsorgers Peter Ebner ist eine grundsätzliche Bereitschaft notwendig, um berührende Momente im Kontakt mit alten Menschen zu erleben.

„Für mich ist das Wichtigste, um magische Momente zu erleben, Offenheit. Bereit zu sein, solche Momente zu erleben und sie wahrzunehmen. Das ist nicht immer einfach. Manchmal erlebe ich mich auch ein wenig überlastet, weil es einfach oft sehr anstrengend ist, und da kannst du dann sehr schwer offen sein für diese Momente, da siehst du sie dann auch nicht, da gehst du daran vorbei. Insofern ist dieses Thema der Offenheit sehr wichtig."

Magische Momente zu erleben ist aus meiner Sicht, und die Gespräche für dieses Buch haben mich darin bestärkt, Ausdruck von Professionalität. Diese besonderen Momente sind das Ergebnis offener Begegnung und gelungener Beziehungsarbeit. Sie sind das Ergebnis einer intuitiven Wahrnehmung, die begründet ist in einer gut verankerten fachlichen Kompetenz und einer offenen und wertfreien Haltung zum Menschen.

Wie sehr es sich hier um eine zu erwerbende Kompetenz handelt, und nicht um eine esoterische Spinnerei, erklärte im Interview Yvonne Falckner, examinierte Krankenschwester mit psychiatrischem Schwerpunkt. Schon als junge Pflegefachkraft hatte sie gezielt an ihrer Beziehungskompetenz gearbeitet und erkannt, dass es dafür wichtig ist, ein Gefühl für Stimmungen und Atmosphären zu entwickeln.

„Ich bin damals, als ich frisch examiniert war, im Nachtdienst mit einem kleinen Heftchen über den Flur gestolpert und habe Atmosphären gesammelt, also was ich so wahrnehme, und das habe ich dann aufgeschrieben. Ich glaube, das ist etwas, was Pflegekräfte lernen müssen, sich an Atmosphären zu orientieren. Man entwickelt da eine professionelle Intuition. Mir hat das immer unglaublichen Spaß gemacht. Wenn wir Menschen betreuen, betreuen wir die schönsten Dinge, aber halt auch tiefe Dramen, und das sind alles magische Momente. Daraus ist Leben gestrickt.“

Auch die Musiktherapeutin Simone Plechinger sieht das Einlassen auf Stimmungen als ein wesentliches Merkmal von Altenpflege, und sie wünscht Pflegepersonen dazu mehr Mut.

„Was Pflegekräfte brauchen, ist mehr Vertrauen in die eigenen Fähigkeiten, Vertrauen in das, warum sie diesen Beruf ursprünglich gelernt haben.“
„Pflegende müssen bestärkt werden darin, dass sie Atmosphären wahrnehmen und auch wahrnehmen dürfen und nicht nur ihr Programm abspulen müssen. Sich einfach auch einlassen auf diese Atmosphären und dazu zu stehen. Das braucht ganz viel Mut. Und da führen viele Wege nach Rom. Das kann auch über ganz funktionale Sachen geschehen, wie Körperpflege, dass da Räume aufgemacht werden für Begegnung.“

2.2.6 Magische Momente – prägend fürs Leben und den Beruf

Magische Momente haben also auf die Pflegearbeit motivierende Wirkung, sie sind Ausdruck erlebter Sinnstiftung und schaffen jene Energie, um in diesem herausfordernden Beruf durchzuhalten. Doch meine Gespräche für dieses Buch haben noch einen weiteren Aspekt dieser besonderen Augenblicke in der Begegnung mit alten Menschen sichtbar gemacht. Die

Wirkung der magischen Momente geht über das Berufliche weit hinaus. In den Gesprächen mit den Professionisten sind Begriffe gefallen wie *„Prägung"*, *„unvergessen"* und *„persönlichkeitsbildend"*, einige Interviewpartner meinten gar: *„Ich habe für mich persönlich gelernt"*.

Michael Hagedorn, der auf Menschen mit Demenz spezialisierte Fotograf, sprach davon, dass diese Augenblicke sein Denken verändern.

> „Es ist ein Upgraden, ein Updaten, sie verändern mein Denken. Vor allem aber berühren mich diese Momente im Herzen. Das ist weniger intellektuell, es ist gefühlt, emotional. Wo ich plötzlich mit der Haltung, mit der die anderen Menschen zu dem Thema stehen, konfrontiert werde. Wo ich spüre, ja da habe ich eine Resonanz dazu, obwohl ich das vorher vielleicht gar nicht am Schirm hatte, weil es in mir noch blockiert war. Wo ich mir denke: Ja genau, so fühl ich das auch."

Lernen von jenen Menschen, denen man beruflich hilft. Ist das nicht etwas hochgegriffen?

„Also von den Bewohnerinnen habe ich sicher noch nichts gelernt!", rief denn auch kürzlich eine Kollegin entrüstet, als ich in einem meiner Storytelling-Seminare die Teilnehmerinnen einlud, über Situationen nachzudenken, in denen sie etwas von einem alten Menschen fürs Leben mitgenommen hätten. Die Entrüstung der Kollegin klang fast wie ein Vorwurf, als wären meine Gedanken irgendwie unverschämt, geradezu absurd. Von Menschen lernen, die da hilflos, vielleicht sogar dement vor sich hinleben und Hilfe brauchen? Sicher nicht! Sicher nicht?

Sind Pflegepersonen wirklich ausschließlich gebend und selbstlos? Oder kommt es in einer Pflegebeziehung nicht doch zu einem Geben und Nehmen auf beiden Seiten? Werden wir doch auch geprägt von den Menschen, die wir begleiten? Nehmen wir von den Begegnungen mit alten Menschen für unser Leben etwas mit?

Fast alle meine Gesprächspartnerinnen und -partner betrachten die magischen Momente in ihrer Pflegepraxis als Geschenke oder Früchte, die geerntet werden können und das eigene Leben bereichern.

Raphael Schönborn meinte etwa, dass ein Perspektivenwechsel vorgenommen werden muss, Pflegepersonen müssten anerkennen, dass sie nicht immer nur Gebende sind, sondern manchmal auch Nehmende.

> „Man muss sie auch sehen, diese magischen Momente. Also das ist ja auch die Kunst, sie dann zu sehen und auch annehmen zu können. Die Arbeit halt nicht nur als gebende Tätigkeit verstehen, sondern dem Gegenüber auch die

Möglichkeit einzuräumen, dass es auch gebend sein kann. Das ist auf alle Fälle meine Haltung."

Die erfahrene Pflegeassistentin Karin Lindner ist ebenfalls davon überzeugt, dass Pflege ein Geben und Nehmen ist. Sie meint, zwischen Pflegeperson und altem Menschen kann es zu Gemeinsamkeiten kommen, mehr noch, Pflegeperson und alter Mensch werden manchmal sogar Teil der jeweiligen Lebensgeschichte.

„Magische Momente bekommt man irgendwie auch geschenkt. Manchmal entwickeln sich, wenn man sich auf Menschen einlässt, Parallelen zum eigenen Leben. Man darf ja nicht vergessen, dass es den alten Menschen ja auch mal nicht so gut ging im Leben, die hatten auch Kinder zu erziehen oder Krisen zu bewältigen. Die hatten ja auch Schwierigkeiten oder mussten Herausforderungen meistern. Ich denke, wichtig ist es, sich als Mensch zu zeigen, etwas von sich zu geben, dann können Gesprächsthemen entstehen, Gemeinsamkeiten und eine Art Beziehung."
„Ich bin immer neugierig auf den Menschen, der da ins Heim einzieht. Ich denke, wir werden als Pflegeperson dann ja auch Teil dieser Lebensgeschichte, und die alten Menschen werden Bestandteil unserer Lebensgeschichte. Wir als Pflegepersonen gehen ein Stück des Weges mit diesen Menschen, aber sie gehen auch ein Stück mit uns."

Die Musiktherapeutin Simone Plechinger sieht intensive berufliche Begegnungen ebenfalls in das private Leben hineinwirken. Sie beschrieb, wie sich das Private und Berufliche verschränken und vielleicht sogar gerade aufgrund dieser Verschränkung erst besondere Begegnungen und magische Momente entstehen.

„Das sind dann oft auch Sätze, die in der Situation fallen, die mich dann begleiten, die auch oft zu meiner aktuellen Lebenssituation passen, die dann ja auch oft deshalb so lange nachklingen. Wo du das Gefühl hast, da begegnen sich zwei Menschen, und die sehen sich, so wie sie wirklich sind. Ich glaube, dass das etwas ist, was diesen magischen Moment auch mit ausmacht. Dass man sich wirklich ein Stück weit erkennt, und zwar als Mensch erkennt."

Karoline Huber, Gerontopsychologin, lernt von den hochbetagten Bewohnern etwas über das eigene Altwerden. Sie beschrieb im Gespräch, wie wertvoll es für sie persönlich ist, diesen tiefen Einblick ins Alter und die Prozesse im hohen Alter zu erhalten.

„Ich lerne etwas übers Alter für mein Leben. Das ist nicht selbstverständlich, weil die meisten Menschen gar nichts vom Altsein wissen. Da eingeführt zu werden, das ist etwas Besonderes (…). Wenn es wirklich daran geht, zu überlegen, was möchte ich der Nachwelt hinterlassen, was habe ich hinterlassen, wie ist mein Leben abgelaufen. Das zu erfahren ist irrsinnig berührend.“

Ich persönlich bin davon überzeugt, dass mich die vielen Menschen, denen ich in meiner Pflegearbeit begegnet bin, maßgeblich geprägt haben. Ohne meine Pflegearbeit, ohne Altenpflege, ohne Hauskrankenpflege, wäre ich wohl heute ein anderer Mensch. Mein Blick auf die Welt und das Leben wäre ein anderer. Ich würde Themen wie Tod und Sterben wahrscheinlich, wie die meisten Menschen, ausblenden, einfach weil sie weit weg wären von meiner Lebensrealität und in mir Ängste auslösen würden. Als Krankenpflegerin sind sie mir aber auf seltsame Weise vertraut, und der Tod macht mir heute keine Angst mehr. Ich denke, die vielen beruflichen Begegnungen mit Menschen, alte wie junge Menschen, haben mich gelehrt, was wirklich wichtig ist im Leben, und sie haben mich demütig gemacht. Ich weiß, dass ich das Leben nicht kontrollieren kann, dass es morgen schon vorbei sein kann oder in eine überraschende Richtung abbiegen kann. Was wirklich zählt, ist der Augenblick.

Dazu ein magischer und prägender Moment aus meiner Hauskrankenpflegepraxis, dieses Mal ausnahmsweise eine Geschichte, die ich mit einer jungen Patientin erlebt habe.

Beispiel

Sommer 1995.

Ich besuche seit einigen Wochen eine junge Frau von 32 Jahren, die an Brustkrebs und in der Folge an einem Hirntumor erkrankt ist. Der Hirntumor ist inoperabel. Sie wurde aus dem Krankenhaus entlassen, um zu Hause zu sterben.

Jeden Tag komme ich am späten Vormittag, um ihr bei der Körperpflege zu helfen. Dabei nähern wir uns täglich ein Stück mehr an, und die sterbenskranke Frau beginnt, mich an ihren Gedanken teilhaben zu lassen. Was sie am meisten beschäftigt, ist die Frage „Warum ich?“.

Ich höre, dass sie ihr Leben lang auf ihre Gesundheit geachtet hat. Mehr noch, in ihre Gesundheit hat sie viel Zeit investiert, und sie hat sich viele Dinge versagt, weil sie dachte, es wäre wichtig, seinen Beitrag zu leisten für einen gesunden Körper. Sie lief täglich an die 30 km, und mehrmals im Jahr nahm sie an Marathonläufen teil. Sie machte morgens Yoga und ging mehrmals wöchentlich schwimmen. Außerdem ernährte sie sich ausschließlich gesund, kein Fleisch, kaum Fett, viel Gemüse und vor allem viel Getreide. Das Getreide hatte ihr Partner in ihr Leben gebracht, er war ebenfalls sehr gesundheitsbewusst und übernahm in der Beziehung das Thema Ernährung. Der Mann war begeistert von frisch gemahlenem Getreide, von Getreidebrei zum Frühstück, von selbst gebackenem Vollkornbrot, selbst gemachten Vollkornnudeln und selbst angesetztem Getreidemüsli. Essenseinladungen von Freunden nahmen sie und ihr Mann kaum an, weil ihnen das Essen bei anderen Leuten immer als viel zu ungesund erschien. Und sogar jetzt hält sie sich, trotz Krankheit, eisern an die Ernährungsvorgaben ihres Mannes.

„Warum ich?", fragt sie mich jeden Morgen. Ich habe keine Antwort für sie. Also schweigen wir zusammen. Eines Tages beginnt sie am Ende unserer gemeinsamen Zeit zu weinen, und schluchzend sagt sie: „Wenn ich das gewusst hätte, dass ich so früh sterben muss, hätte ich mir mehr gegönnt im Leben. Da hätte ich nicht jahrelang nur Körner gefressen."

Ein paar Tage später läutet in der Früh bei mir das Telefon, als ich gerade dabei bin, mich auf den Weg in die Arbeit zu machen. Meine junge Patientin ist dran und äußert einen überraschenden Wunsch. „Könnten Sie mir heute am Weg eine Pizza besorgen? Eine mit viel Salami. Und sie darf auch ruhig schön fett sein."

Ohne meine Berufserfahrung wäre ich ein anderer Mensch. Viele intensive Begegnungen mit alten und auch jungen Menschen, darunter auch ein sterbendes Kind, haben meine Sicht auf das Leben und die Welt beeinflusst. Als Pflegepersonen können wir uns nicht herausnehmen aus der Pflegesituation, wir sind als Mensch immer dabei, selbst wenn wir nur in einer beobachtenden oder zuhörenden Rolle sind. Ganz besonders tief erreichen uns aber jene Momente, die wir dann als magisch erleben. Sie berühren etwas in uns, sie erreichen uns als Mensch im Innersten und kommen zur Wirkung. Manchmal sofort, manchmal aber auch erst Jahre später.

In meinem Leben gibt es viele Begegnungen mit alten Menschen, deren Botschaft ich erst viele Jahre danach wirklich verstand. Ich erinnere mich etwa an eine hundertjährige Frau, die mir immer erklärte, sie würde in einem alten Körper stecken, sich selbst aber jung fühlen. *„Wissen Sie, die Seele hat kein Alter"*, war eine ihrer Botschaften und: *„Innen drin wird man nicht alt"*. Ich weiß noch, wie ich mir damals dachte: *„Sehr interessant"*. Aber ich konnte den Inhalt nicht verstehen, ich konnte als Mitte 20-Jährige diese Information emotional einfach nicht nachvollziehen. Erst jetzt mit über 50 kann ich dieses Gefühl, innen drin irgendwie nicht zu altern, in mir drin kein Alter zu spüren, nachempfinden. Heute denke ich deshalb oft an diese Frau, und ich bin sicher: Sollte ich das Glück haben, auch 100 zu werden, werde ich ebenfalls in einem Körper stecken, der nicht meinem inneren Alter und meinem Lebensgefühl entspricht.

Es ist ein Geschenk, persönlich wie beruflich, magische Momente in der Pflegepraxis zu erleben. Sie bereichern uns als Mensch, sie lassen uns die Sinnstiftung unserer Arbeit erleben, sie geben uns Rückmeldung und zeigen uns die Erfolge unserer Arbeit. Magische Momente in der Pflegearbeit geschehen durch Begegnung mit Bewohnern, Klientinnen, Patienten, durch professionelle und menschliche Beziehungsarbeit. Sie sind Ausdruck unserer Professionalität, sie spiegeln den Kern der täglichen Pflegearbeit wider und geben einen Hinweis auf das Wesen von Pflege.

Wollen wir die zukünftigen Herausforderungen der Altenpflege meistern, wollen wir Menschen für den Pflegeberuf begeistern und Menschen engagiert im Pflegeberuf halten, könnte das Erleben magischer Momente ein Schlüssel dazu sein.

Was es dafür braucht? Eine neue Definition von Altenpflege, bessere und andere Rahmenbedingungen, mehr Bewusstsein der Pflegekräfte für den eigentlichen Kern von Altenpflegearbeit, ein Ende der Anpassung und des Mittragens des bestehenden Altenpflegesystems, bessere Ausbildungen, mehr Weiterbildung und aus meiner sehr persönlichen Sicht auch mehr Interdisziplinarität.

Übungen zur Vertiefung des Kapitels

- Nehmen Sie sich in den nächsten Wochen Zeit, um ihr Berufsleben zu reflektieren. Warum mögen Sie Ihre Arbeit? Was hält Sie in Ihrem Beruf? An welche Ereignisse denken Sie, wenn Sie zurückblicken?
- Beobachten Sie in den nächsten Wochen, welche Situationen Ihnen in der Arbeit Energie geben.
- Sammeln Sie Ihre magischen Momente in der Altenpflegearbeit. Notieren Sie sich Begegnungen und Situationen mit alten Menschen, die Sie erfüllt haben, und fühlen Sie diesen Erlebnissen nach. Ernten Sie bewusst Ihre kleinen Erfolge. Und fragen Sie sich, was Sie zu deren Entstehung beigetragen haben.

Literatur

Amann A, Kolland F (2014) Kritische Sozialgerontologie – Konzeptionen und Aufgaben. In: Amann A, Kolland F (Hrsg) Das erzwungene Paradies des Alters? Weitere Fragen an eine Kritische Gerontologie, 2. Aufl. Springer VS, Wiesbaden, S 1–28

Bauer G, Rodrigues R, Leichsenring K (2018) Arbeitsbedingungen in der mobilen und stationären Langzeitpflege in Oberösterreich. Eine Untersuchung aus der Perspektive der Beschäftigten basierend auf den internationalen NORDCARE-Fragebogen. Arbeiterkammer Oberösterreich, Linz

Bohn C (2017) Dimensionen von Macht und Beschämung in der stationären Altenpflege. In: Wazlawik M, Freck S (Hrsg) Sexualisierte Gewalt an erwachsenen Schutz- und Hilfebedürftigen. Sexuelle Gewalt und Pädagogik. Springer VS, Wiesbaden, S 91–104

Buresh B, Gordon S (2006) Der Pflege eine Stimme geben. Was Pflegende wie öffentlich kommunizieren müssen. Huber, Bern

burgenland orf.at (2018) Hilfswerk: Klikovits will Pflege-Lehrberuf. https://burgenland.orf.at/v2/news/stories/2913546/. Zugegriffen: 10. Juli 2019

Frankfurter Allgemeine (2017) Fachkräftequote verschärft Pflegenotstand. https://www.faz.net/aktuell/wirtschaft/pflegenotstand-fachkraefte-fuer-altenpflegeheime-fehlen-15160060.html. Zugegriffen: 10. Juli 2019

Isfort M (2013) Der Pflegeberuf im Spiegel der Öffentlichkeit. Bundesgesundheitsbl Gesundheitsforsch Gesundheitsschutz 56(8):1081–1087

Kümmerling A (2016) Erschöpft, unterbezahlt und ohne Lobby – Beschäftigte in der Altenpflege. In: Haipeter T, Latniak E, Lehndorff S (Hrsg) Arbeit und Arbeitsregulierung im Finanzmarktkapitalismus. Springer VS, Wiesbaden, S 141–167

Kurier (2018) Oberösterreich will Lehrberufe im Pflegebereich. Resolution an den Bund. Altenpflege gehen die Fachkräfte aus. https://kurier.at/chronik/oberoesterreich/oberoesterreich-will-lehrberufe-im-pflegebereich/400036654. Zugegriffen: 10. Juli 2019

Leichsenring K, Schulmann K, Gasior K, Fuchs M (2015) Gute Pflege aus Sicht der Beschäftigten. Bedingungen, Ziele und Perspektiven der Qualitätsverbesserung in der Langzeitpflege. Arbeiterkammer Wien, Wien

Schmidbauer W (1977) Die hilflosen Helfer. Rowohlt, Reinbek bei Hamburg

3

Menschen und ihre magischen Momente in der Arbeit mit alten Menschen

＊

Inhaltsverzeichnis

Es gibt sie tatsächlich. Menschen, die in ihrer Arbeit mit alten Menschen trotz hoher Belastung und mangelhafter Rahmenbedingungen magische Momente erleben. Mit zehn dieser Menschen habe ich Gespräche geführt und darf sie als Person und auch ihre Schilderungen der magischen Momente vorstellen. Zugegeben, nicht jede Altenpflegeperson kann mit dem Begriff „magischer Moment" etwas anfangen, ich ernte damit durchaus

© Springer-Verlag GmbH Deutschland, ein Teil von Springer Nature 2020
S. Schiff, *Magische Momente in der Altenpflege*,
https://doi.org/10.1007/978-3-662-59862-7_3

auch negative, ja sogar erboste Reaktionen. Schönfärberei etwa hat mir kürzlich ein Kollege aus Deutschland vorgeworfen und gemeint, ich wäre wohl bereits lange weg vom Job und hätte keine Ahnung mehr von der Praxis.

Aussagen wie diese lassen mich manchmal zweifeln, machen mich unsicher, und ich stelle mir die Frage, ob ich Altenpflege vielleicht romantisiere. Doch dann begegnen mir wieder Kolleginnen, die strahlen mich bei dem Begriff „magische Momente" an und bestätigen mir, dass sie wissen, wovon ich spreche, und dass sie solche besonderen Momente auch schon erlebt haben.

Ich bedanke mich bei all meinen Gesprächspartnern und Gesprächspartnerinnen für die Zeit, die sie sich genommen haben, für die Offenheit und das Vertrauen. Jedes einzelne Gespräch betrachte ich als Geschenk. In vielen Gesprächen sind Tränen geflossen und war Berührung im Raum. Es wurde aber auch herzlich gelacht. Danke für beides!

Weil es an dieser Stelle wirklich wichtig ist, hier noch einmal der Hinweis: Alle Geschichten über alte Menschen wurden selbstverständlich anonymisiert und im Kontext so verändert, dass keine Rückschlüsse auf die realen Personen gezogen werden können. Namen von Bewohnern und Klientinnen sind frei erfunden. Meine Gesprächspartner wollten, bis auf eine Kollegin (deren Wunsch auf Anonymität selbstverständlich Rechnung getragen wurde), mit ihren richtigen Namen im Buch genannt werden.

3.1   Karin Lindner – Pflegeassistentin/ Österreich

„Aus meiner Sicht kann ich von jedem Menschen, dem ich begegne, etwas lernen, und ich bin davon überzeugt, dass ich keinem Menschen umsonst begegne."

Kurzportrait
Karin Lindner ist Pflegeassistentin und arbeitet seit nunmehr 16 Jahren in der Altenpflege. Derzeit ist sie in einem Seniorenwohnhaus beschäftigt.

Ich lerne Karin Lindner auf einem Seminar kennen, welches ich für ihren Arbeitgeber halte. Als ich auf dem Seminar mein geplantes Buch „Magische Momente in der Altenpflege" erwähne, kommt Karin Lindner in einer Pause auf mich zu und meint, sie hätte einen magischen Moment erlebt mit einer Bewohnerin und würde mir gerne davon erzählen. Wir vereinbaren ein Treffen.

Mein Gespräch mit Karin Lindner fand etwa ein halbes Jahr später statt. Wir trafen uns an einem Vormittag in einem Kaffeehaus am Rande der Stadt.

Erzählung über magische Momente mit einem Ehepaar im Seniorenwohnheim

Ihrer Erzählung zum magischen Moment schickt Karin Lindner einen Hinweis zu ihrer Großmutter voraus und erklärt mir, dass diese Geschichte mit ihrer Oma wichtig sei für das Verstehen des folgenden magischen Momentes.

Sie erzählt mir, dass ihre Großmutter, zu der sie eine besondere Beziehung gehabt hatte, von der Familie zu Hause gepflegt wurde. In jener Zeit machte Karin Lindner ihren Führerschein, die Großmutter unterstützte sie dabei finanziell. Dabei nahm sie Karin Lindner das Versprechen an mit ihr, nach Erhalt des Führerscheins, nach Maria Plain zu fahren, einem Wallfahrtsort in der Nähe von Salzburg. Doch dazu kam es nicht. Karin Lindner konnte ihrer Oma diesen Wunsch nie erfüllen, denn der Gesundheitszustand der Großmutter verschlechterte sich rasch, und die geliebte Oma starb. Viele Jahren nagte dieses nicht eingelöste Versprechen an Frau Lindner.

Die magischen Momente aus ihrer Altenpflegepraxis, von denen sie mir erzählen möchte, hat die Pflegeassistentin Karin Lindner mit einem Ehepaar erlebt, mit Frau und Herrn Murauer.

Als sie nach einer Umorganisation im Seniorenwohnheim einer neuen Wohngruppe zugeteilt wird, lernt Karin Lindner das Ehepaar Murauer kennen. Das Paar hat keinen sonderlich guten Ruf, es gilt als kleinlich, als pingelig und ist beim Personal nicht sehr beliebt. Auch Frau Lindner ist zu Beginn ganz und gar nicht begeistert davon, das kritische Ehepaar betreuen zu müssen. Trotz anfänglicher innerer Widerstände beginnt sie dann aber einen Kontakt zum Ehepaar Murauer aufzubauen, der sich mit der Zeit intensiviert und immer persönlicher wird.

> „Als ich dann immer öfter zu ihnen reingegangen bin, hat sich für mich mehr getan als die beiden nur in der Pflege zu unterstützen. Ich habe das dann eigentlich so gesehen, dass das ein wenig wie eine Freundschaft war."

Vor allem zu Herrn Murauer entsteht eine Beziehung. Herr Murauer war sein Leben lang begeisterter Bergsteiger, und auch Karin Lindner ist gerne auf den Bergen. Besonders verbindet die beiden der sagenumwobene Untersberg, ein Berg nah an der Stadt Salzburg.

„Wir sind oft miteinander spazieren gegangen, und er hat mir vom Untersberg erzählt, von seinen Begehungen des Untersbergs. Die Geschichten von Herrn Murauer haben mich fasziniert."

Über Herrn Murauer entwickelt sich nach und nach auch eine gute Beziehung zu Frau Murauer, und Karin Lindner wird zu einer Vertrauensperson des Ehepaares. Als sich der Allgemeinzustand von Herrn Murauer verschlechtert und er immer schwächer wird, achtet Frau Lindner darauf, dass sie möglichst dem Ehepaar Murauer dienstlich zugeteilt wird, um das Paar persönlich begleiten zu können. Es ist ihr ein Anliegen.

Eines Morgens erahnt sie auf der Fahrt zur Arbeit den Tod von Herrn Murauer.

„Da bin ich in den Dienst gefahren und am Weg hatte ich auf einmal den Geruch eines alten Mannes im Auto. Ich habe mir zuerst gedacht: Jetzt fange ich zu spinnen an. Ich bin dann zu einer Tankstelle gefahren und ausgestiegen. Da war der Geruch dann weg. Aber kaum habe ich mich wieder ins Auto gesetzt, war auch der Geruch wieder da. Je näher ich zu meiner Arbeitsstelle gekommen bin, umso klarer wurde mir dann, dass Herr Murauer eben gestorben war. Und tatsächlich, als ich das Seniorenwohnhaus betrat, kam mir die Kollegin aus dem Nachtdienst entgegen und meinte: Karin, der Herr Murauer ist vor einer halben Stunde gestorben. Da war ich dann schon irgendwie geflasht."

Karin Lindner eilt ins Zimmer zur Familie Murauer und findet dort die aufgelöste und verstörte Frau Murauer. Sie kümmert sich um die trauernde Ehefrau und ist gedanklich immer noch mit ihrem eigenen Erlebnis im Auto beschäftigt.

„Ich habe dann Frau Murauer in den Arm genommen, und gleichzeitig war ich irgendwie dankbar, dass sich Herr Murauer vor seinem Tod noch einmal bei mir gemeldet hat. Das war schon ein magischer Moment. Ich hätte Frau Murauer gerne davon erzählt, aber ich wusste nicht, wie das bei ihr ankommt, also habe ich es gelassen."

Karin Lindner begleitet die Witwe Murauer durch die Zeit der Begräbnisvorbereitungen. Zu ihrer Überraschung äußert Frau Murauer, die bis dato keine religiösen Bedürfnisse zeigte, den Wunsch, zum Wallfahrtsort Maria Plain fahren zu können. Sie erzählt, dass sie in jüngeren Jahren mit ihrem Mann und den Kindern gerne rund um Maria Plain spazieren gegangen ist und der Ort für die Familie, obwohl diese ohne Bekenntnis war, ein Ort der Ruhe und des Friedens war.

Karin Lindner hat als Bezugspflegeperson immer wieder die Möglichkeit, mit Bewohnerinnen auch außerhalb des Seniorenwohnhauses Unternehmungen zu starten. Also klärt sie bei der Stationsleitung und der Heimleitung ab, ob eine Fahrt mit Frau Murauer nach Maria Plain genehmigt werden würde. Erst als von allen Seiten die Erlaubnis für die geplante Unternehmung vorliegt, geht sie zu Frau Murauer und erzählt ihr, dass sie am nächsten Tag gemeinsam den gewünschten Ausflug nach Maria Plain machen würden. Frau Murauer ist aufgelöst und hocherfreut.

Aber auch Karin Lindner ist nervös und aufgeregt. Am Abend vor dem Ausflug fährt sie nach dem Dienst noch nach Maria Plain, um die Situation vor Ort zu klären. An diesem Ort erinnert sich Frau Lindner dann wieder an ihre Oma und ihr eigenes nicht eingelöstes Versprechen.

> „Ich habe mir in Maria Plain alles angesehen, wo die Parkplätze sind, weil die Frau Murauer ja nicht mehr so mobil war, wie ich mit dem Rollstuhl in die Kirche komme. Da ist mir immer wieder der Gedanken an meine Oma gekommen. Ich dachte mir, ich kann jetzt in gewisser Weise mein Versprechen an meine Oma einlösen."

Am nächsten Morgen, als Karin Lindner ins Seniorenwohnhaus kommt, ist Frau Murauer bereits angezogen und reisefertig. Die beiden steigen ins Auto, und sofort beginnt Frau Murauer aus ihrem Leben zu erzählen. Zwischen Karin Lindner und Frau Murauer entsteht große Nähe.

> „Es ist dann richtig aus ihr rausgesprudelt. Die ganze Fahrt hat sie erzählt. Davon, wie sie ihren Mann kennengelernt hat, wie es war, die Kinder großzuziehen, welche Schwierigkeiten die beiden hatten und was sie und ihr Mann alles zusammen geschafft haben. Das hat mich sehr berührt."

In Maria Plain angekommen, gehen die beiden zuerst rund um die Wallfahrtskirche spazieren und blicken auf die Stadt Salzburg hinunter. Als Frau Murauer sieht, dass Menschen in die Kirche hineingehen und gleich ein Gottesdienst stattfinden wird, will sie, zur Überraschung für Frau Lindner, auch in die Kirche gehen und an der Messe teilnehmen.

> „Frau Murauer hat dann in der Kirche sehr viel geweint. Der Pfarrer hat wohl verstanden, dass da eine Frau sitzt, die gerade trauert. Er hat das dann in den Gottesdienst einbezogen und damit Frau Murauer ein wenig aufgefangen."

Nach der Messe gehen Frau Lindner und Frau Murauer Richtung Kirchenausgang. Dabei erleben die beiden Frauen einen magischen Moment.

„Es war an dem Tag eigentlich düsteres und regnerisches Wetter. Aber gerade als wir durch die Kirchentür treten, strahlt uns voll die Sonne an. Da meinte Frau Murauer: Schau, Karin, jetzt schaut er runter, mein Mann. Daraufhin habe ich der Frau Murauer von meiner Oma erzählt. Beide hatten wir dann Tränen in den Augen. Wir sind dann dagestanden, und es war wirklich so, als würden uns die Sonnenstrahlen umhüllen."

Rückblickend beschreibt Karin Lindner den magischen Moment als intensiv und als eine Art Verschränkung ihres privaten Lebens mit dem Leben von Frau Murauer.

„Mir war in dem Moment bewusst, dass ich eigentlich gerade mein Versprechen gegenüber meiner Oma einlöse. Und gleichzeitig habe ich etwas dazu beigetragen, dass Frau Murauer ihre Trauer besser bewältigen kann und ein Stück Frieden findet. Das uns umhüllende Licht war wie ein Zeichen, als würde Herr Murauer sich bedanken, dafür, dass ich seine Frau begleitet habe, und meine Oma dafür, dass ich mein Versprechen eingelöst habe. Für mich hat sich da auf vielen Ebenen der Kreis geschlossen."

Frau Murauer kauft danach für die Kinder von Karin Lindner zwei Marien-Medaillons, die Frau Lindner zuerst nicht annehmen will, weil es ihr eigentlich verboten ist, Geschenke entgegenzunehmen. Aber Frau Murauer besteht darauf, dass sie ihr etwas zur Erinnerung schenken will.

Danach lädt Frau Murauer ihre Pflegeperson zum Mittagessen ins nahe gelegene Gasthaus ein und erklärt ihr, wie wichtig der Kirchenbesuch für sie heute war, denn die Familie war vor vielen Jahren aufgrund eines schlimmen Ereignisses aus der Kirche ausgetreten.

„Beim Essen hat sie mir dann erzählt, dass ihr Sohn im Alter von elf Jahren von einem Pfarrer missbraucht worden war und sie deshalb einen Groll auf die Kirche hatten. Mich hat es gefreut, dass sie durch die Messe des aufmerksamen Pfarrers dann doch Geborgenheit erfahren hat, und sie hat mir auch gesagt, wie wichtig das für sie war."

Nach diesem gemeinsamen Erlebnis begleitet Karin Lindner Frau Murauer weitere zwei Jahre im Seniorenwohnhaus. Das Begräbnis von Frau Murauer fand im kleinen Familienkreis statt, Frau Lindner hat nie erfahren, wo Frau

Murauer begraben liegt. Trotzdem ist die alte Dame im Leben von Karin Lindner immer wieder präsent.

„Die Frau Murauer hat mir oft von ihrem Garten erzählt und mir Tipps gegeben, was ich mit Gemüse alles machen kann. Bei uns gibt's heute noch eine Zucchinisuppe, die nennen wir die Murauer-Suppe. Und kürzlich habe ich die Hosensäcke meiner Kinder entleert. Dabei bin ich über das Medaillon von Frau Murauer gestolpert. Da hat mein Herz vielleicht einen Hupfer gemacht."

3.2 Raphael Schönborn – diplomierter psychiatrischer Gesundheits- und Krankenpfleger/Österreich

„Was ist der Kern der Altenpflege? Was Pflege ausmacht, erfährt man, wenn man die Betroffenen fragt. Wenn man in Auseinandersetzung mit den Betroffenen geht, wenn man auch verstehen will. Meine Arbeit passiert sehr viel fragend."

Kurzportrait
Raphael Schönborn ist diplomierter psychiatrischer Gesundheits- und Krankenpfleger. Nach der pflegerischen Grundausbildung hat er den Bachelor in Erziehungs- und Bildungswissenschaften absolviert sowie ein Masterstudium in Sozialwissenschaft und soziale Arbeit. In der Altenpflege arbeitet er seit dem Jahr 2003.

Raphael Schönborn ist seit einigen Jahren selbstständig. Bei ihm dreht sich alles um das Thema Demenz. Er unterstützt und berät Menschen mit Demenz und deren Nahestehende. Er ist mit dem Schwerpunkt Demenz involviert in Bildungsarbeit, in eine Reihe von Projekten, in Forschung und arbeitet bei einer Pflegezeitschrift in der Redaktion und Publikation mit.

Ich kenne Raphael Schönborn seit vielen Jahren von einer jährlich stattfindenden Tagung und habe dort bereits Workshops von ihm besucht. Immer wieder beeindruckt er mich mit seiner großen Leidenschaft für das Thema Demenz, vor allem mit seinem beständigen Drängen auf Berücksichtigung der Betroffenenperspektive und Involvierung der Betroffenen selbst.

Raphael Schönborn nutzt die Sozialen Medien für seine Öffentlichkeitsarbeit und bringt anonymisiert auf Twitter und Facebook immer wieder

Aussagen der von ihm betreuten Menschen. Daher lag es für mich nahe, ihn zu fragen, ob er mir magische Momente aus seinem Berufsleben erzählen möchte.

Für mein Interview traf ich ihn in einem alten Wiener Kaffeehaus.

Erzählung über magische Momente in der Altenpflegepraxis

Raphael Schönborn erzählt mir in unserem Gespräch nicht nur einen einzigen magischen Moment aus seinem beruflichen Leben, sondern eine ganze Reihe. Magische Momente erlebe er oft, schildert er, und es gebe keinen besonderen magischen Moment, sondern eben viele solcher Momente, und sie würden nebeneinanderstehen, jeder würde einfach für sich selbst stehen. Daher will Raphael Schönborn keine Reihung vornehmen oder in seinem Gedächtnis nach dem einen besonderen Moment suchen, sondern spontan Momente erzählen, die ihm jetzt gerade einfallen.

Herr Schönborn, der sich in seiner Arbeit auf die Betreuung von Menschen mit Demenz spezialisiert hat, beginnt seine Erzählung mit einem magischen Moment, den er erst kürzlich erlebt hatte und den er als berührende Rückmeldung zu seiner Arbeit sah. Er besuchte einige Tage davor einen Klienten mit Demenz, um mit diesem, wie jede Woche, etwas zu unternehmen. Als er mit dem Klienten die Wohnung verlassen will und das Treppenhaus hinuntersteigt, kommt es zu einem besonderen Gespräch.

> „… und da fragt mich mein Klient: Ja wo warst du denn so lange? Und ich antworte: Ich habe viel gearbeitet. Da fragt mich mein Klient: Hast du wieder andere Menschen glücklich gemacht?"

Raphael Schönborn ist ein wenig perplex über diese Reaktion des Gegenübers und geht näher darauf ein.

> „Da habe ich ihn gefragt: Wie meint du das jetzt, dass ich andere Menschen glücklich mache? Darauf meint mein Klient: Na, das ist ja schließlich deine Arbeit!"

Auch im Interview ist immer noch spürbar, dass die Aussage des Klienten Raphael Schönborn etwas bedeutet und ihn immer noch bewegt. Er schildert, welche Gefühle und Gedanken die spontane Rückmeldung bei ihm auslöste:

> „Da schmilzt man dann natürlich schon dahin. Da kriege ich immer noch Gänsehaut, wenn ich darüber rede. Weil das war nicht irgendeine Floskel, das

war ernst gemeint. Es wurde für mich spürbar, dass meine Arbeit für diesen Klienten eine große stabilisierende Bedeutung hat. Dass er diese Zeit mit mir schätzt und wahrscheinlich als so unterstützend erfährt, dass er so etwas sagen konnte. Es war nicht irgendwie, ja also, wie man halt schnell mal was sagt."

Herr Schönborn begreift nicht nur positive Erlebnisse als magische Momente, magisch können für ihn auch skurrile Erlebnisse mit Patienten sein. Zur Erklärung erzählt er mir eine Begebenheit, die eher am Anfang seiner Berufslaufbahn als psychiatrischer Gesundheits- und Krankenpfleger stand. Es handelt sich um ein Erlebnis, welches ihn in seiner professionellen Haltung bestärkte, dass jeder Mensch mit seiner Eigenart ein Recht hat, so zu leben wie er möchte. Raphael Schönborn sieht seine Aufgabe darin, der Person genau dieses Leben zu ermöglichen, indem er ein Stück begleitet, den Rahmen für die Person steckt und notfalls den Menschen auch mithilfe diplomatischer Intervention schützt.

Herr Schönborn war damals als Bezugsbetreuer bei einem gerontopsychiatrischen Verein beschäftigt und betreute eine alte Dame, die Wahnvorstellungen hatte.

> „Also die Frau hat im Wahn ständig mit ihrer imaginären Tante Karin geschimpft. Sie hatte außerdem eine Darmoperation, da hat man ihr einen Teil des Darms entfernt, und sie muss wohl immer wieder Schmerzen gehabt haben. Diese Schmerzen hat sie in ihrer Psychose aber auf spezielle Art verarbeitet. Sie war immer der Meinung, dass ihr Strom ins Gesäß einfährt."

Einmal die Woche besuchte Raphael Schönborn damals die alte Dame, eine ehemals erfolgreiche Kauffrau, zu der sich eine Kontaktaufnahme schwierig gestaltete, da sie Besuche nur schwer zuließ. Er holte seine Klientin regelmäßig ab und fuhr mit ihr in die Stadt, um mit ihr einkaufen zu gehen. Die alte Dame bevorzugt ein *„Geschäft für bessere Leute"*, und Herr Schönborn sieht seine Aufgabe darin, ihr diese Einkäufe in der Öffentlichkeit zu ermöglichen.

> „Eines Tages standen wir an der Wursttheke, und im Geschäft machen alle ein wenig auf etepete. Meine Klientin steht also an der Wursttheke und verspürt wahrscheinlich plötzlich Schmerzen. Da ruft sie gellend: Karin, Karin, schon wieder Strom! Dabei greift sie sich ans Hinterteil, weil ihr da ja quasi der Strom eingefahren ist."

Raphael Schönborn beschreibt die Situation als skurril und erzählt, dass er im ersten Moment perplex war über die Klientin, dann aber auch erstaunt.

„Da steht man dann in einem öffentlichen Raum, und alle schauen einen an, und man ist selber total betreten und weiß zuerst ja gar nicht, was da grad passiert. Das ist schon auch ein magischer Moment, weil man da komplett an seine eigenen Grenzen stößt und nicht so recht weiß, wie man damit jetzt umgehen soll. Aber sie hat das mit so einer Souveränität gemacht, als wäre es das Normalste der Welt, und sie ist dann einfach weitergegangen."

Mit dieser Klientin hatte Herr Schönborn einige Erlebnisse dieser Art, die er nachträglich als magisch beschreibt, und immer wieder betont er im Gespräch, dass es sich um Situationen handelte, die ihn an seine Grenzen führten.

„Mit der Dame hatte ich einige magische Momente. Weil einmal habe ich mir meinen Arm geprellt und hatte einen Gips und konnte deshalb nicht mit dem Auto fahren. Da mussten wir den Bus nehmen, und das war (...), man stößt schon an seine eigenen Grenzen (...), da gäbe es ja noch viele."

Vor einigen Jahren hat sich Raphael Schönborn mit der Spezialisierung auf Menschen mit Demenz selbstständig gemacht. Die Entscheidung für die Selbstständigkeit bezeichnet er als persönlichen Entschluss, weil er die Qualität seiner Arbeit selbst bestimmen wollte. Im Unterschied zu vielen Kolleginnen in Seniorenheimen oder der Hauskrankenpflege, so Herr Schönborn, hat er genügend Zeit für die Menschen. Seine Klienten sind Selbstzahler, sie leisten sich bewusst Zeit mit Herrn Schönborn, und so hat der Diplompfleger die Möglichkeit, seine Arbeit mit jener Haltung durchzuführen, die ihm wichtig ist. Welcher Art diese Haltung ist und warum er dabei viele magische Momente erlebt, erklärt er so:

„Der Kern der Pflege, also was Pflege ausmacht, das erfährt man, wenn man die Betroffenen fragt, wenn man sozusagen in die Auseinandersetzung mit den Betroffenen geht, wenn man auch verstehen will (...). Das Interessante dabei, Menschen mit Demenz, dadurch dass sich die sprachliche Vielfalt ja doch einengt, bringen die oft nur einen Satz zum Vorschein. Der kann dann aber so dicht sein, dass man wirklich eine ganze Stunde an so einem Satz arbeitet, weil wir in den Begriff so tief hineingehen. Es ist ja eigentlich auch eine philosophische Arbeit, die man da leistet."

Um diesen Aspekt seiner Arbeit zu verdeutlichen, erzählt mir Raphael Schönborn zwei weitere magische Momente, wie er sie in der Begleitung von Menschen mit Demenz erlebt.

Beim ersten Beispiel handelt es sich um eine allein lebende Dame, die immer wieder starke körperliche Symptome zeigte, wie schweres Atmen, Würgen und Schütteln. Die Klientin wurde diesbezüglich vom Arzt mit Psychopharmaka eingestellt, aber die Symptome besserten sich nicht. Sie entwickelte immer neue Erklärungen für diese körperlichen Symptome, einmal war der Sachwalter daran schuld, dann wieder die zu Besuch kommenden Kinder. In den Gesprächen und durch das viele Fragenstellen von Raphael Schönborn wurde aber klar, dass die Symptome einen anderen Auslöser haben mussten. Eines Tages fand die alte Dame Worte für das Geschehene. Herr Schönborn beschreibt diesen Moment, aber auch seine inneren Fragen in der Situation:

> „Irgendwann kam zum Vorschein, dass sie als Kind von ihrem Vater missbraucht worden war. Wie gehe ich dann damit um? Bin ich da qualifiziert? Trau ich mich da drüber? Das ist nicht das erste Mal, dass mir so etwas passiert in meiner Arbeit. Das war ein magischer Moment. (…) Man muss sich das einmal vorstellen, die Frau hat das ihr Leben lang niemandem erzählt. Ein Leben lang allein, alleingelassen."

Raphael Schönborn ist sich in dem Moment seiner Verantwortung sehr bewusst und entscheidet sich dafür, in der Beziehung und im therapeutischen Gespräch zu bleiben:

> „Es war nicht meine Aufgabe, da dranzugehen. Es hätten da viele vor mir die Aufgabe gehabt. Aber sie hat eben diesen Satz gesagt: Es ist so lange her, dass ich es gar nicht verstehen kann. Da denkt man sich: Was soll das heißen? (…) Durch meine Fragen kam dann heraus: Es liegt so weit zurück, dass sie für das, was da passiert ist, noch nicht die Kategorie gebildet hatte, noch nicht das Verständnis hatte, weil sexueller Missbrauch durch den eigenen Vater, das ist nicht zu verstehen für ein kleines Kind. (…) Also hat sie mir die Symptome gezeigt, Zittern, Würgen, das Aufstoßen, das war, was sie empfunden hat, aber das konnte sie nicht verbalisieren. Ich habe das dann verbalisiert und ihr mitgeteilt, dass das etwas sehr Brutales war, etwas Übergriffiges. Das war ein sehr magischer Moment."

Beim zweiten Beispiel für sein Arbeiten mit Fragestellungen erzählt mir Raphael Schönborn von einer weiteren allein lebenden alten Dame. Sie hatte Wahnvorstellungen und immer Angst, dass jemand bei ihr in die Wohnung einsteigt, irgendwelche Männer reinkommen, und sie fühlte sich immer beobachtet. Dann taucht im Gespräch ein schon lange zurückliegendes Ereignis auf:

„Irgendwann hat mir die Dame erzählt, dass sie alleinerziehende Mutter war, einen kleinen Jungen hatte. Sie musste arbeiten, das Kind blieb alleine zu Hause. Damit sich das Kind nicht alleine fühlte, hat sie im Nebenraum eine Kerze angezündet. Die Kerze hat Feuer gefangen, und dieses Kind ist an der Rauchentwicklung erstickt. Man muss sich das vorstellen. Das hat sie nie erzählt, ihr ganzes Leben hatte sie Schuldgefühle."

Abschließend erklärt mir Raphael Schönborn, warum das Gespräch, die Beziehungsarbeit aus seiner Sicht besonders wichtig ist und warum es im Kontakt zu Menschen mit Demenz dabei häufiger zu besonderen Begegnungen kommt.

„In der Demenz können Menschen ihre Gefühle nicht mehr unterdrücken, sie schießen einfach hoch. Damit sind wir dann in der Pflege konfrontiert. Und die Frage ist halt, ob man da dann wirklich adäquat drauf eingehen kann. Dafür braucht es eben die Beziehung, das Vertrauen, und das ist für mich magisch, wenn diese Person mir dieses Vertrauen entgegenbringt, dass ich das mit ihr bearbeiten kann. Für mich ist das eine Ehrung, ein Ritterschlag."

Herr Schönborn ist davon überzeugt, dass die Konfrontation mit emotional schwierigen Themen zum Arbeitsalltag von Pflegepersonen gehört und die Bewältigung solcher Gesprächssituationen hohe Kompetenz erfordert.

„Mit solchen Themen muss man in der Altenpflege rechnen, und man muss sich fragen: Hält die Beziehung das aus? Oder verweise ich sofort zur Psychologin, die dann erst wieder eine Beziehung aufbauen muss? Oder bleibe ich da, stelle ich mich der Situation, halte ich sie aus? Man muss sich natürlich auch fähig dazu fühlen. Ich habe da viel psychiatrische Berufserfahrung, therapeutisches Arbeiten ist mir nicht fremd. Das kann man nicht von jedem verlangen."

3.3 Andrea Sigl – Heimleiterin, diplomierte Gesundheits- und Krankenpflegerin/ Österreich

„Ältere Menschen haben mich immer schon interessiert. Ich glaube, das ist als Grundlage für Altenpflege auch wichtig, dass man alte Menschen mag. Ich liebe alte Menschen, und je schräger sie sind, umso lieber mag ich sie. Die sind für mich einfach Herausforderung."

Kurzportrait

Andrea Sigl ist diplomierte Gesundheits- und Krankenpflegerin und hat, bevor sie der Weg in die Altenpflege führte, mehr als 20 Jahre im Krankenhaus gearbeitet, vor allem in den Bereichen Anästhesie und Intensiv. Rückblickend bedauert sie, dass sie sich nicht früher dem Fachbereich Altenpflege zugewandt und sich stattdessen *„hinter Narkosemaschinen versteckt hat"*. Im Jahr 2004 wechselte sie in die Altenpflege, eine Arbeit, die sie als sinnvoll erlebt. Neben ihrer Tätigkeit in der ambulanten und stationären Pflege hat sie Sozialmanagement studiert, eine Moderations- und Mediationsausbildung gemacht sowie eine Weiterbildung in Prozessmanagement.

Heute arbeitet Andrea Sigl als Heimleiterin und ist zuständig für ein großes Seniorenwohnhaus, in dem sich auch, sechs Hausgemeinschaften befinden.

Ich habe Andrea Sigl bereits vor ihrem Eintritt in die Altenpflege kennengelernt, sie saß als Teilnehmerin in einem Lehrgang zum Thema „Geriatrische Pflege", in dem ich als Trainerin tätig war. Seitdem sind wir uns immer wieder über den Weg gelaufen, und ich bin bei jedem Treffen ein Stück mehr beeindruckt von ihrem Engagement. Auf mein Thema „Magische Momente in der Altenpflege" hat Andrea Sigl unmittelbar reagiert, also lud ich sie zu einem Interview ein, und zu meiner Freude sagte sie auch zu.

Aus Zeitgründen war ein persönliches Treffen nicht möglich. Das Interview fand daher an einem sommerlichen Sonntag via Skype statt.

Erzählungen über magische Momente in der Arbeit als Heimleiterin

Andrea Sigl hat für das Interview zwei magische Momente aus ihrem Berufsalltag als Heimleiterin mitgebracht, die sie als besonders prägend erlebt hat und die sie mir genau deshalb erzählen will.

Im Mittelpunkt der ersten Schilderung steht eine alte, leicht demente Dame, der ihr Umzug ins Seniorenheim besonders schwerfiel. Bald zeigte sich, dass die neue Bewohnerin nicht dem gängigen gesellschaftlichen Bild einer alten Frau entsprach und immer wieder bei anderen Bewohnerinnen aneckte.

> „Bis vor dem Heimeinzug lebte sie alleine, da war sie auch ein wenig ein Messie. (…) Sie ist vom Aussehen her eher schräg, nicht sehr sauber, sie kleidet sich, wie es ihr gerade gefällt, sie hat manchmal zwei ungleiche Schuhe an oder läuft im tiefsten Winter nur mit T-Shirt rum."

Die alte Dame hat augenscheinlich ein eher wildes Leben hinter sich und dürfte eher am Rande der Gesellschaft gestanden haben.

„Sie war Hausmeisterin, Putzfrau und hatte noch viele andere Berufe, und ich glaube sogar, da steckt auch noch etwas anderes dahinter. Sie spricht groben Dialekt, ist eher derb und spricht, was sie sich denkt. Sie dürfte viele Erlebnisse in ihrem Leben gehabt haben, die sie zur Außenseiterin gemacht haben."

Weil die alte Dame beim Einzug zwar psychisch labil, aber körperlich noch sehr fit ist, hat das Pflegeteam sofort Aufgaben an sie herangetragen, die sie auch gerne übernahm.

„Sie hat wichtige Aufgaben, sie füttert etwa unsere Tiere im Streichelzoo, die Ziegen und Hasen, und ist sehr eingebunden im Alltag."

Auch Andrea Sigl bindet als Heimleiterin die alte, unangepasste Frau in Heimstrukturen ein, indem sie sie einlädt, an den regelmäßigen Treffen der Bewohnervertreter teilzunehmen. Dort kann die alte Dame erleben, wie in ihrem Seniorenheim mit Konflikten umgegangen wird.

„Sie hat dann dort in der Bewohnervertreterrunde gesehen, dass ich auch mit Bewohnern in Konflikt gehe, und auch, dass ich diesem Gremium Rede und Antwort stehe. Ich diskutiere mit denen schon einmal, warum ein dementer Bewohner in der Nacht sehr wohl herumirren darf, und solche kritischen Fragen."

Nach und nach lebt sich die neue Bewohnerin im Seniorenwohnheim ein und übernimmt immer häufiger kleine Aufgaben. Eines Tages, rund ein Jahr nach dem Einzug ins Seniorenheim, erhält Andrea Sigl einen Brief von der alten Frau.

„Nach einem Jahr bekam ich einen Brief von ihr, und da schreibt sie mir über ihr vergangenes Leben, dass sie ihr Leben lang Außenseiterin war, weil sie nie war, wie die anderen es von ihr erwartet hätten. Seit sie bei uns ist, merkt sie aber, dass es eine Umgebung geben kann, wo man anders sein darf, wo sie einfach sie sein darf."

Andrea Sigl ist erschüttert und heute noch tief bewegt von diesem Brief und seinem Inhalt.

„Man stelle sich das vor, die Frau ist über 90 Jahre alt und hat mir geschrieben, dass es das erste Jahr in ihrem Leben ist, dass sie sich wo völlig angenommen fühlt. Das war wirklich ein großer magischer Moment."

Der Brief dieser Bewohnerin ist für Andrea Sigl eine bestätigende Rückmeldung und bestärkt sie in ihrer Haltung als Heimleiterin.

„Ich habe mich wahnsinnig gefreut darüber. Das ist mir ja gerade so wichtig, ein Umfeld für die Menschen zu schaffen, wo sie sein dürfen, wie sie sind, und nicht permanent korrigiert werden, permanent in eine gesellschaftliche Norm gedrückt werden. (…) Ich will, dass die Menschen, ganz egal, wie sie sind oder wie sie aussehen oder sich verhalten, sich bei uns wohlfühlen dürfen und angenommen sind."

Heute, zwei Jahre später, lebt die alte Dame immer noch im Seniorenwohnhaus bei Andrea Sigl und ist ein wertvolles Mitglied der Gemeinschaft geworden. Weiterhin gibt es Situationen, wo sie aneckt und Konflikte entstehen. Aber sie hat mittlerweile gelernt, Konflikte auszutragen und sich nicht zurückzuziehen.

„Manchmal streitet sie massiv mit den Nachbarn, aber das kann sie auch in der Zwischenzeit leichter ertragen. Weil wir solche Dinge ja nicht stoppen, Konflikte gehören zum Leben dazu, wir schreiten erst ein, wenn wir merken, dass da jemand leidet. Aber meistens gehen so Streitereien ja eh gut aus."

Wie sehr Andrea Sigl die ehemalige Außenseiterin in den Heimalltag positiv integriert hat und zu welch großen Veränderungen es im Leben der alten Frau gekommen ist, zeigt ein weiterer Schritt. Die engagierte Heimleiterin hat der Bewohnerin mittlerweile eine gewichtige Aufgabe übertragen.

„In der Zwischenzeit ist sie ja sogar Mentorin für neue Bewohnerinnen. Sie begleitet Neueinzüge, zeigt denen das Haus, sagt ihnen, wie es bei uns so läuft. Sie hat jetzt recht viel Spaß bei uns."

Bevor mir Andrea Sigl ihren zweiten magischen Moment erzählt, schildert sie mir, dass ihr Zugang zu Altenpflege nicht überall gut ankommt. Alte Menschen konsequent so sein zu lassen, wie sie sind, und in ihrem Tun zu stärken löse auch Unverständnis aus. Vor allem Angehörige hätten hier oft große Probleme, besonders dann, wenn ihr Familienmitglied plötzlich Verhaltensänderungen zeigt.

„Angehörige wollen aus meiner Sicht oft die Vergangenheit aufrechterhalten. Sie sind der Meinung: Alles muss bleiben, wie es war. Also die Mama muss so sein oder wieder so werden, wie sie einmal war, und der Papa kann doch nicht jetzt plötzlich etwas wollen, was er nie wollte. Ich versuche ihnen dann immer zu erklären, dass die Bewohnerinnen bei uns in der Gegenwart sind. Natürlich ist die Vergangenheit wichtig, deshalb ja auch Biografiearbeit, aber die Menschen leben hier in der Gegenwart und haben auch eine Zukunft. Also wir gehen davon aus, dass man bei uns auch eine Zukunft hat, noch etwas lernen kann und etwas erleben."

Dann erzählt mir Andrea Sigl von einer alten Dame, die eine gustatorische Leidenschaft hatte, derentwegen es zu einem Konflikt mit der Tochter kam. Es handelte sich um eine Dame mit fortgeschrittener Demenz, die beim Essen schon Probleme zeigte. Da im Seniorenheim von Frau Sigl püriertes Essen erst serviert wird, wenn alle anderen Alternativen ausgeschöpft sind, machte sich das Pflegepersonal auf die Fährte nach essensbezogenen Leidenschaften der alten Dame.

„Beim Herumprobieren haben wir dann festgestellt, dass sie wahnsinnig gern an Essiggurken saugt. Ja, und was machst du da als Heim? Klar, du kaufst Essiggurken in allen Gewürzrichtungen und Variationen, groß, klein, mittel. Weil wenn die Bewohnerin Essiggurken mag, dann mag sie die eben."

Wie sehr diese Maßnahme des Heimes bei der alten Dame zu hoher Zufriedenheit führte, konnte jeden Tag beobachtet werden.

„Die Essiggurken waren ihr sichtlich ein Genuss. Man konnte das einfach an ihrem Gesicht sehen, wenn sie durchs Heim oder im Garten herumwanderte und an ihren Essiggurken saugte."

Wer jedoch mit der neuen Leidenschaft der Mutter nicht zurecht kam, war die Tochter. Sie stattete deshalb der Heimleiterin Andrea Sigl einen erbosten Besuch ab.

„Die Tochter ist also bei mir hereingerauscht und hat gemeint, das könnte es jetzt überhaupt nicht sein, dass die Mutter Essiggurken isst, weil die hat sie nie mögen, und die darf sie deswegen jetzt auch nicht essen."

Andrea Sigl führte viele Gespräche mit der Tochter, versuchte zu besänftigen und zu erklären. Sie ging gemeinsam mit der Tochter zur Heimbewohnerin, sodass diese sehen konnte, mit wie viel Genuss die Mutter an den Essiggurken saugte. Doch es half alles nichts.

„Sie hat trotzdem darauf beharrt, dass die Essiggurken verboten werden. Wir dürfen ihr diese Gurken nicht mehr geben, nur noch Kartoffelpüree, Grießbrei und so künstlich hergestellte Zusatznahrung. Aber das Essiggurkensaugen müssen wir sofort abstellen."

Andrea Sigl hat bereits einige Erfahrung mit Situationen dieser Art. Sie erkennt, dass es nicht wirklich um die Essiggurken geht, sondern die Tochter einfach nicht zurechtkommt mit den Veränderungen der Mutter, also geben sie und ihr Team ihr Bestes.

„Wir haben dann echt viel versucht, eine Fachgruppe dazu gebildet und auch eine Psychologin beigezogen. Solche Diskussionen habe ich ja beinah täglich. Letztlich ist die Essiggurke ja nur das Symbol für den Ruf, die Mama muss so bleiben, wie sie früher war."

Auch eine weitere Reaktion der Tochter bestätigt Andrea Sigl darin, dass die Tochter einfach nur mit dem neuen Verhalten der Mutter schwer zurechtkommt.

„Die alte Dame war eine sanfte Persönlichkeit und sehr zufrieden. Sie hat sich schon mal zu jemandem auf die Parkbank gesetzt und Händchen gehalten, und wenn man ihr den Arm umgelegt hat, dann hat man gemerkt, dass sie das mag, weil sie lehnte sich immer ein wenig an. Das hat die Tochter auch nicht ausgehalten, weil die Mutter mochte ja früher nie Nähe."

Der Konflikt mit der Angehörigen spitzt sich trotz des großen Bemühens immer mehr zu. Die Tochter besteht darauf, dass das Verbot der Essiggurken eingehalten wird, und droht damit, die Mutter aus dem Seniorenheim zu nehmen. Als Andrea Sigl sich weiter darüber hinwegsetzt, beschwert sie sich bei Vorgesetzten. Nun muss die engagierte Heimleiterin auch dort Rede und Antwort stehen, dabei wird sie konfrontiert mit dem Hinweis, dass man als Heimleitung auch die Angehörigen zufriedenstellen muss. Doch Frau Sigl sieht sich weiterhin verpflichtet, die Bewohnerin in ihren Wünschen zu stärken. Sie schildert den Grund ihrer unnachgiebigen Haltung.

„Ich bin da einfach dagegen, wenn die Wünsche meiner Bewohner zweitrangig werden. Solange ich Maßnahmen gut erklären kann, bin ich dann oft ganz hart. Ich finde, ich habe die Pflicht mich auf die Seite meiner Bewohner zu schlagen."

Es kommt zu einem neuerlichen Aufeinandertreffen zwischen der aufgebrachten Tochter und der Heimleiterin Andrea Sigl.

> „Naja, im Endeffekt war es so, dass ich irgendwann zu ihr gesagt habe: Es tut mir leid, aber wenn ich sehe, der Mama tut das Essiggurkensaugen gut, und es besteht kein medizinisch dringender Grund dagegen etwas zu unternehmen, die Essiggurken sind ja nicht ungesund, dann tut es mir leid. Die Essiggurken bleiben."

Die Angehörige beschimpft Andrea Sigl mit derben Worten und setzt nun tatsächlich den angekündigten und radikalen Schritt.

> „Sie hat dann wirklich ihre Mutter mit nach Hause genommen. Sie ist mit der Mutter abgegangen und hat mir noch wüste Beschimpfungen ins Gesicht geschmissen. Mich hat das sehr betroffen gemacht, einfach wegen der Frage, was jetzt mit der alten Dame passiert. Weil das habe ich natürlich schon gewusst, dass es der jetzt gar nicht gutgeht."

Nach einigen Tagen steht die vormals aufgebrachte Tochter, nun sehr kleinlaut, mit der Mutter an der Hand wieder vor der Türe von Andrea Sigl.

„Die Angehörige war völlig verändert. Vorher war sie ja nur böse und gemein zu mir. Und dann stand sie da vor der Türe und entschuldigte sich fast. Sie meinte, jetzt erst würde sie verstehen, was ich gemeint habe, und sie wünschte, sie hätte gleich auf mich gehört, denn die Mutter wäre ja völlig verändert. Sie hätte das im Heim gar nicht wahrgenommen, weil da wäre es ihr ja so gutgegangen, und sie hätte doch trotz Demenz noch sehr viel alleine gemacht, hätte sich doch im Heim sehr gut zurechtgefunden."

Warum Andrea Sigl diesen Moment als magisch erlebt hat, fasst sie am Ende der Erzählung noch einmal zusammen.

> „Als die Angehörige da vor mir stand, war ich bestätigt, dass es wirklich nicht ganz falsch ist, wie wir mit den Menschen umgehen. Aber magische Momente bringen mich auch immer zum Nachdenken. Was kann ich besser machen in der Kommunikation mit Angehörigen? Was kann ich tun, damit solche Konflikte in Zukunft ausbleiben?"

3.4   Simone Viviane Plechinger – diplomierte Musiktherapeutin/Deutschland

> „In meinem Beruf spielt Musik eine ganz große Rolle, weil sie oft der Schlüssel ist zum Menschen, der Türöffner, und sie ist oftmals der magische Moment an sich."

Kurzportrait

Simone Plechinger ist diplomierte Musiktherapeutin, neurologische Musiktherapeutin und Heilpraktikerin für Psychotherapie. Sie arbeitet weltweit als Referentin und Seminarleiterin, ihre Schwerpunkte liegen in den Themenbereichen Demenz, Neurologie und Palliative Care. Seit 1999 begleitet sie als Musiktherapeutin Menschen mit Demenz und Menschen in ihrer letzten Lebensphase. Sie engagiert sich für eine potenzialorientierte Sichtweise auf Menschen mit Demenz. Die interdisziplinäre Zusammenarbeit aller Berufsgruppen – von der Pflege bis zur Hauswirtschaft – rund um den Einsatz von Musik im Pflege- und Betreuungsalltag ist ihr ein großes Anliegen.

Ich kenne Simone Plechinger bis jetzt ausschließlich virtuell. Wir sind in den Sozialen Medien seit längerer Zeit in Kontakt, und ich verfolge mit Begeisterung ihre vielen Aktivitäten. Auf Facebook veröffentlicht Simone Plechinger unregelmäßig unter der Überschrift *„Herztöne"* berührende Geschichten aus ihrem Arbeitsalltag als Musiktherapeutin, und jedes Mal, wenn ich diese Geschichten lese, denke ich mir: „Schau an, schon wieder ein magischer Moment."

Als Simone Plechinger auf mein Buchprojekt mit einem Kommentar reflektierte, fragte ich deshalb bei ihr spontan an, ob sie mir ebenfalls für mein Buch einen ihrer magischen Momente erzählen würde. Sie sagte sofort zu und meinte, sie würde deshalb mitmachen, weil es wichtig sei, Pflegepersonen zu ermutigen, und sie den Eindruck hätte, mein Buch würde ein *„Mutmachbuch"* werden.

Da Simone Plechinger in der Mitte Deutschlands lebt, war ein persönliches Treffen aus Zeitgründen nicht möglich. Das Interview fand daher an einem sommerlichen Nachmittag via Skype statt.

Erzählungen über magische Momente in der Arbeit als Musiktherapeutin

Simone Plechinger ist als Musiktherapeutin in zwei Handlungsfeldern tätig. Sie arbeitet einerseits in einem Hospiz, begleitet Menschen unterschiedlichen Alters am Ende ihres Lebens, und andererseits arbeitet sie in Altenpflegeeinrichtungen mit Menschen mit Demenz. Die für das Interview mitgebrachten magischen Momente aus ihrem Arbeitsleben zeigen diese Vielfalt. Frau Plechinger erzählte mir magische Momente aus beiden Praxisfeldern.

Simone Plechinger beginnt ihre Erzählungen zu den magischen Momenten ihres Berufslebens mit einem Beispiel, bei dem nicht so sehr sie selbst einen magischen Moment erlebte, sondern ein junger Altenpflegeschüler, dem sie eine musiktherapeutische Intervention empfohlen hatte. Aber die

Freude des Altenpflegers über die gelungene Umsetzung erlebte auch sie als magisch.

Der Altenpflegeschüler betreute in einem Seniorenheim eine alte Dame, die in den Teamgesprächen oft Thema war. Sie hatte im Krieg schreckliche Dinge erfahren – Flucht, Vertreibung, Vergewaltigung –, und nun gab es in der Betreuung der dementen Frau viele Situationen, die für sie selbst, aber auch für das Pflegeteam enorm herausfordernd waren. Der Altenpflegeschüler verzweifelte vor allem mit einer bestimmten Situation.

> „Und da gab es eine Situation mit einem jungen Altenpflegeschüler, der immer total an seine Grenzen kam, wenn er ihr die Fußstützen an den Rollstuhl machen wollte, weil er dann ja da unten bei ihr herumfummelte und sie die Situation nicht verstanden hat und er immer ins Erklären kam, ins Erklären und ins Erklären."

Simone Plechinger kannte die alte, demente Dame aus der Musiktherapie und hatte in diesem Kontext von der Frau einen ganz anderen Eindruck und zu ihr auch einen anderen Zugang gefunden.

> „Ich wusste, dass ich in der Musiktherapie da eine ganz andere Person vor mir hatte, weil all das, was sie sonst so belastet hat, was sie eingeholt hat, was sie überschwemmt hat an Erinnerung, hat in der Musik eine Form gekriegt, hat seinen Platz gekriegt. Sie ist oft ganz gestärkt aus diesen Momenten rausgegangen, wenn ich mich mit der Musik auf sie eingelassen habe. In der Musik hatte alles Platz, auch ihre Wut, ihre Tränen, alles hatte seinen Platz."

Simone Plechinger hört von der Herausforderung des Altenpflegeschülers und überlegt, ob Musik nicht auch die Situation mit den Fußstützen verändern könnte. Aus ihrer Sicht finden zu viele Erklärungen auf kognitiver Ebene statt, die die demente Dame nicht mehr erfassen kann und bei ihr vor allem Stress auslösen. Sie empfiehlt dem Auszubildenden, in der Situation daher gezielt ein Lied einzusetzen.

> „Dann hat er gesagt, er wisse überhaupt nicht, wie das gehen soll, und ich habe dann gesagt: Du, mit dem simplen Lied ‚Zeigt her Eure Füße, zeigt her Eure Schuh', mit diesem Kinderlied könnte das funktionieren. Dass sie einfach nur die Füße ausstreckt, weil das reicht ja schon, und du kannst die Fußstützen unten dranmachen."

Simone Plechinger ist nicht sicher, ob der junge Auszubildende den Mut aufbringen wird, ihre empfohlene Intervention auch in die Tat umzusetzen.

Doch er muss wohl so verzweifelt gewesen sein mit der Situation, dass er die Idee tatsächlich ausprobierte. Eine Woche später begegnet Simone Plechinger dem jungen Kollegen wieder.

„Er kam auf mich zu und meinte aufgeregt: ‚Simone, Simone, ich habe das ausprobiert, ich habe das ausprobiert, und weißt du was passiert ist? Wir haben so viel miteinander gelacht.' Der junge Altenpflegeschüler hat wirklich beim Dranstecken der Fußstützen gesungen ‚Zeigt her Eure Füße, zeigt her Eure Schuh', und dann hat die alte Dame einfach die Füße ausgestreckt, und er hat im Takt dann diese Stützen angesteckt, und sie hat dann nur die Füße wieder abgestellt und gelacht."

Wie sehr sich Simone Plechinger über die Begeisterung des jungen Pflegers und seinen Erfolg bei der alten Dame freut und wie viel ihr Musik als Weg zum alten Menschen bedeutet, ist auch im Interview spürbar.

„Also wo man so gar nicht an den traumatischen Erlebnissen der Bewohnerinnen rührt, sondern wo man einfach drauf vertraut, dass die Musik andere Wege im Gehirn vernetzt. Es war sehr schön anzusehen, dass sich das auf den jungen Pfleger übertragen hat."

Aber auch selbst erlebt Simone Plechinger magische Momente in ihrer Arbeit und betont, dass solche Momente meist ganz überraschend geschehen würden, oft in Situationen, in denen sie diese nicht erwarten würde.

Sie erzählt mir zur Verdeutlichung die Geschichte einer musikalischen Begegnung der besonderen Art. Simone Plechinger besuchte regelmäßig eine alte Dame mit Demenz und spielte ihr am Klavier vor, weil diese selbst früher Klavier gespielt hatte. Frau Plechinger beobachtete, wie die demente Frau, die schon wochenlang nicht mehr gesprochen hatte, oft mit einer Art Gürtel in der Hand durch die Wohnung lief, und brachte dieses Verhalten in Verbindung mit dem früheren Leben der Frau.

„Sie war ja eine sehr, sehr gute Reiterin gewesen, Dressurreiterin, und da habe ich mir immer gedacht, ja das müssen Zügel sein."

Also kommt Simone Plechinger auf die Idee, sich ans Klavier zu setzen und das Lied „Es hängt ein Pferdehalfter an der Wand" zu spielen, dabei improvisiert sie, verändert und personalisiert den Text. Die Frau reagiert sofort.

„Sie war ja schon sehr gangunsicher, kam da aber sofort in ein besseres Laufen, lief auf mich zu und setzte sich zu mir auf die Klavierbank. Sie hatte diese

Zügel in der Hand und fing sofort an im Takt der Musik zu reiten, wie man
das beim Leichttrab macht."

Frau Plechinger sitzt am Klavier und spielt das Reiterlied, baut Sätze ein wie
„Du warst immer eine gute Reiterin" oder *„Du weißt doch, wie das geht mit
dem Leichttrab"* und spielt das improvisierte Lied immer und immer wieder.

> „Ich habe das Lied ganz oft gespielt, immer wieder von vorne und wieder von
> vorne. Sie wandte sich mir dann auch mit dem Körper zu, rückte mir auf der
> Bank immer näher, und ich sang und sang, und dann kam sie eben in die-
> sen Leichttrab rein, und plötzlich sagt sie zu mir: Warte mal, drück das Pedal,
> dann klingt es noch gefühlvoller."

Wie sehr Simone Plechinger dieser magische Moment in der Begegnung mit
der ehemaligen Dressurreiterin damals bewegte, schildert sie abschließend
mit viel Emotion.

> „Dass sie das auch so erlebt, dass sie diese Musik auch so erlebt und dass sie
> das plötzlich auch verbalisieren konnte, wo sie wochenlang vorher nicht mehr
> mit mir geredet hatte. Das war ein Wahnsinnsmoment."

Im Leben von Simone Plechinger als Musiktherapeutin finden magische
Momente häufig statt, besonders oft erlebt sie diese besonderen Augenblicke
im Kontext von Palliative Care. Frau Plechinger begründet das damit, dass
bei diesen Menschen die Zeit begrenzt ist und oft nur wenige Begegnungen
stattfinden. In Begegnungen mit Menschen am Lebensende kann man
sich Small Talk und Floskeln sparen, aus ihrer Sicht ist man *„einfach sofort
mittendrin"*, und die Momente sind *„sehr dicht und ganz, ganz greifbar"*.
   Simone Plechinger bringt als Beispiel ein erst kürzlich statt-
gefundenes Erlebnis mit einem jungen Mann aus Syrien. Er war um die
20, hatte als Flüchtling in Deutschland Heimat gesucht und war wohl
vor der Flucht bereits krank gewesen. In Deutschland verschlechterte
sich sein Gesundheitszustand. Simone Plechinger traf den todkranken
Mann im Hospiz.
   Sie kennt keine Lieder aus seiner Kindheit oder aus seinem Land. Also
improvisiert sie und singt Lieder in der Art seines Landes. Dann hören sie
einige Zeit gemeinsam Musik vom Smartphone des jungen Mannes, und
danach will er lange Zeit gar keine Musik mehr hören, und Simone Plechinger schweigt mit dem jungen Mann.

„Da bin ich oft bei ihm gesessen und habe seine Hand gehalten, so wollte er das, und dann bin ich wieder gegangen. Ganz in Stille. Auch Stille kann ja oftmals besondere Momente machen."

Doch eines Tages, Simone Plechinger hatte ihre Gitarre vor der Tür abgelegt, weil sie dachte, diese ohnehin wieder nicht zu brauchen, fragt der junge Mann nach der Gitarre und bittet sie, das Instrument sofort zu holen.

„Er war da schon sehr schwach und lag im Bett. Als ich mit meiner Gitarre reinkam, sagte er zu mir: Sing mir ein deutsches Wiegenlied. Und ich fragte: Ein deutsches? Und er sagte: Ja, ein deutsches."

Also singt Simone Plechinger für den jungen Mann, der kein Wort Deutsch spricht, das Lied *„Der Mond ist aufgegangen"*. Als er fragt, ob er die Musiktherapeutin beim Singen des Liedes mit dem Handy filmen darf, stimmt sie zu und singt weiter. Welche Wirkung das Lied auf den jungen Mann hatte, davon berichtet er ihr später.

„Da war es dann so, dass er nachher gesagt hat, dieser Song hätte ihm Heimatgefühle gegeben, und jetzt hätte er sich wirklich sicher gefühlt."

Auch im Interview ist Simone Plechinger noch vom Wunsch des jungen Mannes und der Wirkung ihres Singens bewegt. Sie meint, sie selbst wäre nie auf die Idee gekommen und es hätte sich um einen Moment gehandelt, *„wo man hinterher nicht mehr viel sagen muss"*. Sie sieht die Aussage des Mannes als Geschenk an sie. Zusammenfassend beschreibt sie noch einmal die erlebte Situation.

„Musik hat über Kulturgrenzen hinweg etwas Verbindendes, was das Gegenüber einfach versteht. In diesem Fall verstand der junge Syrer, ohne die Sprache direkt zu verstehen, wie viel Geborgenheit in dem Lied ‚Der Mond ist aufgegangen' steckt. (…) Irgendein Zauber steckt in der Musik einfach selber, den kann man nicht unbedingt begreifen und auch nicht immer beschreiben."

Sie erzählt mir im Gespräch, dass sie in ihrer palliativen Arbeit oft Menschen begleitet, wo Musik keine Rolle spielt, weil die Menschen spüren, dass ihnen das zu nah geht, es *„zu dicht wird"*. Aber oftmals könne sich das ein paar Tage vor ihrem Tod komplett ändern und plötzlich *„ist Musik einfach da, oder sie machen selbst eine"*. Darauf würde sie auch vertrauen, denn dann sei es stimmig.

Musik sieht Simone Plechinger als großen Schatz und als *„ein großes Gefäß"*. Musik sei das einzige Medium, welches eine Struktur vermitteln und gleichzeitig auch Räume öffne. Oft komme es in ihrer Arbeit zu Musik, mit der sie nie rechnen würde, vor allem bei den Improvisationen. Da würden Momente entstehen, die ließen sich nicht wiederholen, die wären einfach nur für den Augenblick.

Ein Beispiel dafür ist die Geschichte einer Frau, die Simone Plechinger auf der Palliativstation besuchte. Diese Frau hatte gerade Besuch von ihrem Mann und der Nichte. Also überlegten sie gemeinsam, welche Musik Simone Plechinger singen sollte. Patientin und Angehörige meinten dann, Lieder von den Beatles würden gut passen, weil die Beatles, das sei ja Musik aus ihrer Zeit. Also sang Simone Plechinger einen Beatles-Song nach dem anderen. Aber tief in ihr tönte eine Stimme.

> „Ich dachte zuerst: Ja, das passt schon für die Menschen da im Raum. Das ist die Musik, die verbindet die auch. Aber ich hatte das Gefühl, dass da immer noch etwas fehlt für die Dame im Bett. Ich habe mir gedacht: Irgendetwas erreicht sie noch nicht, dass es da noch etwas gibt, was noch tiefer geht und das da noch fehlt. Es war einfach ein Gefühl in dem Moment."

Dann verlassen Ehemann und Nichte das Zimmer, um eine Kaffee trinken zu gehen. Kaum schließt sich die Türe richtet die Frau im Bett an Simone Plechinger eine Frage.

> „Da fragt sie mich: Sag mal, kennst du ‚Heidschi Bumbeidschi'? Und da habe ich gesagt: Klar, das kenne ich."

Simone Plechinger singt jetzt, ganz für die Frau alleine, das Lied *„Heidschi Bumbeidschi"*, und die Frau öffnet sich.

> „Da erzählte sie mir, dass sie gerne eigene Kinder gehabt hätte, und in dem Lied ist es ja auch so, da wird ganz viel berührt, wo es um Tod und Sterben geht und wo ja auch dieser kleine Bub geholt wird, also all das, womit sie sich sicher noch einmal auseinandergesetzt hat, mit ihren Fehlgeburten und all diesen Dingen (…), und gleichzeitig hat sie ganz viel Trost daraus gezogen."

An dieses Beispiel anknüpfend, beschreibt Simone Plechinger noch einmal die Kraft der Musik und was für sie die Arbeit mit Musik ausmacht.

„So etwas geht mit nichts besser als mit Liedern. Lieder vermitteln Symbole, ohne dass du groß darüber reden musst. Das ist, glaube ich, die Magie dahinter. Der Schatz dahinter. Und dass auch jeder Mensch reininterpretieren kann in dem Moment, was er für sich selbst braucht."

3.5 Peter Christian Ebner – Altenseelsorger/ Österreich

„Es ist unglaublich schön, unglaublich intensiv und voller Sinn, mit alten Menschen zu arbeiten. Eine wirklich schöne Arbeit. Richtig lässig."

Kurzportrait

Peter Ebner arbeitet in einem österreichischen Seniorenwohnhaus als Seelsorger, daneben leitet er in diesem Haus auch den Chor der Bewohnerinnen und Bewohner.

Vor seiner Arbeit mit alten Menschen hat Peter Ebner Katholische Fachtheologie studiert, eine Ausbildung zur Erlebnispädagogik mit Schwerpunkt erlebnisorientierte Bibelarbeit absolviert, und war in der katholischen Männerarbeit, sowie als Religionspädagoge tätig. Derzeit absolviert er eine Ausbildung zum Altenseelsorger. Im Seniorenwohnhaus arbeitet er seit vier Jahren.

Auf Peter Ebner bin ich über einen Bericht im lokalen Fernsehen aufmerksam geworden. Es wurde ein kurzer Bericht gesendet über den Bewohnerchor des Seniorenwohnhauses, und der Leiter dieses Chors, Peter Ebner, stellte darin seine Arbeit vor. Ich war von diesem Fernsehbericht berührt, vor allem von der Begeisterung, mit der Peter Ebner über seine Arbeit mit den alten Menschen berichtete. Intuitiv dachte ich, dass dieser Mann in seiner Arbeit sicher auch magische Momente erlebe, und schrieb ihm eine Mail. Ich erzählte ihm von meinem Buchprojekt und fragte ihn, ob er magische Momente erleben würde und ob er mir welche für das Buch erzählen würde. Dazu schickte ich ihm zur Information meinen Interviewleitfaden. Kurz darauf kam die Antwort. Sehr gerne wolle er mir von seinen magischen Momenten erzählen.

Für das Gespräch besuchte ich Peter Ebner im Seniorenwohnhaus. Das Gespräch fand bei Kaffee und Lebkuchen an einem späten Nachmittag im Dezember statt.

Erzählung über magische Momente in der Arbeit mit alten Menschen

Peter Ebner hat für unser Gespräch zwei magische Momente aus seiner Arbeit mit alten Menschen mitgebracht. Eine Geschichte steht in Verbindung mit dem Chor des Seniorenwohnhauses, die andere mit seiner Arbeit als Seelsorger. Zuerst diskutieren wir, ob er mir nur eine Geschichte schildern soll oder doch alle beide. Dann entscheidet sich Peter Ebner aber dafür, mir alle mitgebrachten Erlebnisse zu erzählen.

Der erste magische Moment ist dem Seelsorger Peter Ebner am Anfang seiner Tätigkeit im Seniorenwohnhaus begegnet.

Nach dem im Seniorenwohnhaus üblicherweise eher frühen Abendessen saß er eines Tages in seinem Büro und arbeitete. Peter Ebner mag die abendliche Stimmung im Haus, wenn es langsam ruhiger wird und sich auch der Kontakt zu den Menschen anders als tagsüber gestaltet. Die Tür zu seinem Büro stand einen Spalt weit offen.

Um etwa sechs Uhr steht plötzlich eine alte Dame in der Tür. Die Frau ist ihm als großartige Sängerin bekannt, und auch vom Gang des Seniorenwohnhauses, diesen geht sie tagsüber ständig auf und ab. Sie hat eine fortgeschrittene Demenz. Nach einem Gespräch kann sie sich, bereits nach fünf Minuten, nicht mehr daran erinnern.

Die alte Dame steht also plötzlich in der Tür und fragt den Seelsorger, ob er einen Flaschenöffner habe. Sie erklärt, dass sie Besuch habe und gerne eine Flasche Wein öffnen würde. Peter Ebner gibt der alten Frau den Flaschenöffner, sie geht damit in ihre Wohnung, und er arbeitet weiter. Bis die Frau erneut in der Tür steht.

„Und dann kommt sie wieder und fragt, ob ich nicht mitkommen will mit ihr, ob ich nicht auch gerne ein Gläschen mit ihr trinken würde.“

Zuerst zögert Peter Ebner, denkt sich, Alkohol am Arbeitsplatz, das geht ja eigentlich gar nicht, und außerdem wollte er doch gerade nach Hause gehen. Doch dann nimmt er die Einladung der dementen Dame an, folgt ihr in die Wohnung, nimmt Platz und trinkt ein Glas Wein mit ihr.

„Es war richtig schön, sie war sehr charmant, ein wunderschöner Moment.“

Die alte Frau und der Seelsorger verbringen eine besondere Zeit, die Frau öffnet sich.

„Sie hat mir dann auch von ihrem Mann erzählt, von ihrer früheren Zeit. Es war im Moment einfach tief berührend.“

Irgendwann sieht die alte Frau, dass Peter Ebner einen Ehering trägt, und reagiert darauf.

> „Da sagte sie, sie finde es toll, dass ich den Ehering trage, und wurde zurückhaltender."

Als der Seelsorger erklärt, dass er sich jetzt auf den Weg machen wird, und aufsteht, meint sie beim Abschied: *Das nächste Mal nehmen Sie Ihre Frau mit.*"
Während mir Peter Ebner in unserem Gespräch von dieser Begegnung erzählt, trägt er ein Lächeln im Gesicht. Er fasst das Erlebnis noch einmal zusammen und nimmt dabei auch Bezug auf die Zeit danach.

> „Es war ein wunderschöner Augenblick, fast romantisch. Ja, es war ein romantischer Augenblick, den wir da miteinander verbracht haben. Am nächsten Tag war alles beim Alten. Für mich nicht. Aber sie hat nichts mehr davon gewusst."

Peter Ebner berichtet mir, dass er damals, als er diesen magischen Moment erlebte, noch ganz am Anfang seiner Arbeit im Seniorenwohnhaus stand. Er hatte noch keine Erfahrung in der Arbeit mit alten Menschen, vor allem nicht im Umgang mit dementen Menschen. Er hatte damals noch Sorge, wie es ihm wohl gehen würde in der Arbeit und ob er alles richtig machen würde. Der erlebte magische Moment mit der Dame, die ihn zum Gläschen Wein einlud, war für ihn nicht nur berührend, sondern auch erkenntnisreich.

> „Das war so ein schöner Augenblick, und es war das erste Mal, wo ich wirklich gesehen habe, dass man mit dementen Menschen in ihre Welt hineingehen kann. (...) Da habe ich beschlossen, ich gehe einfach mit in diese Welt und habe teil an ihrer Welt, nicht sie an meiner Welt. Ich folge ihnen in ihre Welt. Auch wenn ich nicht ganz genau weiß, wo der Mensch ist, aber ich bin dort. Und wenn ich für den Betroffenen der Kapellmeister bin am Bahnübergang, dann bin ich eben der Kapellmeister am Bahnübergang."

Der Kontakt zu der dementen Dame ist immer noch aufrecht, Peter Ebner besucht sie regelmäßig. Seine Beziehung zu der Frau heute und das Erlebnis mit dem magischen Moment damals, die Qualität dieses Momentes, bringt er abschließend noch einmal in Verbindung.

> „Die Dame wohnt nach wie vor hier. Ich geh manchmal kurz zu ihr, dann singen wir gemeinsam ein Lied. Sie hat mich nie wieder nach einem Flaschenöffner gefragt, oder ob ich mit ihr ein Gläschen trinke. Das war einfach ein Moment, der ist nicht wiederholbar. Ich glaube überhaupt, dass diese

magischen Momente nicht wiederholbar sind. Das sind dann vielleicht andere magische Momente, auch mit derselben Person. Aber dieser eine Moment, der ist nicht wiederholbar"

Als zweiten magischen Moment hat Peter Ebner eine Geschichte mitgebracht, die er in seiner Rolle als Leiter des Bewohnerchors erlebt hat.

Es geht um eine Dame, die viele Jahre schon in diesem Chor mitsingt, eine großartige Sängerin ist und deshalb für den Chor sehr wichtig ist. Diese Bewohnerin war in ihrem früheren Leben Finanzbeamtin, Peter Ebner beschreibt sie als sehr korrekte Frau und führt ihre regelmäßige Teilnahme an den Proben auf diese Korrektheit zurück.

Irgendwann verschlechterte sich die körperliche Situation der über 90-jährigen Frau abrupt, und sie blieb plötzlich dem Chor fern.

> „Ja, und dann ist sie plötzlich vom Chor weggeblieben. Ich habe selbst-
> verständlich nachgefragt, da lag sie im Krankenhaus. Als sie dann wieder
> im Seniorenwohnhaus war, habe ich sie in ihrer Wohnung besucht, und sie
> meinte, dass sie nicht mehr leben wolle."

Peter Ebner besucht mehrmals die Bewohnerin und versucht sie aufzu-muntern. Aber immer wieder erklärt sie, dass alles keinen Sinn mehr hätte und sie jetzt sterben möchte. Als sie ankündigt, sich das Leben nehmen zu wollen, wird sie für einige Zeit zur Behandlung einer Altersdepression in eine gerontopsychiatrische Klinik aufgenommen. Doch auch diese Therapie ändert nichts. Die Bewohnerin will weiterhin, obwohl es ihr körperlich betrachtet gar nicht so schlecht geht, im Bett bleiben und ihre Ruhe haben. Peter Ebner aber gibt nicht auf, er versucht sie weiter zum Chor zu motivieren. Doch erfolglos.

Eines Tages fasst er sich ein Herz.

> „Da habe ich gesagt: Frau A., ich brauche Sie im Chor. So wie ich mit dem
> Chor arbeite, da ist jeder Einzelne wertvoll mit seiner Stimme, mit seiner
> Anwesenheit. Jeder ist wichtig, jeder hat seinen Platz. Es geht nicht nur um
> die Stimmqualität, es geht darum, dass Sie wichtig sind, dass Sie einen Beitrag
> leisten in der Gemeinschaft."

Als er merkt, dass die alte Dame ihm aufmerksam zuhört, macht er weiter und erntet eine überraschende Reaktion.

> „Dann habe ich noch zu ihr gesagt: Suchen sie sich ein schönes Kleid und
> kommen sie morgen zum Chor. Und da deutete sie doch glatt zum Kleider-
> schrank und meinte: Suchen SIE sich ein Kleid aus."

Unter Lachen und mit einem strahlenden Gesicht erzählt Peter Ebner im Interview, dass er ein rotes Kleid wählte, weil er wusste, dass sie das besonders gerne trug. Dieses Kleid hängte er außen an den Schrank und verließ die Wohnung. Am nächsten Tag kam die alte Dame tatsächlich zum Chor.

> „Ja, und am nächsten Tag war sie dann wirklich da! Man hat gesehen, dass es ihr nicht so gutgeht. Aber sie ist eine halbe Stunde vorher schon dagesessen, in ihrem roten Kleid, und hat gewartet."

Es blieb nicht bei einem einmaligen Erscheinen. Zwar meinte die Bewohnerin noch einige Male, dass sie es nicht mehr schaffen würde. Trotzdem kam sie immer wieder. Erst kürzlich war sie bei einem öffentlichen Auftritt mit dabei. Mit ihrem roten Kleid!

Peter Ebner fasst im Interview die Magie dieses Moments und seine Bedeutung für ihn und seine Arbeit zusammen.

> „Nach dieser Chorprobe habe ich gemerkt: Ja, da ist etwas gelungen. Und wenn es vielleicht nur jetzt war. Aber da ist etwas gelungen."

Im weiteren Interview erzählt er mir, dass er immer versucht, sein Bestes zu geben, dass es ihm wichtig ist, sich einzulassen. Oft gibt es viel zu lachen im Chor, aber manchmal ist es auch sehr anstrengend. Musik eröffnet den Zugang zu Erinnerungen, und diese sind nicht nur positiv, auch Traurigkeit kommt hoch in den Menschen, etwa wenn es in Richtung Weihnachten geht. Da fließen schon auch die Tränen, erzählt Peter Ebner und führt aus, dass er dann oft sehr gefordert ist, die Sänger und Sängerinnen mit positivem Gefühl aus der Chorprobe zu entlassen. Er kennt emotionale und besondere Augenblicke in seiner Arbeit, begegnet ihnen immer wieder. Diese eine Chorprobe aber, zu der die alte Dame nach der langen Krankheitsphase erschien, in ihrem roten Kleid, war für ihn etwas Besonderes.

> „Ja, diese Stunde, das hat mich einfach sehr berührt. Es ist irgendwie nichts Großartiges, aber ich war irre berührt. Ich war stolz, dass da was gelungen ist."

Dass ihn und diese Bewohnerin viel verbindet, zeigt sich auch an einem anderen Detail, von dem Peter Ebner mir erzählt. Die alte Frau hat in ihrer Wohnung viele Fotos aufgehängt. Ein Foto zeigt die alte Dame und Peter Ebner beim Tanzen am Faschingsball. Als er das Foto an der Wand sieht, ist er überrascht.

„Ich habe sie gefragt: Haben Sie dieses Foto aufgehängt? Und sie meinte dann: Ja, das habe ich aufgehängt, denn das war mein letzter Tanz."

Am Ende unseres gemeinsamen Gespräches wirkte der Seelsorger und Chorleiter Peter Ebner sehr nachdenklich, aber auch zufrieden. Ich hatte den Eindruck, dass die Erzählungen der magischen Momente ihn noch einmal bereichert haben und ihm bewusst machten, wie intensiv seine Arbeit manchmal ist.

So wunderte es mich nicht, als Peter Ebner ein sehr persönliches Resümee zu seinem Blick auf alte Menschen und seiner Arbeit zog.

„Ich habe vorher nicht gewusst, dass alte Menschen schön sind. Das habe ich erst durch meine Arbeit mit alten Menschen erkannt. Wie vielfältig und schön alte Menschen sind, Frauen wie Männer. Und oft je mehr Falten umso schöner."

„Du veränderst einfach deinen Blick, deine Perspektiven. Diese medial kommunizierten Bilder von Schönheit (…), in Wirklichkeit ist es ganz anders. Das ist aber erst, wenn du ihnen nahekommst. Da sieht man die Schönheit der Vielfalt, wenn sich die Lebenserfahrung im Körper und Gesicht ausdrückt. Arbeit mit alten Menschen verändert dich."

3.6 Yvonne Falckner – examinierte Krankenschwester/Deutschland

„Je magischer es wird auf einer Station, je mehr Leben stattfindet, je mehr Leben durch emotionelle Krisenbegleitung oder durch ganz normalen Alltag möglich gemacht wird, umso billiger wird letztendlich Pflege."

Kurzportrait

Yvonne Falckner, examinierte Krankenschwester, hat ihre Ausbildung in einer Psychiatrie absolviert und 1995 abgeschlossen. Sie ist in der Pflege selbst tätig, in wechselnden Aufgabenfeldern und Positionen. Außerdem ist sie Dozentin für Pflege und Soziales und Initiatorin der Veranstaltungsreihe CareSlam, bei der Pflegepersonen vor Publikum und mit viel Kreativität über ihre Arbeit und ihre Arbeitsbedingungen erzählen.

Ich kenne Yvonne Falckner seit einigen Jahren, allerdings ausschließlich virtuell. Wir waren schon in Kontakt, als ich mein erstes Buch geschrieben habe, und sie gab mir damals den wertvollen Hinweis darauf, dass wir in der Pflege immer am „Unsichtbaren" arbeiten. Quasi als Fortführung zu unseren Gesprächen damals habe ich sie gefragt, ob sie mir auch für dieses Buch als Interviewpartnerin zur Verfügung steht. Ich habe mich sehr gefreut, als sie zusagte.

Da Yvonne Falckner in Berlin lebt und wirkt, war ein persönliches Treffen aus Zeitgründen nicht möglich. Das Interview fand an einem sommerlichen Nachmittag via Skype statt.

Erzählungen über magische Momente in der Arbeit als examinierte Krankenschwester

Yvonne Falckner, die lange Zeit in der psychiatrischen Pflegearbeit tätig war, wollte mir aus Gründen der Verschwiegenheitspflicht ausschließlich magische Momente erzählen, die schon lange Zeit zurückliegen. Sie betonte im Gespräch aber, auch heute noch viele magische Momente zu erleben. Für das Gespräch mit mir kramte sie vor allem in den Erinnerungen aus der Zeit gerontopsychiatrischer Arbeit. Sie entschied sich für insgesamt drei magische Erlebnisse.

In ihrer ersten Geschichte war Yvonne Falckner eine blutjunge Krankenpflegeschülerin bei ihrem ersten Praktikumseinsatz auf einer gerontopsychiatrischen Station. Sie lernte dort Frau O. kennen, eine alte Dame, geboren vor dem Jahr 1895.

> „Da waren ja noch viele Menschen auf diesen Stationen, die zwei Kriege mitbekommen haben, also den Ersten und den Zweiten Weltkrieg. Und es gab da eine Frau O., die lief immer mit einem Kuscheltier über die Station, einem alten Teddy, und sie wollte immer nur französisch angesprochen werden, weil sie konnte das Berlinerische nicht leiden, das fand sie primitiv. Sie war eine höhere Tochter gewesen."

Yvonne Falckner baute zu der alten Dame langsam eine Beziehung auf. Immer wieder hat sie kleine französische Sätze in ihre gemeinsamen Gespräche eingeflochten, und so kam sie nach und nach mit Frau O. gut in Kontakt. Eines Tages erhielt Yvonne Falckner von einer Tante, die ein Strumpfwarengeschäft auflösen musste, einen Sack voll Strumpfhosen. Weil es auf der gerontopsychiatrischen Station eine Kleiderkammer gab, aus der die Patientinnen mit Kleidung versorgt wurden, nahm sie die Strumpfhosen kurzerhand auf die Station mit. Eine dieser Strumpfhosen ging direkt an Frau O.

„Ich habe Frau O. eine Strumpfhose geschenkt, mit einer Naht hinten. Und ich werde es nie vergessen, sie schaute mich an und meinte: Mädchen, Mädchen auf welchem Schwarzmarkt warst du unterwegs? Jetzt muss ich endlich nicht mehr die Naht nachzeichnen. Und dann kam sie auf mich zu und fing an mit mir zu tanzen."

Yvonne Falckner wird von dem magischen Moment überrascht. Eigentlich hatte sie sich gar nichts dabei gedacht, sie wollte einfach nur diese Strumpfhosen auf die Station bringen. Der Tanz mit der alten Frau entführt sie in eine andere Zeit.

„Plötzlich war ich irgendwie nicht mehr auf der psychiatrischen Station mit dieser Frau. Ich weiß noch, als sie anfing, mit mir zu tanzen, ich hatte das Gefühl, wir sind wirklich in so einem Tanzsaal gelandet. Also auch für mich hatte sich die Vorstellung verändert, und ich war plötzlich in ihrer Geschichte, in ihrer Jugend, in ihrer Freude, als sie eine junge Frau war."

Yvonne Falckner erzählt, dass sie in dem Augenblick sehr viel verstanden hätte und der Moment sie nachhaltig geprägt hat. Sie meint Frau O. hätte ihr das „Unsichtbare" in der Pflege gezeigt.

„Sie hat mich eingeladen, schau doch mal! Ich konnte ja nur mit meinen eigenen Augen sehen, aber sie hat mir ganz viel gezeigt, ich habe etwas gesehen, für sie war das natürlich viel realer, sie hat es ja irgendwann erlebt, aber sie hat mir etwas aus ihrem Leben gezeigt, sie hat mir für etwas Unsichtbares die Augen geöffnet."

Magische Momente beschreibt Yvonne Falckner als Erlebnisse und Begegnungen, aus denen sie etwas lernt und für sich selbst mitnimmt. Frau O. stand am Anfang ihres Berufslebens und wirkt doch in Yvonne Falckner bis heute weiter.

„Das war so ein schöner Moment. Ich habe so viel verstanden in diesem Augenblick. Ich war ja erst 17 Jahre alt, und sie war sehr, sehr alt. Ich habe verstanden, dass es wichtig ist, sich mit Geschichte auseinanderzusetzen, um verstehen zu können, in welchen Dimensionen ein Mensch jetzt gerade unterwegs ist."
„Sie hat mir gezeigt, dass ich auch biographische Arbeit immer nur im Kontext von Geschichte denken kann. Ohne Bewertung an bestimmte Dinge ranzugehen, die mir vielleicht nicht passen. Das hat sich da halt geöffnet in diesem Moment. Da denke ich oft dran."

Welch großen Einfluss Frau O. auf Yvonne Falckner und ihren Blick als Pflegekraft hatte, bringt sie mit einem abschließenden Satz auf den Punkt.

> „Sie hat mich sehr geprägt, und ich muss sehr oft an sie denken. Frau O. ist so eine Person, die in mir geblieben ist."

Einen ebenfalls lange zurückliegenden magischen Moment hatte Yvonne Falckner mit einer Dame, die *„den Frühling an den Füßen hatte".* Die Patientin einer gerontopsychiatrischen Station hatte eine sehr seltene Form der Alterspsychose, eine Art Märchenpsychose.

> „Sie hatte eine Feenwahrnehmung, also sie war eine Fee, die den Frühling an den Füßen hat. Diese Frau hat immer auf der Station mit den Füßen gewackelt, denn wenn sie die Füße bewegt hat, sind die Blumen überall aus ihren Füßen gesprungen und waren dann praktisch auf der Station. Die hat dann natürlich nur die alte Dame gesehen."

Bei einem Spaziergang mit der alten Dame kam es zu dem besonderen Moment.

> „Da fing sie halt wieder an damit, dass sie die Blumen verteilen muss mit den Füßen. Irgendwann standen wir an einem Platz, wo kleine Krokusse rauswuchsen aus dem Boden. Da fing sie dann an, richtig toll den Frühling zu verteilen, und dabei rief sie immer: Sehen Sie es denn nicht? Da sieht man es doch jetzt!"

Als die junge Pflegekraft der alten Dame versichert, dass sie auch die Blumen sehen würde, entspannt sich die Frau spürbar. Bis heute denkt Yvonne Falckner bei Blumenwiesen an diese besondere Patientin.

> „Das war so schön. Und im Frühling sehe ich heute noch die Frühlingswiese und weiß, es kann sein, dass hier jemand langgelaufen ist, der den Frühling hierhergebracht hat."

Der dritte magische Moment, den Frau Falckner mitgebracht hat ins Interview, spielt in Schweden, wo sie einige Zeit im Bereich Gerontopsychiatrie gearbeitet hat. Eines Tages begegnete ihr eine ältere Frau in einem gelben Kleid.

> „Sie kam auf mich zu in ihrem gelben Kleid und fragte: Wissen Sie denn nicht, wer ich bin? Und ich sagte: Nein, das weiß ich nicht. Weil ich sie ja nicht kannte. Ich dachte, ich muss jetzt sagen Frau Johannson oder so".

Doch die Dame gibt nicht auf und fragt weiter.

„Sie schaute mich an und meinte: Das erkennen Sie nicht einmal an meinem Kleid? Und ich sagte: Nein, ich weiß nicht, wer sie sind. Dann meinte sie: Das kann ja wohl nicht sein, dass Sie nicht wissen, dass ich Königin Silvia bin."

Und wieder erklärt mir Yvonne Falckner, dass der erzählte magische Moment ein Augenblick des Lernens war.

„Das war für mich auch ein magischer Moment, weil ich damals begriffen habe: Du musst immer die Kultur mitdenken, die Kultur, wo der Mensch geboren ist, und berücksichtigen, dass diese Kultur auch im Alltag wichtig ist für die Menschen."

Was genau sie mit dem Einbinden von Kultur meint, erklärt Yvonne Falckner mir abschließend mit einem weiteren Ereignis aus ihrer Zeit in Schweden. Sie bezeichnet dieses Erlebnis nicht direkt als magisch, aber als einen Moment mit hohem Lerneffekt, weil sie daraus mitnahm, dass Alltagskultur Heimat vermittelt und sich eben von Land zu Land unterscheidet. Auch in der Pflegearbeit.

„Ich war in Schweden mit meinen Patienten in der Sauna. Hätte ich das in Berlin gemacht, hätten sie gesagt: Yvonne ist distanzlos oder Yvonne hat einen Knall. Ich hatte da auch einen Konflikt zu bewältigen zu diesem Zeitpunkt mit meinem Über-Ich, aber dann habe ich mich drauf eingelassen, weil wir sind alle da in die Sauna gegangen. Auch der Psychiater. Hat halt mit der Kultur zu tun. Ich habe da echt viel gelernt in diesem Moment, weil da passierte Alltag. Sauna gehört in Schweden eben zur Alltagskultur."

3.7   Renate Pühringer – diplomierte Gesundheits- und Krankenpflegerin/ Österreich

„Man darf als Pflegeperson zeigen, dass man selber Mensch ist. Berührung darf einfach sein."

Kurzportrait

Renate Pühringer hat im Jahr 1995 ihr Diplom zur allgemeinen Gesundheits- und Krankenpflege erhalten. Danach war sie zuerst eineinhalb Jahre im Krankenhaus tätig und anschließend neun Jahre im Bereich Altenpflege, in unterschiedlichen Seniorenheimen.

Seit knapp zwei Jahren arbeitet sie nun im Akutbereich, in einem Krankenhaus, auf einer neurologischen Station. Renate Pühringer betrachtet ihre Erfahrungen aus der Altenpflege als wesentlich für ihre berufliche Haltung und ihr Verständnis von pflegerischer Arbeit. Ob es der Umgang mit alten Menschen ist, die Einbindung von Angehörigen oder das Mitdenken der Versorgung der Patienten zu Hause – von ihrer Arbeit in der Altenpflege profitiert sie bis heute.

Renate Pühringer und ich kennen uns von einer Online-Plattform für Pflegepersonen. Auf einer Tagung haben wir uns vor einigen Jahren dann auch persönlich kennengelernt. Wir schätzen uns sehr und sind seitdem immer in Kontakt geblieben. Da ich Renate Pühringer als leidenschaftliche Altenpflegerin in Erinnerung hatte, erzählte ich ihr von meinem Buchprojekt zu magischen Momenten in der Arbeit mit alten Menschen. Auf meine Frage, ob sie mir auch einen dieser Momente erzählen würde, stimmte sie zu.

Für unser Gespräch reiste Renate Pühringer an einem Samstag im Dezember sogar in meine Stadt. Das Interview fand bei mir zu Hause statt. Nach dem Interview bummelten wir noch über den Weihnachtsmarkt und diskutierten dabei über Altenpflege.

Erzählung über magische Momente in der Arbeit mit alten Menschen
Die diplomierte Gesundheits- und Krankenpflegerin Renate Pühringer hat mir in unserem Gespräch magische Momente aus ihrer Zeit in der stationären Altenpflege anvertraut, insgesamt handelt es sich um berührende Momente mit zwei Frauen.

Beim ersten magischen Moment geht es um eine alte demente Dame, es geht aber auch um die Übernahme von Verantwortung, um Kompetenz und um Fürsorge.

Renate Pühringer hatte gerade erst begonnen, in einem Pflegeheim für Menschen mit Demenz zu arbeiten. Ihren ersten Eindruck von der Dame, die sie dort kennenlernt, ihr erstes Gefühl beim In-Kontakt-Treten mit der Bewohnerin beschreibt sie im Interview mit folgenden Worten:

„Sie war mir von Anfang an irgendwie sympathisch, obwohl sie sehr abweisend war und sehr in sich gekehrt, und mitunter war sie auch sehr ruppig.“

Renate Pühringer beobachtet von ihrem Büroplatz aus über mehrere Tage, wie die alte Dame den langen Gang der Station immer wieder und immer wieder mit dem Rollator auf und ab spaziert. Dazwischen betritt sie das

Stationsbüro, nimmt auf einem Stuhl Platz, ruht sich kurz aus, bevor sie ihre bedächtige Wanderung erneut aufnimmt. Die diplomierte Pflegekraft beobachtet dabei, wie die demente Frau häufig mit dem Rollator an Möbelstücken, an anderen Gehbehelfen und auch an Bewohnern anstößt. Unruhe und Unmut entstehen, sich belästigt fühlende Bewohner beschweren sich, die alte Dame wird laut, ist voller Zorn, es kommt wiederholt zu Streit.

> „Sie hatte dann immer wieder so Momente, wo sie ganz rot geworden ist vor lauter Zorn, und ich habe nicht gewusst, was das eigentlich ist, weil ich habe sie nicht so eingeschätzt, dass sie jähzornig gewesen wäre."

Die diplomierte Pflegerin versucht zu verstehen. Warum stößt die Bewohnerin beim Gehen ständig an gut sichtbaren Gegenständen oder Personen an? Nach einiger Zeit entwickelt Renate Pühringer eine Vermutung. Könnte die Bewohnerin vielleicht Probleme mit dem Sehen haben? Die engagierte Pflegerin überlegt, für die alte Dame einen Besuch beim Augenarzt zu veranlassen. Doch da sind auch Bedenken.

> „Nachdem sie aber so schwer dement war und überhaupt nicht beschreiben konnte, was sie sieht oder auch nicht sieht, war es schwierig zu verantworten, sie aus dem gewohnten Umfeld herauszuholen. Wir mussten dann Einiges vorbereiten und überlegen, etwa, ob jemand mit ihr mitfährt, was wir tun können, damit sie dort nicht noch mehr desorientiert wird oder sich gar überfordert fühlt."

Endlich kann ein Augenarzt gefunden werden, der zusichert, die demente Frau auf schonende Weise zu untersuchen. Und tatsächlich, er diagnostiziert einen ausgeprägten Grauen Star an beiden Augen. Vermutlich kann die Bewohnerin nicht einmal mehr Gesichter erkennen.

Nun stand die nächste Frage vor der Tür. Soll man der schwer dementen Frau die Operation des Grauen Stars ermöglichen? Oder wäre das eine Zumutung? Würde sich die psychische Situation der Frau vielleicht massiv verschlechtern? Renate Pühringer schilderte im Interview, wie es zur Entscheidung in dieser Frage kam.

> „Die Verantwortung ist dann plötzlich ganz bei mir gelegen. Der Sachwalter wollte sich dazu nicht äußern. Der Hausarzt meinte, ihm sei es egal, wir sollten tun, wie wir meinten. Dann habe ich also entschieden, ja, wir machen das."

Renate Pühringer und das Pflegeteam bereiten die Schritte vonseiten des Pflegeheims penibel vor. Sie vereinbaren einen Operationstermin, informieren das Krankenhaus darüber, dass die demente Frau rund um die Operation viel Betreuung braucht, organisieren die rasche Rückkehr der Dame in die gewohnte Umgebung nach absolvierter Operation.

Die Operation gelingt. Nach einigem Abstand wird auch die zweite Star-Operation durchgeführt. Danach ist längere Zeit unklar, ob die beiden operativen Eingriffe tatsächlich zu Verbesserungen der Sehleistung geführt haben. Bis die alte Frau eines Tages wieder einmal im Büro Rast macht.

> „Jedenfalls ist sie dann eines Tages wieder in meinem Büro gesessen. Vor dem Fenster meines Büros waren Bäume. Die alte Dame sitzt also da, schaut aus dem Fenster und sagt plötzlich: Schwester, da draußen, im Baum, läuft ein Eichhörnchen herum. Da habe ich gewusst, sie konnte nicht sagen, ich sehe jetzt wieder besser. Aber sie konnte mir von dem Eichhörnchen erzählen."

Endlich weiß die engagierte Gesundheits- und Krankenpflegerin, dass ihre Entscheidung richtig und die Operation erfolgreich war. Im Interview schildert Renate Pühringer, erneut berührt, warum der Moment für sie magisch war.

> „Da wusste ich, die Entscheidungen, die ich da getroffen habe, waren alle richtig. Da kommen mir sogar jetzt noch die Tränen, wenn ich dran denke, weil das so ein schöner Moment war. Man hat ja so viel Verantwortung für diese Menschen!"

Die Beziehung zwischen Renate Pühringer und dieser dementen Bewohnerin entwickelt sich danach weiter. Die alte Frau besucht weiterhin regelmäßig ihre Pflegerin im Büro, ruht sich aus, bestaunt die Bäume vorm Fenster, stellt Fragen zur Arbeit der Pflegekraft. Renate Pühringer genießt die Besuche der alten Dame.

> „Manchmal ist sie dann einfach an meinem Schreitisch eingeschlafen. Da habe ich halt meine Telefonate auf später verschoben und darauf geachtet, dass ich möglichst leise bin."

Eines Tages, die alte Dame war wieder einmal bei ihr im Dienstzimmer eingeschlafen, klingelt Renate Pühringers privates Mobiltelefon. Sie hatte vergessen, dieses vor ihrem Dienstantritt auszuschalten. Als sie den Anruf annimmt, wacht die Bewohnerin auf und hört damit ein Telefongespräch mit, in welchem die Krankenpflegerin eine schockierende Nachricht erhält.

„Ich habe in dem Moment erfahren, dass ein Bekannter von mir Selbstmord
verübt hat, und war dementsprechend fassungslos. Ich konnte mich dann
aber in meine Betroffenheit gar nicht so reinfallen lassen, weil ich mir gedacht
habe, ich kann ja diese demente Dame damit jetzt nicht belasten, das geht einfach nicht."

Renate Pühringer kontrolliert ihre Gefühle. Mehr noch, sie ist froh, dass die
alte Dame neben ihr sitzt und sie deshalb ihren aufflammenden Gefühlen
im Moment nicht freien Lauf lassen kann. Außerdem könnte sie an der
Situation ohnehin nichts ändern. Als sie das Telefonat beendet, bleibt die
Bewohnerin bei ihrer Pflegerin und lässt diese nicht aus den Augen.

„Die Bewohnerin hat mich dann die ganze Zeit fragend angeschaut, und
irgendwann habe ich gesagt: Frau H., jetzt habe ich grad erfahren, dass sich
ein Freund umgebracht hat. Und da meinte die Dame doch glatt: Gell, und
jetzt sind sie froh, dass ich bei Ihnen war."

Im Interview kommen Renate Pühringer an dieser Stelle, Jahre nach dem
Erlebnis, die Tränen. Es ist eine Mischung zwischen Lachen und Wei-
nen. Sie reflektiert das Erlebnis von damals noch einmal und bringt die
Besonderheit dieser Begegnung für sich auf den Punkt.

„Da habe ich mir gedacht, das ist so lieb! Eigentlich müsste ich ja schauen,
wie reagiere ich, damit mir die demente Dame jetzt nicht irgendwie
dekompensiert. Und dann sagt sie mir, sie hat mir geholfen, diese Situation zu
überstehen. Und irgendwie hat das ja sogar gestimmt."

Renate Pühringer schließt ihre Erinnerungen an diese Bewohnerin mit der
Erklärung ab, was sie mit der alten Dame heute noch verbindet und wie sie
als Pflegeperson damals die Beziehung zu der Frau gefördert hat.

„An diese Dame denke ich heute noch manchmal. Was mich mit ihr verbunden hat, waren die gemeinsamen Erlebnisse. Aber es war auch ihr Wesen,
welches ich so interessant gefunden habe, die Stärke, die sie hatte, obwohl so
dement war. Sie hat einen Schmäh gehabt."
„Ich hatte im Büro immer eine Tafel Schokolade, und wenn sie zu mir
ins Dienstzimmer gekommen ist, habe ich ihr eine Schokolade gegeben. Da
konnte sie sich nie daran erinnern, aber sie hat immer irgendwie gewusst, dort
gibt es etwas, da ist etwas angenehm, und deshalb kam sie immer. Das habe
ich dann auch genossen. Aber warum ist einem ein Mensch sympathisch? Das
kann man ja gar nicht so benennen. Ich habe sie einfach gemocht."

Den zweiten ins Interview mitgebrachten magischen Moment erlebte Renate Pühringer mit einer Bewohnerin, die im Pflegeheim einen schlechten Ruf genießt. Noch bevor die Pflegerin diese Bewohnerin kennenlernt, hört sie die Klagen der Pflegekolleginnen. Es wird erzählt, die alte Dame wäre die anstrengendste Bewohnerin auf der Station. Sie würde das Personal gegeneinander ausspielen, ein richtiges Kommando führen bei der Pflege, und sie hat eine Wunde am Bein, ein Ulcus, welches einfach nicht verheilen will. Das Pflegepersonal kann die alte Frau nicht leiden, und jeden Tag gibt es Diskussionen, wer die Pflege dieser Frau heute übernehmen soll. Die Geschichten der Kolleginnen wirken noch vor der ersten Begegnung auf Renate Pühringer.

„Ich bin also schon mit Vorbehalten zu ihr reingegangen. Das ist natürlich gar nicht gut, aber ich lasse mich halt auch bis zu einem gewissen Ausmaß beeinflussen von anderen. Ich habe Angst vor ihr gehabt, weil sie ja bei der Pflege so ein strenges Regiment geführt hat. Ich habe mir gedacht, diese ganzen Vorschriften, die sie da macht, da weiß ich nicht, wie ich das hinbekommen soll."

Renate Pühringer kommt in der Begegnung mit der resoluten Frau zu einem anderen Ergebnis als ihre Kolleginnen. Sie entdeckt eine spannende und starke Frau, die sich nichts gefallen lässt.

„Ich bin dann drauf gekommen, dass sie im Leben eine extrem starke Frau gewesen ist, und sie war es im Alter auch noch. Und diese Stärke, das habe ich ja öfters festgestellt, halten dann manche Pflegekräfte nicht aus, sie wollen diese Menschen irgendwie systemkonform machen. Aber diese Frau hat sich nicht systemkonform machen lassen."

Renate Pühringer beschließt, einen Weg zu finden, mit der unangepassten Bewohnerin anders umzugehen und eine Beziehung zu ihr aufzubauen. Sie entdeckt dabei eine spannende Persönlichkeit.

„Ich habe dann versucht, hinter ihre Fassade zu blicken, hinter diese strenge Fassade, und habe dann eine ganz andere Frau kennengelernt."
„Sie war intellektuell so gut drauf, eine wirklich interessante Frau. Sie hat über ihre Gefühle geredet, von ihrer Verwandtschaft erzählt und mir dabei auch berichtet, dass sie den Verwandten immer sagt, es würde ihr gutgehen, weil die Schwiegertochter hatte einmal einen Selbstmordversuch gemacht, und sie wollte niemanden belasten."
„Außerdem hätte sie jemanden zum Reden gebraucht, jemanden, der einfach liebevoll zuhört. So jemanden hatte sie halt gar nicht."

Trotz des Aufbaus einer guten Pflegebeziehung gestaltet sich die Versorgung der chronischen Wunde am Bein weiterhin schwierig. Die alte Frau hatte in der Behandlung ihres Ulcus schon viele schlechte Erfahrungen gemacht, hatte das Vertrauen in die Experten verloren und deshalb auch hier das Ruder übernommen. Mit fatalen Folgen für die Heilung des Ulcus.

> „Sie war extrem fixiert auf ihre selbst entwickelten Abläufe, es hieß: Das machen wir so! Oder auch: Nein, das dürfen sie nicht machen! Aber sie hat zum Teil falsche Schlüsse gezogen, weil sie hatte natürlich, was die Wundversorgung betrifft, nicht die notwendige Kompetenz. Aber sie wollte halt die Kontrolle behalten. Dann wurde das Bein immer schlechter."

Die engagierte Pflegekraft gibt auch hier ihr Bestes. Sie erklärt immer wieder und wieder ihr Vorgehen, begründet Pflegemaßnahmen, erklärt, warum sie auf welche Weise handeln möchte. Zeitweise gewinnt sie das Vertrauen der Bewohnerin, darf fachlich richtig die Wunde versorgen, doch bald darauf übernimmt erneut die Bewohnerin das Kommando, lehnt Maßnahmen ab, weigert sich, dem Weg der Pflegerin zu folgen. Renate Pühringer gibt nicht auf.

> „Irgendwann habe ich es dann aber geschafft. Ich habe dann eines Tages, da hat sie mir wieder erklärt, was ich zu tun habe, da habe ich ihr gesagt: Wissen Sie, Sie wollen, dass ich das so und so mache. Aber das ist nicht richtig, es ist fachlich nicht richtig. Ich schade Ihnen damit. Daher mache ich es nicht. Sie müssen sich da jemand anderen holen dafür."

Renate Pühringer kann mit dieser Klarheit das Vertrauen der alten Dame gewinnen und darf nun die chronische Wunde fachgerecht versorgen. Die beiden Frauen kommen sich weiter näher, auch kleine private Einblicke gewährt die Pflegerin der Bewohnerin. Wenn sie ihr erzählt, bald auf Urlaub zu fahren, meint die alte Dame zu Renate Pühringer, dass sie sie vermissen würde, wünscht ihr aber trotzdem auch einen schönen Urlaub und teilt ihr mit, dass sie sich auf ihre Rückkehr freut. Die diplomierte Pflegerin interessiert sich für ihre Bewohnerin, die Bewohnerin wiederum für ihre Pflegerin. Es sind keine großen Begegnungen, die diese Beziehung prägen, sondern kleine Alltagsgeschichten. Doch auch aus kleinen Begegnungen können große, magische Momente entstehen.

> „Einmal habe ich ihr während der Pflege erzählt, dass ich mir eine neue Bluse gekauft habe. Eine hellblaue Bluse, und dazu trage ich eine weiße Hose und weiße Sandalen. Das schaut so gut aus, und ich fühle mich so wohl darin. Und

sie meinte, das würde sie gerne sehen. Da habe ich vorgeschlagen: Gut, ich zieh das mal an und dann komm ich nach dem Dienst bei Ihrem Fenster vorbei, und dann schauen Sie runter und schauen Sie, wie gut mir das passt."

Gesagt, getan. Einige Zeit später geht Renate Pühringer nach ihrem Dienst, bekleidet mit hellblauer Bluse, weißer Hose und weißen Sandalen, zum Fenster der alten Dame. Als sie dort ankommt und hinaufblickt, steht die Bewohnerin bereits neugierig am Fenster und betrachtet ihre Pflegerin. Die hat noch eine kleine Überraschung dabei.

„Sie stand schon am Fenster im ersten Stock, ich stand unten, und sie sah mich an. Dann habe ich raufgerufen, sie soll noch schnell warten, jetzt komme noch etwas. Und dann habe ich Seifenblasen mitgehabt und habe ihr diese Seifenblasen hinaufgeblasen. Danach habe ich ihr noch einmal gewinkt und bin zur Straßenbahn gegangen."

Als Renate Pühringer einige Tage später wieder in den Dienst kommt, spricht die Bewohnerin sie noch einmal auf das Erlebnis an.

„Da sagt sie zu mir: Sie haben ausgeschaut wie ein Engerl."

Wieder kommen Renate Pühringer im Interview kurz die Tränen. Energisch wischt sie diese weg und erklärt lachend, was ihr dieser magische Moment bedeutete.

„Das hat mich schon gerührt. Da wird dir jemand als furchtbar anstrengend angekündigt, und dann machst du jemanden mit so ein bisschen Wahrnehmung und mit ein paar Seifenblasen glücklich."

Wie eng die Beziehung zwischen Renate Pühringer und ihrer Bewohnerin wird, zeigt sich einige Zeit später. Die körperliche Situation der alten Dame verschlechtert sich, unklare Symptome machen ihr das Leben schwer. In Renate Pühringers Familie ist kurz davor jemand an Bauchspeicheldrüsenkrebs verstorben. Als die Pflegerin eines Tages wieder das Ulcus versorgt, hat sie eine Vorahnung.

„Ich habe mal wieder den Verband gewechselt am Bein, war mit meinem Gesicht ganz nah bei ihr, und dann hat sie ganz leise zu mir gesagt: Schwester, so schlecht wie jetzt ist es mir noch nie gegangen. In dem Moment war ich mir sicher, sie hat auch einen Bauchspeichendrüsenkrebs. Ich weiß nicht, warum ich das gemerkt habe. Es gab keine offensichtlichen Hinweise. Vielleicht habe ich die gleiche Hautfarbe oder den gleichen Verfall festgestellt, ich weiß es nicht. Jedenfalls wusste ich, diese Frau hat auch einen Bauchspeicheldrüsenkrebs."

Renate Pühringer veranlasst in Absprache mit dem Hausarzt zur Abklärung der unklaren Symptome eine Aufnahme ins Krankenhaus. Beim Abschiednehmen ist beiden Frauen klar, dass es sich um einen endgültigen Abschied handelt. Es wurde ein Abschied, den Renate Pühringer als magischen Moment beschreibt.

„Ich habe mich dann von ihr verabschiedet, für immer verabschiedet. Ich habe mir gedacht: Sie wird sich dafür entscheiden, dass es gut ist, dass sie nicht mehr kämpfen will und muss. Und das war dann auch so. 14 Tage später haben wir die Benachrichtigung bekommen, dass sie verstorben ist. Unsere Verabschiedung war wissend und intim, gehörte nur mir und ihr, nur uns zwei, wir haben da keine Worte gebraucht."

3.8   Karoline Huber – Gerontopsychologin[1]/ Österreich

„Wir haben ja alle gelernt, nur nicht zu viel einlassen, das wäre unprofessionell. Ich glaube, das war ein Fehler. Wenn ich an meinem Arbeitsplatz mit den alten Menschen in Beziehung trete, dann werde ich meine Arbeit mehr schätzen."

Kurzportrait
Karoline Huber ist klinische Gesundheits- und Gerontopsychologin. Vor mittlerweile 21 Jahren hat sie begonnen, in einem großen österreichischen Seniorenwohnheim zu arbeiten. Zuerst waren es nur einzelne Stunden, nach und nach aber wurden die Stunden immer mehr, und heute beschreibt sie ihre Funktion im Seniorenheim mit dem Satz: *„Jetzt bin ich in dort die Haus- und Hofpsychologin."*

Karoline Huber ist zudem Notfallpsychologin, sie hat die Ausbildung zur Validationsanwenderin absolviert und interdisziplinäre Palliative Care studiert.

---

[1]Name auf Wunsch verändert.

Da es für das Verstehen ihrer mitgebrachten magischen Momente wichtig ist, muss ich außerdem an dieser Stelle einen kleinen Blick ins Privatleben von Karoline Huber gewähren. Sie ist ein leidenschaftlicher Bewegungsmensch und eine Frau der Berge.

Karoline Huber kenne ich schon seit einigen Jahren persönlich, und jedes Mal wieder frage ich mich, wie sie all ihre vielen Engagements und Leidenschaften unter einen Hut bekommt. Eine Interviewanfrage bei der vielbeschäftigten Karoline Huber wäre mir daher gar nicht in den Sinn gekommen. Als sie aber bei einer zufälligen Begegnung, ich erzählte ihr dabei von meinem Buchprojekt zu den magischen Momenten, spontan meinte *„Da könnte ich Dir auch eine Geschichte dazu erzählen"*, ergriff ich die Chance. Sie sagte sofort zu.

Für das Gespräch besuchte ich Karoline Huber an einem späten Novemberabend im Seniorenheim.

Erzählung über magische Momente in der Arbeit als Gerontopsychologin

Die engagierte Gerontopsychologin Karoline Huber hat für unser Gespräch ihre Erinnerung an eine Bewohnerin mitgebracht. Es handelt sich um eine Frau, die sie über längere Zeit begleitet hat, mit der sie eine ganz besondere Beziehung verband, eine Beziehung reich an magischen Momenten, und die vor einigen Tagen erst verstorben war.

Karoline Huber kommt zu unserem Termin bekleidet mit Jeans und einem beige-gemusterten Pullover. Gleich zu Beginn erzählt sie mir, dass der Pullover für sie nicht irgendein Pullover sei, sondern dass er in direkter Verbindung mit der Bewohnerin steht, von der sie mir erzählen möchte. Sie bekam den Pullover von der alten Frau eines Tages geschenkt und war gerührt über diese Geste. Ein halbes Jahr später wurde der Pullover jedoch erneut Thema. Die alte Dame war in eine beginnende Demenz geglitten, und plötzlich, charakteristisch für diese Phase der Demenz, vermisste sie den Pullover. Wo kann der Pullover sein? Es kam zu Verdächtigungen. Karoline Huber besuchte die alte Dame und bemühte sich um Aufklärung, dabei ging ihr, wie sie meint, *„das Herz auf"*.

> „Ich habe dann zu ihr gesagt: Sie haben mir den Pullover geschenkt. Können Sie sich erinnern? Daraufhin meinte sie: Nein! Wissen Sie, jetzt bin ich erleichtert. Denn wenn ich ihnen den Pullover noch nicht geschenkt hätte, würde ich Ihnen den heute schenken."

Karoline Huber lernt die alte Dame kennen, als diese 96 Jahre alt ist. Sie ist gerade erst ins Seniorenheim eingezogen, ist auffallend fit und beschäftigt sich mit evangelischer Religion. An der Psychologin zeigt sie Interesse, aber sie benötigt noch keine Begleitung, laut Karoline Huber hatte sie damals *„ihr Leben gut im Griff"*.

Zwei Jahre später fallen an der Bewohnerin Veränderungen im Verhalten auf. Sie kommt immer wieder ins Sekretariat der Verwaltung und beschwert sich fürchterlich über Kleinigkeiten. Darüber etwa, dass man keine Briefmarken bekommen würde, und überhaupt, was für Zustände im Heim wären. Einige Zeit danach erscheint sie erneut im Sekretariat und entschuldigt sich für dieses Verhalten. Als Karoline Huber davon erfährt, vermutet sie eine beginnende Demenz bei der Dame und beschließt, mit ihr Kontakt aufzunehmen. Auch in dieser neuerlichen Begegnung wird die Psychologin von der Reaktion der alten Frau überrascht.

> „Und da komm ich rein ins Zimmer, und sie sitzt da und sagt: Ach, ich habe schon auf Sie gewartet. Ja, eine Psychologin, genau das brauche ich jetzt, das tut mir jetzt gut."

Die ersten gemeinsamen Stunden verlaufen etwas holprig. Nach etwa 2–3 Sitzungen sagt die alte Dame dann einen Satz, der Karoline Huber beruflich wie menschlich nachhaltig prägen wird.

> „Da sagt sie nach der Stunde zu mir: Ich hoffe, Sie können von mir für ihr Leben lernen. Denn ich profitiere von Ihnen gar nicht."

Im Interview lacht Karoline Huber an dieser Stelle laut auf. An ihrer Körpersprache und Mimik ist deutlich zu erkennen, dass sie, einer Zeitreise ähnlich, diese Begegnung mit der alten Frau erneut erlebt. Nach einigen Minuten fasst sie die Bedeutung dieses Satzes und seine Wirkung auf ihre Arbeit zusammen.

> „Das war sehr berührend. Du nimmst so einen Satz ja mit. Du überlegst. Was will sie mir sagen? Ich glaube, sie wollte mir sagen, dass ich von ihr lernen kann. Und ich bin ihr sehr dankbar dafür, denn ich habe von ihr wirklich so unheimlich viel gelernt. Und ich habe das dann auch übertragen können. Nicht nur, dass ich von ihr viel gelernt habe, ich lerne seitdem auch viel mehr von den anderen Bewohnerinnen und Bewohnern."

Karoline Huber schildert mir, dass die alte Dame bei ihr eine Türe geöffnet hat. Es war für sie ein Anstoß, erneut zu erkennen, dass es etwas Besonderes ist, mit hochbetagten Menschen in Kontakt sein zu dürfen, und dass sie die Begegnungen, gleich einem Geschenk, in sich aufnehmen muss.

„Ich habe hier im Heim angefangen, da war ich 24 Jahre alt. Mit 24 fragst du dich: Muss ich mich eigentlich wirklich immer mit dem Tod auseinandersetzen? Und mit diesem ganzen Leid? Das war dann eigentlich schon ein längerer Kampf, bis ich das auch annehmen konnte. Es ist ein Geschenk, dass man da dabei sein darf, bei den letzten Jahren.“

Eineinhalb Jahre begleitet Karoline Huber danach die alte Dame und erlebt dabei die Reise dieser Frau bis zum Tag ihres Todes und darüber hinaus.

Es war eine Reise von einer Frau, die ihr Leben im Griff hatte und dann, wie einfach alles Schritt für Schritt verloren gegangen ist, bis unmittelbar vor ihrem Tod. Also ich war am Vortag Ihres Sterbens noch bei ihr. Und dann natürlich auch, als sie tot war, also ich habe sie dann auch tot noch einmal verabschiedet.
Karoline Huber beschreibt im Interview, wie wichtig es für die Bewohnerin war, noch einmal jemandem alles zu erzählen. Aus Sicht der Psychologin will die alte Dame ihren Sohn damit nicht belasten, spürt instinktiv, dass der das nicht aushalten kann, genauso wie der Ehemann. Also nimmt Karoline Huber all diese Geschichten und Erzählungen entgegen.

„Es ist da ganz viel um Biographie gegangen. Dinge haben sie interessiert, etwa, warum damals die Tante zu den Nichten, als die noch ganz klein waren, so oder so agiert hat. Also sie hat versucht, möglichst viele offene Fragen des Lebens zu beantworten. Gleichzeitig war es für sie ein wichtiges Thema, Trost zu finden, weil sie ihre geistigen Fähigkeiten verlor, sie hat oft zu mir gesagt: Ich bin nicht mehr ich selbst. Ich erkenne mich kaum wieder. Das war für sie sehr lange ein Thema, bis letztes Jahr Winter war das ein großes Thema.“

Im Frühjahr erleidet die Frau eine Oberschenkelhalsfraktur, ist aber bald wieder auf den Beinen und geht, in gewohnter Manier, die Gänge des Seniorenheims auf und ab. Kognitiv kommt es langsam zu einer Verschlechterung. Karoline Huber hat aber den Eindruck, dass die alte Dame Wert auf ihren wöchentlichen Besuch legt.

„Sie war zeitweise kognitiv nicht mehr ansprechbar, manchmal besser, manchmal schlechter. Sie hat lange darauf bestanden, dass ich jede Woche komme, bzw. hat sie es immer in Frage gestellt, ob ich das auch tue, ob ich auch wirklich wiederkomme. Das war ihr sehr wichtig, und das habe ich auch eingehalten, bis zum Schluss. Und wenn ich auf Urlaub war, dann hat sie von mir eine Karte bekommen. Und das war ihr auch wichtig. Der Kontakt war wirklich eng. Aber ich wusste: Wenn sie sich nicht auf mich verlassen kann, dann wird sie den Kontakt zu mir nicht annehmen."

Ein Gespräch mit der Bewohnerin zu führen wird immer schwieriger. Sie ist den ganzen Tag unterwegs und geht die langen Gänge auf und ab. Will man mit ihr in Kontakt treten, muss man mit ihr mitmarschieren. Karoline Huber findet einen Weg, den Kontakt zu der alten Frau aufrechtzuerhalten. Eine gemeinsame Leidenschaft wird zur Brücke.

„Ich habe sie immer mit kleinen Filmen über die Berge gelockt, damit habe ich sie zum Reden bringen können. Sie war eine große Bergsteigerin, so wie ich es ja auch bin! Wir haben im Kopf dann gemeinsam ganz viele Berge bestiegen. Das waren Dinge, wo man ihr ein Lächeln ins Gesicht zaubern konnte. Ganz wichtig war ihr die Osterhorngruppe und der Großglockner, denn dort ist es ihr immer gutgegangen, das konnte sie auch beschreiben. Dort ist es ihr auch mit dem Mann gutgegangen, mit dem es ihr sonst nicht so gutgegangen ist. Auf den Bergen waren die beiden ein Herz und eine Seele, hat sie immer gesagt. Sie hat sehr viel erzählt von ihrer Beziehung, das hat sie auch noch angebracht. Du hast richtig das Gefühl gehabt, sie will das Leben aufarbeiten. Nach der Oberschenkelhals-Operation kam sie zurück, mit 99 Jahren, und sagte: Ich lebe so gerne, ich habe noch so viel vor!"

Die Bewohnerin beginnt ihrer Psychologin Geschichten von Personen aus ihrem Leben zu erzählen und übergibt ihr damit, so die Sicht von Karoline Huber, die Erinnerung an diese Menschen, vertraut ihr diese Menschen an.

„Das waren Geschichten, die nur sie hatte, weil alle anderen schon gestorben waren. Plötzlich kam da etwa diese Geschichte von einer Hannah. Eine Person, die sie gekannt hat, es handelte sich um eine gute Freundin, die ist irgendwann verschwunden. Und wie der Name klingt, kann ich mir auch vorstellen, wann die verschwunden ist. Sie hat noch einmal über diese Frau geredet, das ist bei mir angekommen, und ich trage diese Geschichte jetzt mit mir mit. Ich denke, das hatte schon einen Grund, warum sie mir das erzählte. Oft haben die Menschen ja das Bedürfnis, die Geschichten, die nur noch sie selber wissen, weiterzugeben, damit diese Menschen weiterleben. Das war etwas, was mich auch sehr berührt hat."

Nach und nach „geht die alte Dame aber verloren", so beschreibt Karoline Huber im Interview das Voranschreiten der Demenz bei ihrer Bewohnerin. Sie fängt an, wieder und wieder in den Raum hineinzurufen. Wie sie als

Psychologin mit dem Rufen der Frau umging und was sie dabei erlebte, formuliert sie im Gespräch so:

„Sie hat dann angefangen zu rufen: Hilfe, Hilfe, Mama, Mama, Hilfe, Hilfe. Manchmal drehte sie sich dabei unvermittelt um und meinte: Ich schrei das einfach immer. Hat aber dann auch gleichzeitig gesagt, sie sieht die Mama. Es war einfach unglaublich zu sehen, wie nah die Mutter da war und wie überrascht sie darüber war. Das war auch das Spannende an ihr, die ganze Zeit, während sie sich verschlechtert hat und sich veränderte, konnte sie das noch reflektieren, konnte sie mittteilen, was bei ihr passiert. Von wem hört man das schon! Wer kann sich da schon noch so genau mitteilen?"

Die alte Dame ist körperlich klein, sehr dünn, hat Schmerzen, und es ist ihr immer kalt. Mehr und mehr zieht sie sich in sich zurück, Gespräche mit ihr werden täglich weniger möglich. Gegen Sommer beginnt die Psychologin, vorsichtig mit Berührung als Kommunikationsform zu arbeiten, und auch das Pflegeteam tastet sich nun auf diese Weise an die alte Dame heran. Ein Schritt, der sehr behutsam und mit viel Respekt vorgenommen wird, denn die Bewohnerin war vorher eine korrekte und eher distanzierte Frau. Doch sie lässt die Berührungen zu, ja artikuliert sogar Zustimmung und Wohlbefinden. Oft passiert in der gemeinsamen Stunde nicht mehr als das gemeinsame Hin- und Hergehen am Gang, die Psychologin hat dabei die Hand an der Schulter der alten Frau.

Tag für Tag wird die Situation schlechter. Die alte Dame sitzt oft schweigend im Stuhl, schaut die Psychologin mit großen Augen an und schüttelt den Kopf. Karoline Huber hat den Eindruck, dass die Bewohnerin sie noch erkennt. Doch Gespräch entsteht keines mehr. An einem Tag im Juli aber passiert Erstaunliches.

„Da komme ich plötzlich zu ihr rein, habe mir eigentlich gedacht, jetzt werde ich eine Viertelstunde bei ihr sein, denn sie ist ohnehin nicht ansprechbar, und da sitzt sie da und meint: Wo waren Sie so lange?"

„Sie war plötzlich voll da. Das war so unfassbar! Diese Frau, die monatelang nichts mehr gesprochen hatte, nicht mehr zugänglich war, ist plötzlich voll da gewesen, und wir haben alles besprechen können. Alles, was war, ich konnte mich auch bei ihr bedanken, ihr sagen, dass ich so viel von ihr gelernt habe. Ihre Antwort war: Das habe ich mir eh gedacht!"

„Ich habe erfragen können, ob das mit den Berührungen für sie passt. Sie hat zu mir gesagt, das wäre so unwahrscheinlich, denn niemand wüsste, wie es ist, 100 zu sein, nur ich weiß es, und Sie wissen es. Weil sie erspüren, was ich brauche."

„Das war einfach unglaublich. Ich war zwei Stunden bei ihr, und das war wie Weihnachten und Ostern zusammen, so etwas zu erleben."

„Zum Abschied meinte sie noch, sie freut sich schon, wenn ich das nächste Mal komme. Das nächste Mal war sie aber wieder völlig weg, also ich habe sie nie wieder in diesem extrem klaren Zustand erlebt. Das war einfach ein einziger Tag."

In diesen zwei klaren Stunden kann Karoline Huber mit der Bewohnerin über alles reden und erhält viele Hinweise für die nächsten Monate. Sie weiß etwa nun, dass es für die alte Frau passt, wenn sie mit ihr gemeinsam die Gänge entlanggeht und dabei ihre Schulter hält, sie sanft berührt. Welchen Effekt dieses Gespräch auf die weitere Betreuung hat, schildert sie so:

„Es ist dann in der Folge auch oft passiert, dass sie eingeschlafen ist in einer Umarmung, während ich sie gestreichelt habe. Das war auch sehr schön, weil sie ja offensichtlich die Liebe von der Mutter nicht in dem Ausmaß bekommen hat, wie sie es gebraucht hätte. Danach hat sie jetzt gesucht. Das Mama, Mama war, so glaube ich, schon auch in diese Richtung."

Die Bewohnerin wird immer unruhiger. Sie stürzt bei ihren Wegen am Gang des Heimes, muss immer wieder zur Abklärung von Sturzfolgen ins Krankenhaus, hat starke Schmerzen. Im interdisziplinären Team wird die Möglichkeit einer Schmerzbehandlung diskutiert und auch die Frage einer Sedierung. Wäre es nicht besser, die alte Frau würde liegen und zur Ruhe kommen? Man entscheidet sich dagegen.

„Das hatte den Vorteil, dass sie noch bei Bewusstsein war und registriert hat, was passiert. Und so wie ich sie kenne, war das für sie auch wichtig. Sie wollte bis zum letzten Tag nicht gehen. Das Loslassen fiel ihr schwer. Sie hatte Atemaussetzer. Aber sobald die Luft zurückkam, hat sie sich zurückgeschrien. Ja, mit ihren 100 Jahren wollte sie nicht gehen."

Doch irgendwann lässt die Kraft der Bewohnerin nach, und sie verliert ihre Mobilität. Karoline Huber stellt auch fest, dass sich die Bedürfnisse der alten Frau verändern, aufgrund der großen Schmerzen möchte sie jetzt nicht mehr berührt werden. Als Karoline Huber merkt, dass ihre Bewohnerin in die Phase des Sterbens eintritt, versucht sie der alten Frau mit einem Gegenstand zu signalisieren, dass sie bei ihr ist, auch wenn sie nicht immer anwesend sein kann. Sie bringt bei ihrem Besuch einen besonderen Schal mit.

„Ich hatte einen Schal, der hat ihr so gut gefallen. Den habe ich dann angefangen, öfters zu tragen, wenn ich zu ihr gegangen bin, eben weil er ihr so gut gefallen hat. Und wie sie dann im Sterben gelegen ist, da habe ich mir gedacht, es gibt ja diese Übergangsobjekte für Kinder, etwa wenn sie in den Kindergarten gehen müssen, ein Gegenstand von der Mutter, der das Ankommen im Kindergarten erleichtert. Ich habe dann der Bewohnerin diesen Schal als Übergangsobjekt mitgebracht, habe ihn ihr über die Halterung am Bett gehängt, damit sie ihn einfach hat, ohne zu wissen, was dann mit dem Schal passieren wird."

„Am nächsten Tag komme ich rein, hat die Pflegende ihr diesen Schal über den Oberkörper gelegt. Das war der Samstag, der Tag, bevor sie gestorben ist. Das hat mich auch sehr berührt, dass sie in meinem Schal liegt und schön ist, obwohl sie stirbt. Und sie wollte schön sein. Das hat so gepasst, das war das letzte Geschenk, welches ich ihr geben konnte."

Am Tag darauf stirbt die alte Dame. Karoline Huber besucht sie noch ein letztes Mal und verabschiedet sich von der verstorbenen Frau.

„Auch als sie tot war, war sie sehr schön. Sie hatte ein blaues Glitzerkleid an, in dem ich sie noch nie gesehen hatte. Es hat mich auch sehr berührt, wie sehr die Pflegerin da wirksam geworden war. Sie haben nicht nur die körperliche Versorgung gemacht, sondern ihr auch die Wertschätzung und Würde gegeben. Das war deutlich spürbar."

Einige Wochen später erhält Karoline Huber von den Angehörigen der Bewohnerin ein kleines Heft. Es ist eine Art Tagebuch der letzten drei Jahre, die Mitschrift zu den Treffen mit der Psychologin. Die alte Dame hatte es ihr versprochen. Aus Sicht der Psychologin handelt es sich dabei um einen großen Schatz, denn die Einträge würden ihr Einblick gewähren in die Welt einer fast hundertjährigen Frau.

Karoline Huber schließt ihre lange Erzählung von der alten Dame. In einem letzten Satz fasst sie noch einmal zusammen, wie wichtig für sie die Begegnung war.

„Das ist eine Frau, die werde ich nie vergessen. Sie ist eine, die wird mich begleiten, die bleibt mir. Ihr Pullover, den Sie mir geschenkt hat, hängt in meinem Kleiderschrank, symbolisch, als Kraftspender für die Arbeit mit den hochbetagten Menschen."

3.9   Christoph Althammer – Diplomso- zialbetreuer für Altenarbeit/Österreich

„Was mir wichtig ist: Diese magischen Momente gibt es nicht nur in der Altenpflege, die gibt es generell im Leben. Das Wichtigste ist, dass man offen dafür ist."

Kurzportrait
Christoph Althammer ist Diplomsozialbetreuer für Altenarbeit und arbeitet in einem Seniorenwohnhaus in Österreich. Zur Arbeit mit alten Menschen hat er über den Zivildienst gefunden, den er im Jahr 2005 in einem Seniorenheim ableistete. Danach war für ihn klar, dass er nicht mehr in seinen ursprünglichen Beruf, er war davor Bürokaufmann, zurückkehren möchte. In der Folge arbeitete Christoph Althammer für ein Jahr als ungelernte Kraft in einem Seniorenheim. Danach begann er die Ausbildung zum Diplomsozialbetreuer für Altenarbeit und schloss diese 2010 ab. In den letzten sechs Jahren war er vor allem als Bereichsleiter tätig. Derzeit arbeitet er wieder direkt in der Pflege, ist aber gleichzeitig auf der Suche nach neuen Herausforderungen. Aus seiner Sicht kann er derzeit seine Vorstellungen von Altenpflege nicht ausreichend umsetzen, der Beruf erfüllt ihn nicht mehr so, wie er sich das eigentlich wünschen würde.

Ich kenne Christoph Althammer seit vielen Jahren, habe ihn einige Male als Seminarteilnehmer erlebt und schätze ihn als sehr einfühlsamen und engagierten Berufskollegen. Bei einem zufälligen Aufeinandertreffen habe ich ihn spontan gefragt, ob er mir für das geplante Buch von seinen magischen Momenten in der Arbeit mit alten Menschen erzählen würde. Zum Interview lud er mich zu sich nach Hause ein, Kaffee und Kuchen inklusive.

Erzählungen über magische Momente in der Arbeit als Diplomsozialbetreuer
Zu unserem Gespräch brachte Christoph Althammer, anders als meine anderen Interviewpartner, keine detaillierten und umfangreichen Geschichten zu alten Menschen und magischen Momenten mit. Er schilderte mir eher Fragmente, viele Erzählungen waren eher abstrakt und enthielten nur kurze Geschichten. Daher unterscheidet sich dieses Portrait auch etwas von den anderen Portraits dieses Buchs. Ich habe versucht, für die vielen kleinen Erzählungen den Rahmen zu formulieren, die magischen Momente aber sind, aus Gründen der Lesbarkeit und Nachvollziehbarkeit, als Originalzitate belassen.

Zu Beginn des Gesprächs definierte Christoph Althammer mir gegenüber, dass er einen Moment dann als magisch erlebt, wenn ihn ein Mensch berührt, und meinte erklärend, dass ihm solche Momente laufend passieren, vor allem mit dementen Bewohnern. Sie würden im Gespräch stattfinden, aber oft auch einfach nur durch eine Geste oder einen Blick.

Dann erzählte er mir von einem besonderen Augenblick, den er heute, am Tag des Interviews, mit einem alten Mann erlebt hatte.

„Es war mit einem dementen Herrn, der so gut wie nichts mehr hört. Ich habe ihn heute betreut, und ihm geht es nur darum, dass er wahrgenommen wird. Wird er nicht wahrgenommen, schreit er den ganzen Tag. Aber jedes Mal, wenn ich vorbeigehe an ihm, schaue ich ihn an, winke ihm kurz zu, und damit weiß er, es ist alles in Ordnung. Dann ist er ruhig. Dieser Mann berührt mich irgendwo."

Andere magische Momente wieder lösen bei Christoph Althammer Gänsehaus aus. Meistens handelt es sich dabei um Erlebnisse, bei denen die Vergangenheit des alten Menschen, seine Lebensgeschichte plötzlich und unerwartet im Raum steht und ihn als jungen Pfleger berührt oder betroffen macht.

„Da fällt mir ein dementer Herr dazu ein. Immer wenn er die Farbe Rot gesehen hat, egal ob das jetzt ein rotes Tuch war oder ein Feuerlöscher oder ein roter Pullover, den jemand trug, bei der Farbe Rot fing der Mann an zu Schreien. Er rief dann immer gellend: Tu das weg! Tu das weg! Tu das weg! Warum er auf die Farbe Rot so reagierte, wussten wir nicht. Irgendwann war es wieder einmal so weit. Ich war morgens bei ihm. Da hatte er eine rote Jacke im Kasten hängen und meinte, ich sollte die Jacke verbrennen. Da habe ich mir mal Zeit genommen und mich hingesetzt, obwohl bei der Morgenpflege viel Stress ist. Aber ich dachte mir, nein, heute nehme ich mir dafür Zeit. Dann hat er mir erzählt, dass er in der Kriegszeit als Kind von den Eltern aufs Land geschickt wurde. An dem Ort war dann irgendwann Bombenalarm, und alle aus dem Dorf sind in den Wald hineingelaufen. Aber er hatte eine rote Jacke an. Daher haben die Flieger genau gesehen, wo sie waren, und haben natürlich auf sie geschossen. Das ist bei ihm hängengeblieben: Rot gehört weg. In dem Moment, wo er mir das erzählt hat, da ist mir heiß und kalt geworden, und ich habe mir das bildlich im Kopf vorgestellt, wie das gewesen sein muss mit der roten Jacke und der Flucht. Wie groß die Angst gewesen sein muss."

Christoph Althammer erklärte mir, wie sehr er in diesem Augenblick verstehen konnte, warum der alte Mann immer schrie, wenn er die Farbe Rot sah. Er verstand nun auch, warum der alte Mann, obwohl er sich sonst an nichts in seinem Leben erinnerte, diese eine Szene im Wald aber sehr klar erzählen konnte. Welche Wirkung diese Begegnung mit dem Mann auf ihn persönlich hatte, schilderte er mir, diese Geschichte abschließend, wie folgt:

> „Mich hat das innerlich richtig gelähmt, und ich dachte mir: Vergiss nie, was die Menschen alles mitgemacht haben können. Wie es wirklich war damals im Krieg, das kann uns eh niemand erklären, aber wenn dir jemand so etwas erzählt, dann bist du nah dran an den Emotionen, dann begreifst du schon ein Stück."

Als eine weitere Facette magischer Momente beschrieb mir Christoph Althammer Begegnungen, die ihn aus seiner pflegerischen Geschäftigkeit reißen, ihn als Person so verstören oder auch so freuen, dass nicht mehr wichtig ist, was er eigentlich gerade tun wollte. Dazu erzählte er mir eine Geschichte, die er mit einer dementen Frau erlebt hatte.

> „Da war eine alte Dame, die hat Tag für Tag immer nur geschimpft. Da habe ich es dann auch so gemacht, ich habe sie immer wieder angesehen, ihr bewusst meine Aufmerksamkeit gegeben, wenn ich bei ihr vorbeigegangen bin. Wahrnehmung ist ja da ein großes Thema. Irgendwann setzt sie sich dann ruhig hin, schaut mich an und sagt: Das Leben ist wie eine Hühnerleiter. Kurz und beschissen. Da war ich so perplex und auf einmal komplett draußen aus meinem Ablauf. Ich habe mich dann zu ihr gesetzt und sie gefragt, wie sie das denn meint. Aber sie hat dann gleich wieder geschimpft und konnte diese Aussage nicht erklären, einfach aufgrund der Demenz. Aber für mich war so spürbar, dass es bei ihrer Aussage nicht um die Demenz ging, sondern dass es eine Aussage zu ihrem Leben war, eine sehr emotionale Aussage. Werde ich nie vergessen. So ein Moment reißt mich aus meiner Arbeitsroutine und wirft mich irgendwie auf eine andere Ebene."

Magische Momente sind für Christoph Althammer auch Situationen, die ihn konfrontieren mit seinen eigenen existenziellen Fragen. Etwa die Begegnung mit der Tochter einer Wachkoma-Patientin, die Christoph Althammer zum Nachdenken anregte.

> „Einige Zeit habe ich auch Wachkoma-Patienten betreut. Da habe ich mich oft schwergetan, weil ich dabei irgendwie das Gefühl hatte, dass nichts zurückkommt, dass mich diese Patienten nicht wahrnehmen. Es gibt keinen Blickkontakt, maximal kann man über die Atemfrequenz Reaktionen erkennen, aber das war es auch schon. Es fiel mir schwer, damit umzugehen. Besonders

betroffen machte mich das Schicksal einer jungen Frau im Wachkoma. Sie war erst 38 Jahre alt und hatte eine entsprechend junge Tochter. Diese Tochter hat mich fasziniert. Sie ist regelmäßig zu Besuch gekommen und hat sich mit der Mutter unterhalten, ganz so, als wäre diese noch wach. Sie hat sich zu ihr gesetzt, hat ihre Hand gehalten. Das waren auch magische Momente. Es gibt viele Schicksale, denen ich begegnet bin, die mich berührt haben und die mich auch auf den Boden der Realität geholt haben."

Abschließend erzählte mir Christoph Althammer, dass auch seine erste Konfrontation mit einem verstorbenen Menschen für ihn eine besondere Begegnung war. Sie veränderte seinen Blick auf Tod und Sterben.

„Ein magischer Moment für mich war sicher die erste Leiche, die ich gesehen habe. Das war eine alte Dame, die ich länger betreut hatte. Am Ende des Lebens haben wir sie mit einer Babyflasche ernährt, weil sie etwas anderes nicht mehr angenommen hat. Als sie verstorben ist, war ich nicht im Dienst. Aber einen Tag darauf. Bevor sie abgeholt wurde, bin ich noch einmal zu ihr gegangen und habe sie betrachtet. Sie hat so erlöst ausgesehen, sie hatte fast ein Lächeln im Gesicht. Da habe ich mir gedacht: Okay, der Tod muss nichts Schlimmes sein. Diese Frau hat mir als Tote den Blick eröffnet, dass der Tod eine Erlösung sein kann. Das habe ich dann noch oft erlebt und gesehen, diese Erlösung, das Loslassen vom Irdischen."

3.10 Michael Hagedorn – Fotograf, Initiator von „KONFETTI IM KOPF"

„Ich bin nicht der rasende Reporter, der schnell Bilder knipst mit viel Blitz und Lärm. Ich bin still, versuche der zu sein, der ich bin, gehe in Kontakt, und dann schau ich was passiert."

Kurzportrait
Michael Hagedorn lebt in der Nähe von Hamburg und arbeitet als Fotograf. Vor vielen Jahren hat er sich entschieden, Menschen am Ende des Lebens zu portraitieren. 2005 wurde ihm ein Stipendium zuerkannt, für ein großes Fotoprojekt über Demenz. Ausgestattet mit dem in unserer Gesellschaft üblichen negativen Blick auf Demenz, startete Michael Hagedorn sein Projekt, stellte nach kurzer Zeit aber fest, dass er so gut wie nichts von den beschriebenen düsteren Szenarien vorfand. Was er zu seiner Überraschung

vor allem entdeckte, war eine andere Welt, eine Welt voller Lebensfreude, Liebe, Humor und Selbstbestimmtheit.

Seitdem fotografiert Michael Hagedorn Menschen mit Demenz und hat außerdem die Aktivierungskampagne „Konfetti im Kopf" initiiert. Mit dieser Kampagne will er eine breite Öffentlichkeit für das Thema Demenz sensibilisieren, im Mittelpunkt steht die Vermittlung neuer Bilder über Menschen mit Demenz und ihrem Leben.

Ich bin auf Michael Hagedorn im Jahr 2008 auf dem Social-Media-Kanal Twitter getroffen und habe viele Jahre mit Begeisterung seine Arbeit verfolgt. 2013 haben wir uns dann endlich auf einer Tagung persönlich kennen-gelernt. Aus diesem Treffen entstand eine Freundschaft.

Zu der Zeit, als ich nach und nach die Portraits für dieses Buch ent-wickelte, ergab es sich, dass Michael Hagedorn in meiner Heimatstadt Salzburg ein Stipendium als Artist in Residenz erhielt, um Menschen mit Demenz, für eine „Konfetti-im-Kopf-Kampagne" zu fotografieren. Da konnte ich mir ein Gespräch zu magischen Momenten in der Arbeit mit alten Menschen mit ihm natürlich nicht entgehen lassen. Auf meine Anfrage reagierte Michael Hagedorn sofort positiv und sagte spontan zu.

Zum Gespräch trafen wir uns an einem Abend Ende Oktober in seinem Atelier im Salzburger Künstlerhaus.

Erzählung über magische Momente in der Fotoarbeit mit alten Menschen

Michael Hagedorn hat bei unserem Treffen eine ganze Reihe magischer Momente aus seiner Arbeit erzählt. Nicht alle ins Gespräch mitgebrachten magischen Begegnungen bezogen sich direkt auf Menschen mit Demenz, er erzählte mir auch von erkenntnisreichen und besonderen Begegnungen mit Pflegepersonen, Fachexperten und Angehörigen.

Für das vorliegende Portrait habe ich, stellvertretend für alle, einige der geschilderten Momente ausgewählt. Es war leider aus Platzgründen nicht möglich, alle Erzählungen für das Portrait wiederzugeben.

Als magisch erlebt Michael Hagedorn einerseits Begegnungen, die ihn prägen, als Mensch weiterentwickeln oder die in ihm einen Aha-Effekt aus-lösen. Andererseits betrachtet er aber auch Erlebnisse als magisch, die län-ger andauern, etwa einen Nachmittag oder auch einen Tag, und in denen er den alten Menschen in seinem Umfeld erlebt, mit ihm einen besonderen Moment teilt, einen berührenden Einblick bekommt in sein Leben oder eine Facette seiner Persönlichkeit.

Den ersten magischen Moment in seiner Arbeit als Fotograf von Men-schen mit Demenz ordnet Michael Hagedorn der Kategorie „prägend" zu.

Er geschah ganz am Beginn seiner fotografischen Auseinandersetzung mit dem Thema Demenz, als er noch ein Bild von Demenz hatte, welches dem in unserer Gesellschaft entsprach.

Michael Hagedorn reiste damals quer durch Deutschland und sah sich um in der Pflege- und Betreuungslandschaft. Diese Zeit beschreibt er mit den Worten: *„Da bin ich losgezogen und habe geschaut, was ich vorfinde."* Er kontaktierte Pflegeheime, Wohngruppen und Einrichtungen der Tagespflege, fragte an, ob er einen halben Tag dabei sein dürfe, um das Leben vor Ort mitzuerleben und Fotos zu machen. So landete er eines Tages in einer Tagespflege in München, lernte dort eine junge Pflegerin kennen und stellte einen großen Unterschied fest zwischen Tagespflege und Wohngruppe.

> „Tagespflege, da sind ja oft jene Menschen, die sich in einer schwierigen Phase der Demenz befinden, wo sie noch sehr hadern, auf ihre eigenen Defizite zurückgeworfen sind und das auch selber tun, sich oft definieren darüber, was sie nicht mehr können, einfach keine schöne Phase für viele Menschen mit Demenz."

Michael Hagedorn hatte zuvor schon am Leben in Wohngruppen teilgenommen. Dabei konnte er feststellen, dass in Wohngruppen vor allem Menschen leben, die sich in einer späteren Phase der Demenz befinden, die Stimmung in Wohngruppen positiver war und die Arbeit der Pflegepersonen damit auch leichter. Jetzt aber befand er sich in einer Tagespflege und sah viele eher energieraubende Situationen. Das erste Mal in seinem Leben konfrontiert mit dieser schwierigen Seite von Demenz und geprägt vom negativen Bild in unserer Gesellschaft, ging er ganz selbstverständlich davon aus, dass auch diese Pflegerin in der Tagespflege kein sehr positives Bild von Demenz haben würde.

> „Ja, und diese Pflegekraft hat dort tagaus, tagein mit diesen Menschen in dieser schwierigen Phase zu tun, daher dachte ich, sie hat sicher nicht das friedlichste und schönste Bild von Demenz, wie es später ja auch oft sein kann, wie etwa in Wohngruppen, wo auch Frieden sein kann, ja sogar der Himmel auf Erden. Tagespflege ist einfach anders."

Plötzlich aber gibt die junge Pflegerin einen Satz von sich, der in Michael Hagedorn nachhaltig Spuren hinterlässt.

> „Wenn ich einmal alt bin, dann will ich auch meine Demenz!"

Der überraschend ausgesprochene Satz zeigt bei Michael Hagedorn rasch Wirkung.

> „Da habe ich erst einmal geschluckt, dann gestaunt, und dann habe ich mir gedacht: Ja, ich weiß, was sie meint."

Michael Hagedorn beschreibt diese Begegnung als besonderen Moment, denn aus seiner Sicht brachte die junge Pflegerin auf den Punkt, was er all die Monate zuvor erlebt hatte. Er wusste, dass diese Aussage für andere eine Provokation darstellen würde. Er aber verstand, was die junge Frau gemeint hatte.

> „Ich konnte sehr gut verstehen, was sie meinte. Es kann auch ein großer Segen sein, den ganzen anerzogenen Ballast loszuwerden, alles Anerzogene und Übergestülpte, wo wir oft gar nicht wissen, wer wir eigentlich selbst sind, was unser Eigenes ist. Das loszuwerden kann, im geeigneten Umfeld, ein Segen sein."

Dass seine Arbeit als Fotograf von Menschen mit Demenz nicht nur dokumentarischen Wert hat, durfte Michael Hagedorn durch einen magischen Moment im Kontakt mit einer Angehörigen erfahren. Durch sie bekam er einen neuen Blick auf seine Arbeit als Fotograf.

Michael Hagedorn begleitete einige Zeit eine Tochter und deren Mutter, die eine Demenz hatte, mit seiner Kamera. Die Tochter pflegte über Jahre ihre Mutter zu Hause, brachte sie dann aber in ein gutes Pflegeheim in ihrer Nähe, wo sie die Mutter regelmäßig besuchte.

Während der fotografischen Begleitung erlebte Michael Hagedorn eine aufgeklärte und offene Tochter, die einen sehr klaren Blick auf das Thema Demenz hatte, nie mit dem Schicksal haderte, sondern immer positiv war. Auch das Fotografieren der beiden Frauen war immer angenehm.

> „Ich habe wundervolle Fotos von den beiden gemacht, sie hatten einen ganz innigen und liebevollen Kontakt zueinander, lachten miteinander, da war so viel Lebensfreude."

Eines Tages, die Mutter lebte da schon im Pflegeheim, schickt Michael Hagedorn per E-Mail der Tochter einige dieser Fotos, später telefonieren die beiden miteinander.

> „Sie hat mir dabei erzählt, was ihr diese Fotos bedeuten. Sie sehe jetzt, was ihre Mutter wirklich lebt, was sie an Schönem hat, diese Lebensfreude, und dass sie das über die Fotos gezeigt bekommen hat."

Obwohl die Tochter bei der Fotosession dabei war, die fröhliche und ausgelassene Stimmung beim Fotografieren selbst miterlebt hat, zeigt sie beim Betrachten der Fotos eine überraschende Reaktion, erzählte Hagedorn.

> „Ich kann mich jetzt nicht mehr an den genauen Wortlaut erinnern, aber die Fotos waren so wichtig für sie. Den Blick von außen zu haben, zu schauen, wo stehe ich, wie ist meine Lebenssituation, wie die der Mutter, und zu sehen, dass es der Mutter gutgeht und sie Freude erlebt."

Michael Hagedorn erkennt, dass seine Bilder eine tiefere Wirkung haben, eine über das Foto hinausgehende Wirkung, und erhält damit einen neuen Blick auf seine Arbeit.

> „In dem Moment wurde mir klar, ohne mich jetzt überhöhen zu wollen, dass meine Fotos heilend wirken, ich heilende Arbeit mache. Da ist in dem Moment so viel abgefallen an Last und diesem Gefühl, ich habe meine Mutter im Stich gelassen, ich bin meiner Verantwortung nicht gerecht geworden. Das war wunderbar."

Auch später sollte Michael Hagedorn noch einige Male Rückmeldungen dieser Art von Angehörigen erhalten. Heute betrachtet er seine Fotoarbeit deshalb anders, das Erlebnis mit der pflegenden Tochter, diese Erfahrung, prägte ihn nachhaltig.

Auch mit Menschen mit Demenz erlebt Michael Hagedorn häufig magische Momente, vor allem, wenn er sie mit der Kamera bei besonderen Ereignissen begleitet und dabei die Kraft des Menschen sichtbar wird. Hier zwei besondere Momente in diesem Kontext.

Sechs Jahre lang begleitete Michael Hagedorn mit seiner Kamera die deutsche Fußballlegende Rudi Assauer. Nach einem spannenden Leben als erfolgreicher Fußballspieler und Fußballmanager setzte bei Rudi Assauer das Vergessen ein. 2012 gab er öffentlich seine Demenz-Diagnose bekannt und lebte in der Folge bei seiner Tochter. Michael Hagedorn beschreibt die Tochter Aussauers als bodenständige Frau, als Ruhrpott-Natur, die das Herz auf der Zunge trägt, und das Verhältnis zwischen Tochter und Vater als liebevoll und herzlich.

Im April 2014 wurde Rudi Assauer 70 Jahre alt, und zu seinen Ehren fand ein großes Fest statt, mit viel Prominenz, einem stundenlangen Programm, Danksagungen, Reden, Fototerminen, Presse und einem Festbankett. Assauer lebte damals schon einige Jahre mit der Diagnose Demenz, und so war es nur verständlich, dass er nach einiger Zeit müde wurde, immerhin war den ganzen Abend viel auf ihn eingeströmt. Doch nachts um drei Uhr lief Rudi Assauer plötzlich, zur Überraschung aller, zu Hochform auf.

> „Plötzlich hat dieser Mann angefangen, mit seinen ehemaligen Spielern, mit denen er vor 20 Jahren den Europapokal gewonnen hatte, zu singen. Er hat das Mikrofon genommen und diese Lieder geschmettert von damals."

Assauer hatte zu der Zeit schon einige Jahre Probleme mit dem Sprechen, aber beim Singen der Lieder war er textsicher. Michael Hagedorn war von Assauers Ausstrahlung beeindruckt, vor allem von dessen Kraft, die er plötzlich verströmte.

> „Und dann diese Energie! Das alles morgens um halb vier. Also ich war echt platt von so viel Präsenz. Das war schon sehr beeindruckend."

In seiner Arbeit hat Michael Hagedorn schon einige Male erlebt, wie ein Highlight im Leben bei Menschen mit Demenz plötzlich ungeahnte Energie frei machen kann. Rudi Assauers Höhepunkt war das Geburtstagsfest, auf die ehemaligen Spieler zu treffen, wieder im Mittelpunkt zu stehen. In der nächsten Erzählung erlebt ein Mensch mit Demenz ein Konzert von Udo Lindenberg.

Sieben Jahre lang, bis zu dessen Tod, hat Michael Hagedorn mit seiner Kamera Klaus B. aus Hannover und seine Frau begleitet. Klaus B. hatte neben der Demenz auch einen Morbus Parkinson, und deshalb litt er unter einer sehr hohen Körperspannung. Setzte man ihn in den Rollstuhl oder versuchte man, mit ihm ein Stück zu gehen, arbeitete sein Körper immer dagegen, und deshalb waren jegliche körperliche Aktivitäten sowohl für die pflegende Gattin als auch für Klaus B. selbst unglaublich anstrengend. Trotzdem hat Frau B. mit ihrem Mann viel unternommen, ist mit ihm zum Kabarett gegangen oder zum Theaterabend.

Eines Tages sollte es zu einem Konzert von Udo Lindenberg gehen, mit der Kamera dabei war Michael Hagedorn. Aufgrund der hohen Körperspannung war davon auszugehen, dass die zweistündige Autofahrt für Klaus B. überaus anstrengend sein würde und vielleicht sogar zu einem körperlichen Zusammenbruch führen könnte. Doch zu Michael Hagedorns Überraschung geschah das Gegenteil.

> „Wir waren Stunden vor dem Konzert bereits dort und haben zuerst den Soundcheck mitgemacht. Da waren wir in dieser riesigen Halle, dazu sieben

oder acht Lindenberg-Doubles und mitten drin der Klaus B. aus dem Dorf
nahe Hannover. Das war schon eine bizarre Szene."

Danach kam es hinter der Bühne noch zu einem persönlichen Treffen mit
Udo Lindenberg. Dieser nahm seine Sonnenbrille ab und unterhielt sich,
ganz sympathisch und bescheiden, von Mensch zu Mensch mit Klaus B.
und seiner Frau. Erst danach folgte der krönende Abschluss, der eigentliche
Höhepunkt: das Konzert von Udo Lindenberg.

> „Wir saßen ganz vorne, wo die Menschen mit Rollstühlen stehen. Da war
> volle Dröhnung, 2,5 Stunden lang. Es war beeindruckend. Klaus war diese
> ganzen Stunden von Anfang bis zum Ende fokussiert, hat alles ins sich auf-
> gesogen. Wirklich sehr berührend."

Michael Hagedorn ist deshalb überzeugt davon, dass Höhepunkte für Menschen mit Demenz aufbauend sind und positive Wirkung zeigen.

> „Diese Highlights, die sind so wichtig. Sie wecken so viele Energien. Sie sind
> so wichtig für diese Menschen, die schwingen noch über Tage nach."

Auch im direkten Kontakt mit Menschen mit Demenz erlebt Michael Hagedorn Momente, die ihn begeistern. Wie etwa mit Herrn K., einem Mann,
der in der Eifel lebte und den er ebenfalls mit der Kamera begleitete.
    Da Herr K. die Aufmerksamkeit sehr genoss, verbrachte Michael Hage-
dorn viel Zeit mit ihm, und es entstand große Nähe. Herr K. liebte es zu
reden, dabei war seine Sprache aber sehr speziell. Er konnte Worte klar
formulieren, aber die Sätze machten keinen Sinn, Michael Hagedorn
bezeichnete die Sprache von Herrn K. im Interview als *„wortgeheimnisvoll"*.
    Eines Tages saß er mit Herrn K. auf einer Bank und sagte, ohne ein
Konzept zu verfolgen oder ein Ziel zu haben, einen Satz zu ihm. Herr K.
antwortete, ein Gespräch ergab sich, und irgendwann entdeckte Michael
Hagedorn eine Art Struktur in den Antworten von Herrn K. Er reagierte
darauf.

> „Ich rede so mit ihm, und dann merke ich, im ersten Teil seines Antwortsatzes
> geht er auf meine Frage ein, auf meinen Satz, und zum Ende des Satzes geht
> es in eine ganz andere Richtung. Das war ein wenig wie Dominospielen. Der
> Anfang passte zu dem, was davor war, das Ende aber war komplett neu. Da
> habe ich gedacht: Okay, dann gehe da jetzt mal darauf ein und antworte auf
> den zweiten Teil seines Satzes. Mal schauen, was dann passiert."

Eine halbe Stunde lang unterhält sich Michael Hagedorn dann auf diese Weise mit Herrn K. Das Gespräch mäandert dahin, geht hierhin und dahin, hat in sich keine Logik und keinen intellektuellen Sinn. Trotzdem erlebt Michael Hagedorn eine gute Zeit und das Gespräch wirkt sogar intensiv nach.

> „Wir hatten eine saugute Zeit miteinander, es war spielerisch leicht. Später ging mir noch durch den Kopf, dass das das tiefgründigste Gespräch seit langem war."

Das tiefgründigste Gespräch seit langem mit einem Mann mit Demenz? Michael Hagedorn zieht zur Erklärung dieses Erlebnisses einen überraschenden Vergleich.

> „Es ging nicht um das, was gesagt wurde. Es ging darum, dass wir in Kommunikation waren, wir waren auf einer ganz anderen Ebene unterwegs. Es war wie das freie Improvisieren von Jazzmusikern, wo einer anfängt, ein Solo zu spielen, dann steigt der andere ein. Alles folgt einer Struktur, aber es ist alles frei. Das war eine Hammererfahrung."

Diese halbe Stunde mit Herrn K. sollte Michael Hagedorns Blick auf Menschen mit Demenz, auf ihre Fähigkeiten, ihre Art der Kommunikation nachhaltig erweitern. Noch heute kommt er ins Schwärmen, wenn er von diesem Erlebnis erzählt.

> „Das war so schön, so eine Magie in diesem Moment, so kraftvoll. Da denke ich heute noch dran, mit wohligem Gänsehausfeeling. Es war Mindblowing!"

4

Warum Altenpflege dringend mehr magische Momente braucht

Inhaltsverzeichnis

Magische Momente, so zeigten meine Interviews, sind nicht nur Zufallsprodukte engagierter Arbeit, sondern Ausdruck professioneller Altenpflege. Die erzählten magischen Momente meiner Interviewpartnerinnen berühren. Mehr noch, ich bin mir sicher, dass Sie als Leserin und Leser intuitiv dachten: Genau so sollte Altenpflege sein! Diese Art von Altenpflege wünscht man sich, für sich selbst, für die eigenen Eltern. Wir alle haben Vorstellungen von menschlicher Altenpflege. Doch zwischen Wunsch und Wirklichkeit klafft vieler Orts ein großes Loch. In viele Leitbildern der Altenpflege wird eine *„ganzheitliche Pflege"* zwar propagiert, in der Praxis zeigt sich aber, dass diese Ganzheitlichkeit mehr Schein als Sein ist. Altenpflege findet immer noch vor allem als Körperarbeit statt, Beziehungspflege und „Seelenpflege" sind rar. Im nachfolgenden Kapitel mache ich einen ungeschönten und kritischen Blick auf die Altenpflege der Gegenwart. Ich versuche dem Stillstand auf die Spur zu kommen und suche nach Erklärungen dafür. Ich erzähle von einer Bewegung der 80er-Jahre, die für Kinder, Menschen mit Beeinträchtigung und psychiatrische Patienten strukturelle und menschliche Veränderung gebracht hat, aber die Altenpflege nicht erreicht hat. Ich reflektiere, wie der Blick unserer Gesellschaft auf alte Menschen, aber auch unser Blick als Pflegepersonen die Praxis der Altenpflege, unseren Umgang mit alten Menschen prägt. Es handelt sich um ein sehr persönliches und überaus kritisches Resümee zu meinen Eindrücken und Erfahrungen mit Altenpflege in den letzten 30 Jahren. Verbunden damit ist meine Hoffnung, dass Altenpflege den Wandel doch schafft. Damit jene Altenpflege möglich wird, die wir intuitiv als menschlich und würdevoll erkennen. Eine Altenpflege, in der viele magische Momente geschehen und geerntet werden können.

4.1   Altenpflege gestern, heute und morgen – ein leidenschaftliches Plädoyer

Gleich vorweg, damit Sie als Leserin und Leser von Beginn an meine Position zur heutigen Altenpflege kennen: Meine Vorstellungen von Pflege und Betreuung alter Menschen geht in vielen Bereichen ganz und gar nicht konform mit dem, was derzeit als Altenpflege geboten wird. Ich wünsche mir eine andere Altenpflege. Für mich selbst, sollte ich einmal pflegebedürftig werden. Für alle alten Menschen, die heute oder in Zukunft Pflege brauchen. Für die Angehörigen pflegebedürftiger Menschen. Für jede einzelne Altenpflegeperson. Für uns alle als Gesellschaft.

Pflegeheime mit 100 und noch mehr Betten sind für mich Einrichtungen, die ein System der Vergangenheit fortführen. Ein System, welches für andere Gruppen verändert wurde. Für alte Menschen aber nicht.

Bis in die 80er-Jahre hinein war es Usus, Kinder, Menschen mit Beeinträchtigungen, alte Menschen und psychiatrische Patienten in großen Heimen, oft als Heil- und Pflegeanstalten bezeichnet, zu betreuen. Meist standen diese großen Heime etwas abgesondert am Rande der Gesellschaft, und häufig wurden sie von katholischen Ordensfrauen geführt. In Salzburg, meiner Heimatstadt, hängt über einem ehemaligen Pflegeheim immer noch das denkmalgeschützte Schild „Siechenheim" und gibt Zeugnis ab von dieser Zeit.

Es war der amerikanische Soziologe Ervin Goffman, der mit seinem Buch „Asylum" in den 60er-Jahren den Blick auf diese Betreuungseinrichtungen veränderte. Er bezeichnete darin Institutionen dieser Art als „totale Institutionen" und beschrieb eindrücklich am Beispiel geschlossener Psychiatrien, wie viel Unmenschlichkeit Betroffene dort erlebten und wie sehr sich alle Menschen in diesem System, Betroffene wie Betreuende, anpassen mussten, weil die Ablauforganisation wichtiger war als der einzelne Mensch, der diesem System, in welcher Rolle auch immer, ausgesetzt war.

Goffmans Buch, 1973 auch in deutscher Sprache erschienen unter dem Titel „Asyle. Über die soziale Situation psychiatrischer Patienten und anderer Insassen", hat in den 80er-Jahren auch in Europa zu einem radikalen Umdenken in der Betreuung psychiatrischer Patienten, Kinder und beeinträchtigter Menschen geführt. Kinderheime, Behindertenheime, geschlossene Psychiatrien wurden nach und nach aufgelöst, kleine, familienähnliche Strukturen entstanden. Statt Verwahrung und Pflege erlebten die Betroffenen plötzlich Betreuung, Beschäftigung und Normalität. Als Krankenpflegeschülerin in einer Psychiatrie habe ich diese Bewegung damals miterlebt, und ich kann mich noch sehr gut erinnern an die anfängliche Skepsis des Klinikpersonals. Jene, die den Wandel vorantrieben und die Erneuerung ins Land brachten, mussten enormen Widerstand überwinden. „Viel zu teuer", riefen Politiker und Vertreter des alten Verwahrungsgedankens, und das Klinikpersonal warnte: „Viel zu gefährlich!" und „Die Menschen können mit so viel Autonomie doch gar nicht umgehen!".

Trotz des großen Widerstandes gelang es – der Wandel wurde Wirklichkeit. Die Betreuung von psychiatrischen Patienten, von Kindern und von Menschen mit Beeinträchtigung in kleinen, familienähnlichen Strukturen ist seit mittlerweile 30 Jahren selbstverständlich. Diese kleinen Betreuungseinrichtungen stehen auch immer seltener irgendwo auf der „grünen Wiese", fernab von Zentren, sondern mitten drin in unserer Gesellschaft. Ein wesentlicher Schritt in Richtung Inklusion und Menschlichkeit wurde gemacht. Kaum jemand in unseren Breitengraden käme heute noch auf die Idee, Kinderheime oder Behindertenheime mit 100, 200 oder noch mehr

Plätzen zu bauen. Es ginge wahrscheinlich ein Aufschrei durch unsere Gesellschaft, vor allem, wenn Kinder betroffen wären.

Nicht so bei Einrichtungen der Altenpflege. Bis auf wenige Ausnahmen, es entstehen ja mittlerweile nach und nach auch Seniorenwohngemeinschaften, haben Seniorenheime immer noch 100, 200 oder gar noch mehr Betten. Sie stehen auch immer noch häufig am Rande der Stadt oder Gemeinde. Das regt niemanden auf. Im Gegenteil, unsere Gesellschaft zeigt dafür Verständnis, ja befürwortet diese Art der Unterbringung alter Menschen sogar. Die alten Menschen wollen angeblich Ruhe haben und fühlen sich rasch gestört, so die Begründung. Doch das sind nur scheinbar plausible Argumente, und wer je in einem Seniorenheim gearbeitet hat, weiß, wie sehr viele alte Menschen es lieben, mitten drin im Leben, an einem Ort des Geschehens zu sitzen und das Treiben zu beobachten.

In unserer Gesellschaft wollen die Menschen zwar alt werden, aber sie wollen das Alter und seine möglichen Begleiterscheinungen möglichst nicht sehen. Das hohe Alter, der Tod, Pflegebedürftigkeit und Demenz sollen möglichst im gesellschaftlichen Schatten stattfinden. Außerdem, so die Argumente, wird Pflege doch auch immer teurer, und wir können uns das alles bald nicht mehr leisten! Größere Einrichtungen sind einfach kostengünstiger. Also alles gut. Das hat schon seine Richtigkeit.

Sicher, heutige Seniorenpflegeheime können nicht mehr verglichen werden mit Kinderheimen und Behindertenheimen der 70er-Jahre. Es gibt mittlerweile viel Bewusstsein dafür, dass den Dynamiken totaler Institutionen ständig entgegengewirkt werden muss. Hausordnungen wurden abgeschafft, Essenszeiten können selbst bestimmt werden, freiheitseinschränkende Maßnahmen wurden rechtlich reguliert, und Pflegeleitbilder erzählen von einer individuellen Betreuung des alten Menschen.

Also alles bestens?

Fragt man alte Menschen, ob sie bei Pflegebedürftigkeit ins Pflegeheim ziehen wollen, erhält man die Antwort auf diese Frage. Sie wollen selten freiwillig in ein Seniorenheim einziehen. Mehr noch, alte Menschen erleben den Einzug ins Pflegeheim auch heute noch als große Kränkung, als letzte Station, als Warten auf den Tod (Riedl 2012). Und selbst die meisten Pflegepersonen lehnen für sich einen Seniorenheimeinzug kategorisch ab, wenn man sie fragt, ob sie diesen im Fall eigener Pflegebedürftigkeit im Alter planen (ich mache mir seit Jahren den Spaß, diese Frage in Pflegeforen Sozialer Medien und in meinen Seminaren zu stellen).

Folgt man den Ausführungen Goffmans und betrachtet man Seniorenpflegeheime der heutigen Zeit kritisch, finden sich viele Hinweise auf Reste der *„totalen Institution"* und auch darauf, wie die Betroffenen, alte Mensch wie auch Pflegepersonal, mit Anpassung reagieren. Da werden Menschen auf ihre körperlichen Bedürfnisse reduziert, da werden mehr Beruhigungsmittel als eigentlich notwendig verabreicht (salzburg.orf.at 2013), da gibt es wenig Rücksicht auf das langsamere Lebenstempo der Menschen, da werden Zigaretten und Schokolade portioniert, und da wird Nahrung künstlich verabreicht, obwohl der Mensch das deutlich ablehnt. Viele Pflegepersonen decken dieses Verhalten, machen mit, passen sich an.

Es ist für mich kein Wunder, dass immer wieder Pflegeskandale aufgedeckt werden. Sie machen sichtbar, wie schmal der Grat zwischen Menschlichkeit und Unmenschlichkeit in diesen Systemen ist und auch wie lange sich, scheinbar unbemerkt, Unmenschlichkeit halten und ausbreiten kann. Dabei machen aufgedeckte und medial bekannt gewordene Pflegeskandale vor allem große Gewaltakte sichtbar. Die tägliche kleine Gewalt in vielen Seniorenheimen bleibt unsichtbar. Mehr noch, sie wird oft gar nicht als Gewalt wahrgenommen. Bevormundung etwa. Fehlende Zuwendung. Herabwürdigung (Bohn 2017).

Dazu eine kleine Geschichte, die diese tägliche Gewalt beispielhaft erläutern soll.

Beispiel

Vor einiger Zeit erzählte mir eine befreundete Bewohnervertreterin, ausgebildete Gesundheits- und Krankenpflegerin, wie sie beim Besuch eines alten Herrn in einem Seniorenheim im Zimmer nebenan jemanden rufen hörte. Zuerst dachte sie, es wäre vielleicht ein automatisiertes Rufen, wie man es oft bei Menschen mit Demenz erlebt. Doch irgendwann realisierte sie, dass dem nicht so war, es war kein monotones Rufen, sondern es klang gequält, verzweifelt, hilflos. Da die Tür des Zimmers, aus dem die Rufe kamen, offenstand, klopfte die Bewohnervertreterin kurz an die Türe und betrat dann das Zimmer. Sie traf auf eine alte Frau, die im Bett lag, nassgeschwitzt war, die sichtbar an Schmerzen litt und verzweifelt versuchte, dem Bett zu entkommen. Als die Bewohnervertreterin sie ansprach, erzählte die Frau, dass sie schon seit drei Stunden so liegen würde, es nicht mehr aushalten würde, weil sie wahnsinnige Schmerzen am Rücken hätte und deshalb bereits seit einer halben Stunde um Hilfe läuten würde. Also machte sich die Bewohnervertreterin auf den Weg, das Pflegepersonal auf die Situation der Frau aufmerksam zu machen. Sie fand die Pflegenden im Personalzimmer, das Team machte gerade Pause und jausnete. Als die Bewohnervertreterin von der alten Dame und ihren Schmerzen berichtete, meinte die Pflegerin nur: „Jaja, das ist die Huber, die kennen wir schon. Da waren wir eh erst vor zwei Stunden. Sie muss warten. Wir haben jetzt Pause. Jetzt sind einfach mal wir dran."

Genau aus diesen Gründen, weil ich so oft Verhalten dieser Art erlebt habe, als Krankenpflegeschülerin und als junge Pflegerin, war ich eine der Pionierinnen der ambulanten Pflege in Österreich und setze mich ein für eine Altenpflege, die zu Hause oder in familienähnlichen kleinen Strukturen, etwa Haus- und Wohngemeinschaften stattfindet.

Warum immer noch klassische Seniorenpflegeheime mit 100 und noch mehr Betten errichtet werden, während diese Praxis bei Kindern, psychiatrischen Patienten, Menschen mit Beeinträchtigungen eingestellt wurde, kann ich nicht nachvollziehen. Warum fordert unsere Gesellschaft nicht schon lange auch für alte Menschen kleine Strukturen? Warum ist uns als Gesellschaft eine menschliche Altenpflege so wenig wichtig?

4.1.1 Altenpflege geht uns alle an!

Auch wenn wir Menschen nicht gerne darüber nachdenken, aber das Alter ist unser aller Zukunft. Wir leben in einer langlebigen Gesellschaft, und immer mehr Menschen erreichen ein hohes Alter.

Dieses lange Leben schenkt uns Chancen, aber es hat auch Nachteile. Gegenüber vorhergehenden Generationen haben wir etwa heute viel mehr Zeit für unsere persönliche Lebensgestaltung und Entwicklung. Wir machen längere Ausbildungen, bekommen unsere Kinder später, erleben nach einer Scheidung eine neue Liebe und machen jenseits der 30 auf dem zweiten Bildungsweg noch einmal eine Ausbildung. Wir erleben eine so lange nachberufliche Lebensphase, wie noch keine Generation vor uns, und wir sehen unsere Enkelkinder und vielleicht sogar Urenkelkinder heranwachsen. Der große Nachteil dieses langen Lebens liegt im steigenden Risiko, auch über Jahre, Pflegebedürftigkeit zu erleben.

Die Fragen „Wie möchte ich einmal gepflegt werden?" oder „Was möchte ich bei Pflegebedürftigkeit als Mensch erleben?" müssten daher eigentlich jeden Menschen in unserer Gesellschaft beschäftigen. Das Thema wird nicht nur irgendwann am Ende des Lebens uns selbst betreffen, es betrifft uns auch als Familien, etwa als Enkelkinder hochbetagter Großeltern, als Kinder alt gewordener Eltern, als Ehefrau eines pflegebedürftigen Ehemannes, als Lebensgefährte einer dementen Partnerin.

Doch wir Menschen neigen zur Verdrängung persönlich bedrohlicher Themen, frei nach dem Motto „Es ist ja noch nicht so weit". Also führt Altenpflege immer noch ein Stiefmütterchen-Dasein, statt längst schon im Mittelpunkt der gesellschaftlichen und politischen Debatte zu stehen. Im Gegenteil, der Druck auf Pflegepersonen steigt und steigt, die Arbeit in der Altenpflege wird immer schwieriger, und der schon seit Jahren prognostizierte Pflegepersonalnotstand ist plötzlich Wirklichkeit. Warum davon politisch Verantwortliche überrascht sind, lässt mich als Altenpflegeexpertin einfach nur staunen.

Eine Weiterentwicklung der Altenpflege findet in einigen besonders engagierten Einrichtungen statt, moderne Pflege- und Betreuungskonzepte werden implementiert, Hausgemeinschaften werden eröffnet, Personal wird geschult. Aber eine flächendeckende strukturelle Weiterentwicklung von Altenpflege, auf die sich jeder alte Mensch, wo immer er lebt und wohnt, verlassen könnte, gibt es nicht. Nicht in Österreich, nicht in Deutschland, nicht in der Schweiz.

Altenpflegerinnen, die Gespräche mit pflegebedürftigen Bewohnern führen, bekommen von Kollegen immer noch gesagt, dass sie mit *„Rumreden"* oder *„Tratschen"* nicht so viel Zeit vergeuden sollen. Pflegepersonen, die Menschen zuhören oder trösten, können sich von Vorgesetzten anhören, sie sollten besser Wunden verbinden oder Einläufe verabreichen. Und die für Altenpflege zuständigen politischen Kräfte meinen, die psychosoziale Betreuung alter Menschen könnten in Zukunft Personen mit niederschwelligen Ausbildungen und *„Hausverstand"* machen. Das bisschen Reden, dafür braucht es keine langen Ausbildungen.

Ist das wirklich jene Altenpflege, wie wir sie uns für unsere eigene Zukunft wünschen? Ist das jene Altenpflege, die wir unseren Angehörigen, unseren Eltern, Großeltern und irgendwann uns selbst zukommen lassen wollen? Und ist das jene Altenpflege, die wir als Pflegende erbringen wollen?

4.1.2 Altenpflege zwischen Wunsch und Wirklichkeit

Jahrzehntelang, bis hinein in die 90er-Jahre, war Altenpflege das Stiefkind der Pflege. Siechenheime, Altenheime mit Pflegestationen im Kellergeschoss, geriatrische Stationen mit Schlafsälen für zehn und noch mehr Patienten, Seniorenheime mit Vierbettzimmern. Als ich die Ausbildung zur psychiatrischen Krankenpflege absolvierte, Anfang der 80er-Jahre, war das die Welt der Altenpflege. Sie war ausgerichtet auf die Befriedigung existenzieller Grundbedürfnisse: Körperpflege, Essen, Trinken, Kleiden, Ausscheiden. Pflege nach dem Muster „Warm, satt und sauber".

Ende der 80er-Jahre, Anfang der 90er-Jahre brach die Altenpflege dann auf zu einem ersten Wandel. Doch dieser Wandel wurde nicht etwa, wie man bei diesen Arbeitsbedingungen hätte glauben können, von den

Pflegeeinrichtungen oder von Pflegepersonen initiiert, er geschah auch nicht freiwillig. Dem Wandel zugrunde lag das langsame Bewusstsein der Politik für die beginnende Alterung unserer Gesellschaft. Wirklich angefeuert aber wurde die Veränderung durch Pflegeskandale, in Österreich etwa jener im Krankenhaus Lainz: Auf der 1. Medizinischen Abteilung ermordeten vier Stationshelferinnen gemeinschaftlich über mehrere Jahre vorrangig ältere Patienten (Pandi und Ringel 1989, Spiegel Online 2014).

Plötzlich stand Pflege und insbesondere Altenpflege im Scheinwerferlicht. Empörung und Aufruhr ging durch die Gesellschaft. Und endlich diskutierte auch die Politik Themen wie Personalnot und Arbeitsbedingungen, aber auch Fragen nach modernen Pflegekonzepten, und welche Haltung zum Menschen in der Altenpflege eingenommen werden muss. So kam es damals zu einem Wandel und einer Weiterentwicklung in der Altenpflege.

Zuerst wurden die baulichen Konzepte für Pflegeheime verändert, Zwei-Bett-Zimmer statt Sechs-Bett-Zimmer, später wurden mehr und mehr Einbettzimmer eingerichtet. Danach wurde ein höheres Augenmerk gelegt auf den Faktor Wohnen, und nach und nach wurden mittlerweile Hausgemeinschaften oder Wohngemeinschaften errichtet.

Auch die Pflege selbst kam in Bewegung. Ein aktivierender Pflegeansatz eroberte die Altenpflege, Individualität in der Pflege wurde ausgerufen, die Biografie des alten Menschen und eine penible Pflegeplanung sollten dafür der Schlüssel sein. Validation nach der Amerikanerin Naomi Feil eroberte Europa, das Pflegemodell Mäeutik wurde bekannt, die reaktivierende Pflege nach Erwin Böhm etablierte sich.

Ganzheitlichkeit wurde das neue Schlagwort aller Pflegeeinrichtungen, vom Krankenhaus bis zum Pflegeheim. *„Der Bewohner/Patient im Mittelpunkt"* oder *„Ganzheitliche und individuelle Pflege"* steht seitdem als Mission-Statement in den Leitbildern vieler Pflegeeinrichtungen und erzählt davon, welche hohen Erwartungen Pflegepersonen an sich und ihre Arbeit haben. In den Leitsätzen der Pflegeeinrichtungen ist ausformuliert, dass Pflegepersonen den alten und pflegebedürftigen Menschen empathisch begegnen und ihre persönlichen Bedürfnisse – körperlich, psychisch und sozial – wahrnehmen. Es steht geschrieben, dass sich das Pflegepersonal an die langsamere Geschwindigkeit der alten Menschen anpasst und Zeit lässt, die Dinge selbst zu tun. Auch die Wichtigkeit von Gesprächen ist erkannt und die Notwendigkeit von offenen Ohren, wenn alte Menschen wieder und immer wieder aus ihrem Leben erzählen.

In der täglichen Pflegepraxis aber hinkt Altenpflege diesen ausformulierten Erwartungen und Leitsätzen weit hinterher. Im Pflegealltag besteht auch heute noch eine große Diskrepanz zwischen beruflichem Anspruch und gelebter Realität.

Hier eine kleine Beobachtung, die ich erst kürzlich selbst machen konnte.

> **Beispiel**
>
> Vor einigen Monaten war ich für eine kleine Untersuchung in Narkose, in einem Spital mit gutem Ruf. Ich teilte mein Zimmer mit zwei alten Damen, eine davon ruhig, zurückgezogen und mobil, die andere laut, stark übergewichtig und immobil. Als ich im narkosebedingten Halbtaumel nach der Untersuchung auf mein Zimmer geschoben wurde, registrierte ich, wie die übergewichtige alte Frau gerade gewaschen wurde. Eine halbe Stunde später wachte ich von einem leisen Jammern auf. Die übergewichtige alte Frau klagte vor sich hin: „Nein, jetzt ist es in die Hose gegangen. Meine Güte, so ein Elend. Meine Güte, meine Güte!"
>
> Ich drückte für die alte Frau das Rufsystem und wies schweigend in ihre Richtung, als eine Krankenpflegerin den Raum betrat. Was ich dann erlebte, machte mich sprachlos. Denn die alte Frau wurde nicht einfach professionell gereinigt. Nein, durch die gesamte Dauer der Intimpflege wurde die Dame gemaßregelt, und es fielen Sätze wie „Das haben Sie jetzt absichtlich getan!" oder „Das können Sie jemand anderem erzählen, dass sie das nicht gemerkt haben!".
>
> Die alte Frau entschuldigte sich weinend immer wieder und versuchte zu erklären, dass sie nichts gespürt hätte. Sie wurde nicht gehört. Erst als ich, müde, aber aufgewühlt, mich aufrichtete und rief, man möge bitte die Frau anders behandeln, war der Spuk vorbei.

Ein Einzelfall? Nein, ganz sicher kein Einzelfall. Pflegebedürftige alte Menschen laufen immer noch Gefahr, Abwertung, gleichgültiges Verhalten, Zwang oder die Missachtung ihrer Intimsphäre zu erleben. Im Krankenhaus wie auch im Seniorenheim oder der ambulanten Pflege.

Osterbrink und Andratsch (2015) gaben kürzlich in einem Buch eine eindrückliche Übersicht von öffentlich gewordenen Pflegemissständen in österreichischen und deutschen Seniorenheimen. Die Erlebnisse der alten Menschen reichten dabei von einem rüden Umgangston, verbalen Herabwürdigungen, Mangelversorgung und daraus resultierenden Pflegefehlern, langem Liegenlassen in Kot und Urin, medikamentösen Überdosierungen bis hin zu direkter körperlicher Gewalt. Die Autoren verweisen darauf, dass der Beginn von Gewalt sich oft im Kleinen zeige, etwa in einer Geste, in einem rüderen Ton, und sie betonen, dass Gewalt in seinem Ursprung oft übersehen oder als belanglos abgetan wird.

Erst vor wenigen Jahren gab es in Österreich wieder einen Pflegeskandal in einem Pflegeheim. Es steht der Vorwurf schwerer Nötigung und körperlicher Übergriffe im Raum – die Ermittlungen laufen –, und es wird dabei gerätselt, wie es kommen konnte, dass der Rest des Pflegepersonals nichts von den Übergriffen mitbekam (Kurier 2016; Der Standard 2017).

Dass die individuelle und ganzheitliche Pflege mehr Schein als Sein ist, erfährt man auch in vielen Pflegedokumentationen. Dem hehren Ideal der Ganzheitlichkeit stehen Pflegedokumentationen und Pflegeplanungen gegenüber, die davon erzählen, wie sehr in der täglichen Pflegerealität immer noch vor allem Körperpflege, Ausscheidung, Nahrungsaufnahme und Trinken im Vordergrund stehen und wie Abweichungen vonseiten der Bewohner als Störung interpretiert werden. Lehnen alte Menschen etwa Pflegemaßnahmen ab, wird dies meist als Verweigerung dokumentiert und nicht als Zeichen von Autonomie betrachtet. Biografiearbeit, die eine individuelle Pflege sicherstellen sollte und als Kernelement moderner Altenpflege gilt, reduziert sich oft auf Fragen nach dem Lieblingsessen, der gewohnten Schlafenszeit und dem früheren Beruf. Ich kenne nur sehr wenige Pflegeeinrichtungen, die wirklich professionell und engagiert das Instrument der Biografiearbeit einsetzen. Meistens ist Biografiearbeit eine leere Hülse ohne Leben, mehr Pflicht als Kür. Die Qualität der durchgeführten Biografiearbeit in der Altenpflege ist interessanterweise auch kaum wissenschaftlich erforscht.

Altenpflege ist bis heute vor allem eine am Körper orientierte Pflege. Eine individuelle Pflege und Betreuung, die auch psychosoziale Bedürfnisse der alten Menschen berücksichtigt, findet in vielen Pflegeorganisationen nur selten statt. Aus Gründen mangelnder Rahmenbedingungen, aus Zeitgründen, aber vor allem, weil viele Altenpflegekräfte selbst in ihrem Tun auf Körperarbeit fixiert sind.

4.1.3 Wie Politik die Weiterentwicklungen der Altenpflege einengt und verhindert

Auch die Politik betrachtet Altenpflege vorrangig als Arbeit am Körper, an den Grundbedürfnissen des Menschen und definiert mit diesem Bild die Rahmenbedingungen der Altenpflege. 20 min für ein Vollbad, 15 min für einen Verbandwechsel, fünf Minuten für Medikamente-Richten. Null Minuten für Trösten und Tränen-Trocknen. Null Minuten für Zuhören und Wertschätzung.

Viele Jahre haben die politisch Verantwortlichen der Altenpflege und ihrer Weiterentwicklung wenig Bedeutung beigemessen. Damit haben sie auch den Stillstand und die derzeit teilweise dramatische Situation, insbesondere in Deutschland, verschuldet. Schlechte Arbeitsbedingungen, Überforderung und Frustration bei Pflegenden, Flucht der Pflegepersonen aus dem Beruf, geringes Interesse an Pflegeausbildungen (Kümmerling 2016) – alles Resultate einer Politik, die wegsah. Auch jetzt, wo der Hut bereits lichterloh brennt, liegt der politische Fokus weiter vor allem auf den Kosten der Altenpflege. Aspekte der Menschlichkeit scheinen nachrangig. Da wird immer noch mehr optimiert und strukturiert, Qualitätsvorgaben werden immer noch dichter, Kontrollen immer noch engmaschiger, und fragwürdige Qualitätsmessungen sollen Politik wie Bevölkerung beruhigen. Diese Qualitätsmessungen sind nämlich entweder als Instrument ungeeignet oder sie legen einen eingeschränkten, auf die Körperebene reduzierten Blick auf Altenpflege frei.

Viele Zufriedenheitsbefragungen in der Altenpflege werden von Consultingfirmen durchgeführt, dabei werden Instrumente der Unternehmensberatung verwendet, die für alte Menschen ungeeignet sind. Forschungen haben etwa gezeigt, dass Bewohner in Seniorenheimen aufgrund ihrer Abhängigkeit, aber auch aufgrund ihrer Erfahrungen im Kontext Schule Befragungen zu ihrer Zufriedenheit als Prüfungssituation erleben und deshalb als bedrohlich. Sie haben Angst, falsche Antworten zu geben oder anzukreuzen, deshalb zeigen sie häufig ein sozial erwünschtes Antwortverhalten oder versuchen überhaupt Fragen auszuweichen. Außerdem nehmen im Vorfeld von Befragungen häufig Führungskräfte eine Vorselektion der Befragten vor, womit das Ergebnis deutlich verzerrt wird und zu einem scheinbar positiven Ergebnis führt (Kelle et al. 2014).

Die Sozialgerontologin Weidekamp-Meicher (2018) weist im Zusammenhang mit Qualitätsmessungen in der stationären Altenpflege auf die notwendige Trennung der beiden Begriffe „Pflege" und „Care" hin. Sie unterscheidet außerdem zwischen „Qualität der Pflege" und „Qualität des Lebens". Unter Qualität der Pflege versteht Weidekamp-Meicher die Güte erbrachter Pflegeleistungen, es geht hier also um den engen Begriff der Pflege, um direkte Pflegehandlungen und ihre messbare Qualität. Die Qualität des Lebens wird aus ihrer Sicht aber nicht ausschließlich von der Qualität der Pflege bestimmt, sondern durch das erweiterte „Care" sichergestellt und von der Gesamtqualität einer Einrichtung geformt. Weidekamp-Meicher steht deshalb den vielen Bestrebungen kritisch gegenüber, bei Qualitätsmessungen in Pflegeheimen vor allem die Qualität der Pflege in den Mittelpunkt zu stellen und dafür Parameter heranziehen, die einfach zu messen sind und sich auf klinische und damit körperliche Interventionen konzentrieren. Aspekte der Qualität des Lebens, also Parameter wie Würde, Teilhabe,

Autonomie und individuelle Vorstellungen über Lebensqualität, würden dabei nicht berücksichtigt werden, obwohl sie aus Sicht der Bewohnerinnen essenziell seien.

Quantitative Qualitätsmessungen dieser Art verfestigen den eingeschränkten Blick auf Altenpflege, bei Gesellschaft wie Politik. Sie werden einer zukünftigen Pflege nicht gerecht, sondern machen jede Weiterentwicklung in Richtung Menschlichkeit zu einer Sisyphusarbeit.

Fatal für die alten Menschen wie auch für die Arbeitszufriedenheit des Pflegepersonals ist die aus Kostengründen zunehmend forcierte Aufspaltung der Altenpflege in Betreuung und Pflege. Hier wird dem Pflegeberuf ein wesentliches Element der Pflege, die psychosoziale Betreuung, entzogen und Menschen mit geringerer Ausbildung oder gar Ehrenamtlichen zugeordnet. Yvonne Falckner, examinierte Krankenschwester, hat hierzu in unserem Interview umfassend Stellung bezogen. Sie sieht bei den niedrigqualifizierten Alltagsbegleitern fachliche Überforderung und bei den examinierten Pflegepersonen das Gefühl, dass man ihnen einen wesentlichen und erfüllenden Bereich der Pflege wegnimmt.

„Deutschland möchte ja die Fachquote senken, das wird uns das Genick brechen, das hatten wir schon einmal in den 70ern, da gab es viel Hilfspersonal, und das kann gefährlich sein."

„Grundsätzlich glaube ich, dass die Alltagsbegleiter ganz oft aus einem guten, gesunden Instinkt heraus handeln, aber dass sie das natürlich auch oft überfordert, weil sie manchmal nicht genau wissen, ob sie jetzt richtig gehandelt haben. Ich mache ja viel diese Schulungen für Alltagsbegleiter, und mir wird viel anvertraut. Da kommen dann so Aussagen wie: Wissen Sie, Frau Falckner, ich weiß ja manchmal gar nicht, was ich mache, und ich überlege hinterher: Habe ich vielleicht Fehler gemacht?"

„Pflegefachkräfte sagen auch: Uns ist jetzt ja das Schöne genommen worden, das machen jetzt die Alltagsbegleiter. Da werden Sachen abgezwackt, die eigentlich zu einem ganzheitlichen Pflegebild dazugehören, die eigentlich zur Fachpflege gehören."

4.1.4 Wie Altenpflege selbst ihre Weiterentwicklungen erschwert

Aber Altenpflege kann aus meiner Sicht den Stillstand des Systems nicht nur auf Politik und Gesellschaft schieben. Auch sie trug und trägt ihren Teil zu dieser Entwicklung bei, denn viele Altenpflegepersonen legen selbst aus eigenem Antrieb den Fokus ihrer Arbeit vor allem auf die körperliche Pflege, während die Beschäftigung mit der psychischen Situation alter Menschen und das Interesse an dem alten Menschen selbst zu kurz kommen.

Eine Studie aus der Schweiz bestätigt diese fehlende Ganzheitlichkeit in der Praxis der Langzeitpflege. 1035 Bewohnerinnen aus 51 Pflegeheimen wurden in der deutsch- und französischsprachigen Schweiz mithilfe strukturierter Interviews zu ihrer Lebensqualität befragt. Insgesamt schätzten die Befragten ihre Lebensqualität als gut (62 %) oder sogar sehr gut (9,3 %) ein. Die Dimensionen „Würde" und „Privatsphäre" sowie „Komfort" bekamen Bewertungen, die höher als 2,5 Punkte lagen, von möglichen 3 Punkten. Die Dimension „Alltagsgestaltung" erreichte einen durchschnittlichen Wert von 2,5, hier inkludiert war auch der wichtige Bereich des Essens, der von drei Viertel der Bewohner positiv bewertet wurde. Auffällig aber war die deutlich schlechtere Bewertung der Dimension „Personenzentrierung", diese lag bei 2,2 Punkten von möglichen 3 Punkten. Unter dieser Rubrik wurde beispielsweise gefragt, ob das Personal sich für die Lebensgeschichte des alten Menschen interessiert und ob das Personal manchmal auch nur zum Reden vorbeikommt. Nur ein Drittel der befragten Personen meinte, die Pflegepersonen würden sich für ihre Lebensgeschichte interessieren und nur 44 % der Befragten gaben an, dass die Pflegenden auch ohne Anlass bei ihnen vorbeischauen würden, etwa einfach nur um zu reden (Bernet et al. 2016).

Ich höre förmlich, wie Altenpflegepersonen jetzt aufschreien: *„Ja, weil wir einfach zu wenig Zeit haben!".* An dieser Stelle möchte ich die mangelhaften Rahmenbedingungen und knappen Zeit- und Personalressourcen in der Pflege, und der Altenpflege im Besonderen, auch nicht schönreden. Keine Frage, für die proklamierte individuelle Altenpflege braucht es mehr Personal, besser ausgebildetes Personal und mehr Zeit.

Trotzdem möchte ich dem Ruf nach mehr Zeit auch etwas entgegenhalten, denn aus meiner Sicht geht es nicht nur um mehr Zeit, es geht auch darum, mit welcher Qualität Pflegepersonen die vorhandene Zeit nutzen. Wie präsent ist etwa die Pflegeperson während einer Pflegehandlung, und wie professionell ist ihre Gesprächsführung?

Meine Gesprächspartnerin Karoline Huber, Gerontopsychologin in einem Seniorenheim, arbeitet eng mit Pflegepersonen zusammen und beobachtet täglich die Pflegekollegen bei der Arbeit. Dass Pflegende keine Zeit haben für individuelle Betreuung und Begegnung, sieht sie nicht. Sie meint, es wäre auch eine Sache der Entscheidung, sich für einen Menschen Zeit zu nehmen.

„Die Pflegepersonen haben Zeit, aus meiner Sicht ist es falsch zu sagen, wir haben keine Zeit. Weil: Wenn ich jemandem das Essen eingebe, dann geht das nicht in drei Minuten. Also da haben sie viel Zeit. Die Körperpflege geht auch nicht in fünf Minuten. Da haben sie auch Zeit. Ich finde, die Pflege verbringt sehr viel Zeit mit den Bewohnern."

„Ich glaube, das Problem ist, dass die Pflege halt immer das Gefühl hat, gleich wieder wegzumüssen, weil da drei Zimmer weiter jemand schreit oder die Glocke läutet. Aber das ist bei mir nicht anders. Wenn ich bei einer Bewohnerin sitze, dann höre ich auch ein paar Zimmer weiter einen anderen Menschen rufen und weiß, der braucht mich. Aber es geht halt genau darum, bei diesen einen Menschen jetzt zu sein, mich einzulassen. Zu entscheiden, sich diesem Menschen, der da vor einem sitzt oder liegt, zuzuwenden."

Dass Pflegepersonen das Gespräch mit Patientinnen und Bewohnern, das gezielte Arbeiten an der Pflegebeziehung, kaum als Pflegearbeit sehen, darauf verwies bereits 2009 die deutsche Pflegewissenschaftlerin Angelika Abt-Zegelin. Sie meinte in einem Fachartikel, Gespräche in der Pflege seien trotz ihrer hohen Bedeutung unterbewertet und auch unzureichend erforscht. Jede Pflegehandlung ist Interaktion, so Abt-Zegelin, und doch führe diese Interaktion ein Schattendasein in der Pflege, handele es sich um ein *„stummes Feld"* in der Pflege, würden Gespräche mit Patienten oder Bewohnerinnen immer noch als *„Schwatz"* abgetan oder nicht als *„richtige Arbeit"* gesehen (Abt-Zegelin 2009).

Mittlerweile hat sich die Forschungslage hier ein wenig verändert. Gesprächsführung in medizinisch-pflegerischen Handlungsfeldern, derzeit vor allem bezogen auf Krankenhäuser, wurde zum Forschungsfeld. Erste Untersuchungen zeigen, dass die Qualität der Kommunikation mit Patientinnen verbesserungswürdig ist und ihre Wirkung unterschätzt wurde. Auch der Faktor Zeit wurde in den mittlerweile vorliegenden Studien berücksichtigt, und siehe da: Es zeigte sich, dass gelungene Gespräche nicht unbedingt mehr Zeit brauchen, sondern eine verbesserte Gesprächsqualität. Dann führen sie sogar zu Zeitersparnis (Sator et al. 2015, S. 34 f.).

Meine Interviewpartnerin Yvonne Falckner, examinierte Krankenschwester mit psychiatrischem Schwerpunkt und in der Seminararbeit tätig, tritt in Deutschland vehement auf gegen den aktuellen Pflegenotstand. Trotzdem sieht sie Möglichkeiten in der Pflegearbeit, mit alten Menschen in Kontakt zu gehen und magische Momente zu erleben. Auch sie meint, ohne die Zeitknappheit in der Pflege zu verleugnen, dass qualitätsvolle Begegnungen mit Patienten letztlich positiv auf den Faktor Zeit wirken.

„Natürlich ist der Pflegenotstand sehr, sehr groß in Deutschland, und ich weiß, dass man als Pflegeperson am Bett von Herrn Müller ganz oft das Gefühl hat, ich müsste ja schon bei Frau Maier sein. Doch ich sage in meinen Seminaren immer:

Wenn Sie jetzt am Bett von Herrn Müller stehen, seien Sie ganz bei Herrn Müller, denn Herr Müller wird es Ihnen danken, er wird an diesem Tag vielleicht nicht unruhig werden müssen. Ich denke, das sind auch diese magischen Momente, sich einzulassen auf einen Menschen, sich zur Verfügung zu stellen."

Aus Sicht der Pflegewissenschaftlerin Abt-Zegelin spielt das Gespräch vor allem in der Altenpflege eine sehr große Rolle. Sie meint, alte Menschen hätten einen besonderen Bedarf an Pflegepersonen mit hoher Gesprächskompetenz, weil sie am Ende ihres Lebens Bilanz ziehen würden und dafür den Austausch mit ihrem Gegenüber brauchen. Abt-Zegelin sieht Pflegepersonen als hauptsächliche Kommunikatoren in der Altenpflege, und das Spektrum reicht aus ihrer Sicht von Beraten über Trösten bis zu der schönen Aufgabe, Menschen zum Lachen zu bringen (Abt-Zegelin 2013).

Daher braucht es in der Pflege im Allgemeinen und in der Altenpflege im Speziellen mehr Zeit. Gar keine Frage. Die Rahmenbedingungen in der Altenpflege sind mangelhaft. Daran gibt es nichts zu rütteln. Trotzdem wird Altenpflege nicht automatisch individuell und psychosoziale Bedürfnisse wahrnehmend, nur weil mehr Zeit zur Verfügung steht. Für Menschlichkeit in der Altenpflege braucht es auch dringend mehr Bewusstsein für die Relevanz von Beziehungsarbeit, und es braucht dafür mehr Wissen und mehr Kompetenz.

Viele Pflegepersonen vermeiden es, selbst wenn Zeit vorhanden wäre, mit Patientinnen oder Bewohnern in Beziehung zu treten. Stattdessen stellen sie lieber vertraute Fragen nach körperlichen Bedürfnissen, bleiben an der Oberfläche und damit selbst emotional in Sicherheit. Es fehlt an der Kompetenz, gute Gespräche zu führen, und dadurch auch am Mut, entsprechende Gespräche einzugehen. Vor allem die Technik des klientenzentrierten Gesprächs ist Pflegenden weitgehend unbekannt.

Dazu passend wieder eine kleine Geschichte, die ich als Patientin kürzlich selbst erlebt habe. Auch wenn ich nicht alt bin mit meinen 54 Jahren, erzählt meine Geschichte viel über die Fähigkeit des Pflegepersonals, schwierige Situationen zu thematisieren.

> **Beispiel**
>
> Ich hatte vor einigen Monaten eine große Operation. Als ich aus der Narkose nach acht Stunden erwachte, erhielt ich die Diagnose Krebs, und damit ging für einige Tage meine kleine Welt unter. Während des gesamten Krankenhausaufenthaltes verarbeitete ich diese existenzbedrohende Diagnose mit Malen. Ich malte düstere Bilder und befestigte sie rund um mein Krankenbett. Niemand konnte diesen Bildern entgehen, jeder, der mein Zimmer betrat, war damit konfrontiert.

Zu meinem Erstaunen stellte niemand, mit Ausnahme meines Chirurgen, zu diesen Bildern Fragen. Besonders die Pflegepersonen vermieden es, auch nur einen Blick auf meine Bilder zu werfen. Ich wurde zehn Tage lang von keiner Pflegeperson gefragt, wie es mir mit der Diagnose geht, wie ich mich fühle, was ich male. Ich wurde aber täglich gefragt, ob ich Stuhl gehabt hätte, ob ich meine Medikamente genommen und ob ich Schmerzen hätte.

Als am zweiten postoperativen Tag, dem dunkelsten Tag meines bisherigen Lebens, eine Krankenpflegerin das Zimmer betrat, weinte ich gerade bitterlich. Die Pflegekollegin sah mich erschrocken an und meinte dann: „Um Gottes Willen, soll ich den Arzt rufen wegen eines Beruhigungsmittels?"

Ich konnte diese Reaktion auf meinen seelischen Schmerz, ehrlich gesagt, kaum fassen und lehnte das Angebot verständlicherweise bestürzt ab. (Der Krebs entpuppte sich übrigens schließlich als sehr seltener Borderline-Tumor. Ich bin also wieder gesund!)

Was ist nur mit Pflegepersonen los? Wovor haben sie Angst? Welche grundsätzlichen Kompetenzen fehlen hier?

Für offene Begegnungen mit Menschen, in diesem Buch bezogen auf alte Menschen, sind nicht nur mehr Zeit und mehr Personal notwendig, sondern auch mehr Kompetenz, mehr Wissen und mehr Selbstreflexion. Nur wer über umfangreiches Wissen verfügt zur Lebenssituation alter Menschen, wird „in deren Schuhen" gehen können und verstehen, was alte Menschen erleben. Nur wer um die möglichen Zusammenhänge zwischen gelebtem Leben und der Gegenwart weiß, wird Verständnis aufbringen für Gefühlsausbrüche und Verzweiflung, für Abwehrhandlungen und herausforderndes Verhalten, aber auch für den Ausdruck von Freude und Glück. Nur wer über ausreichende kommunikative und soziale Kompetenzen verfügt, wird Begegnungen mit alten Menschen wagen und neugierig sein auf den Menschen, der sich ihm anvertraut. Und nur wer sich und sein Verhalten laufend reflektiert, wird seine Schwächen und gemachte Fehler erkennen, daraus lernen und an seinen Aufgaben wachsen.

Raphael Schönborn, freiberuflicher Krankenpfleger mit Schwerpunkt in der Betreuung von Menschen mit Demenz, bringt beides, den Bedarf an mehr Ressourcen und an mehr Präsenz in der Pflege, auf den Punkt. Er beschreibt die Säulen einer bedürfnisorientierten Altenpflege und kritisiert bestehende Rahmenbedingungen in der Altenpflege.

„Ich bin jetzt auch in der Lehre tätig und höre, was die Teilnehmerinnen erzählen. Ein individuelles Eingehen auf die dementen Menschen ist kaum mehr möglich, es mangelt an vielem. Ich bin schon der Meinung, dass Ressourcen alles sind, personell, zeitlich, Bildung, Psychohygiene. Wenn wir auf diese Säulen nicht achten, ist eine bedürfnisorientierte Altenpflege nicht möglich. Aber auch an der Pflege übe ich Kritik. Sie ist immer am Tun, es fehlt am Innehalten, am Reflektieren, am Analysieren und Planen. Das wäre eigentlich basal."

Fragen nach dem Hautbild des Bewohners, nach dem Ausscheidungsverhalten der Klientin, nach der Wundheilung, der Mobilität und dem Essverhalten sind in der Altenpflege selbstverständlich. Fragen nach dem Menschen an sich, nach seinen Gefühlen, seinen Sorgen, den persönlichen Zielen, nach seinen Wünschen und Hoffnungen, seinen Zweifeln und Ängsten werden dagegen selten bis kaum gestellt. Dabei ist diese emotionale Ebene in der Pflege immer präsent, einfach weil der Mensch ein emotionales Wesen ist.

Wie oft stehen Gefühle unausgesprochen im Raum, weil sie von Bewohnerinnen oder Klienten nicht direkt artikuliert werden können? Trotzdem sind sie da und werden, wenn sie nicht erkannt werden, als Störung sichtbar. Hier einige Beispiele:

- Scham: Die neue Bewohnerin, die jede Hilfestellung bei der Intimpflege ablehnt und durch Abwehrhandlungen, etwa Um-sich-Schlagen, Pflegepersonen von sich fernhält.
- Scham und Stolz: Der sturzgefährdete Klient, der seinen Rollator nicht verwenden will, weil er ihn als unmännlich erlebt und deshalb lieber weitere Stürze riskiert.
- Angst, Einsamkeit: Der Bewohner, der alle fünf Minuten die Glocke läutet und um Hilfe bittet.
- Hoffnungslosigkeit/Einsamkeit: Die Klientin, die sich immer mehr in sich selbst zurückzieht und aufhört zu kommunizieren.

Wie oft verzweifeln Altenpflegekräfte an einem Verhalten dieser Art und kategorisieren es in den Pflegedokumentationen als „herausforderndes Verhalten". Wie oft spüren Altenpflegepersonen Zorn oder Hilflosigkeit bei Bewohnerinnen, die dieses oder ähnliches Verhalten zeigen? Wie oft bindet solches Verhalten kostbare Zeit und Energie in Pflegeteams, weil sich die Situation immer mehr hochschaukelt und eskaliert? Wie sehr wird aber auch manches Verhalten, etwa der Rückzug eines alten Menschen, gar nicht wahrgenommen, oder werden solche Bewohner im Rückzug als angenehm empfunden? Endlich Ruhe! Keine Störung.

4.2   Altenpflege – es wird Zeit für die nächste Ebene der Weiterentwicklung

Altenpflege ist mehr als Körperpflege. Altenpflege ist Begleitung durch die letzten Tage, Wochen, Monate und Jahre des Lebens. Hilfestellung bei der Körperpflege ist dabei ebenso wichtig wie das Entgegennehmen einer geliebten Erinnerung. Beim Essen und Trinken zu unterstützen ist genauso wichtig wie das Wertschätzen einer mit Stolz erzählten Lebensleistung. Eine kompetente Wundversorgung hat für den alten Menschen die gleiche Relevanz wie die emotionale Begleitung beim Einzug ins Pflegeheim.

Altenpflege braucht bessere Strukturen und mehr Zeit. Hier ist die Politik dringend gefordert. Altenpflege braucht aber auch eine neue Aufbruchsstimmung bei den handelnden Pflegepersonen. Sie braucht eine Weiterentwicklung, die von den Pflegenden selbst initiiert und getragen wird, von Pflegepersonen, die sich der täglichen Routine und ihrer Oberflächlichkeit entgegenstemmen und sich für Präsenz in der Begegnung sowie für Aufmerksamkeit dem Menschen gegenüber stark machen. Pflegepersonen, die sich weigern, alte Menschen weiter auf ihre körperlichen Bedürfnisse zu reduzieren. Pflegepersonen, die die vorhandene Zeit auch tatsächlich nutzen für Begegnungen mit den ihnen anvertrauten Menschen. Wollen wir in der Altenpflege Veränderung erleben, braucht es Pflegepersonen, sehr viele Pflegepersonen, die das bestehende Altenpflegesystem nicht mehr mittragen, die aufhören, sich diesem System anzupassen, und dabei ihre Sicht auf menschliche Pflege verleugnen.

Von pflegewissenschaftlicher Seite bekommt die Pflegepraxis hier auf alle Fälle deutliche Unterstützung. Pflegewissenschaft betrachtet die Beziehungsarbeit mit Patientinnen und Klienten als wesentlich, ja sogar als unverzichtbar. Mitarbeiterinnen des Instituts für Pflegewissenschaft der Universität Basel haben in Zusammenarbeit mit einer Expertengruppe der Schweizerischen Akademie der Medizinischen Wissenschaften eine Definition für professionelle Pflege formuliert. Neben der Darstellung vieler Aufgaben der professionellen Pflege formulierte dieses Gremium, dass professionelle Pflege immer auf einer Beziehung zwischen betreutem Menschen und Pflegeperson beruht. Diese Beziehung wird vor allem von der Pflegenden gestaltet, und sie ist geprägt von *„sorgender Zuwendung, Einfühlsamkeit und Anteilnahme"* (Spichiger et al. 2006, S. 45 ff.).

Die Anforderungen an Altenpflegerinnen sind hoch und werden in Anbetracht unserer älter werdenden Gesellschaft weiter steigen. Altenpflege ist präsent in unserer Gesellschaft wie nie zuvor. Immer mehr Menschen sind mit dem Thema Altenpflege in Berührung, ob als alter Mensch oder als Familie. Ich bin deshalb davon überzeugt, dass Altenpflegepersonen jetzt die Chance hätten, ihre Vorstellungen von Altenpflege öffentlich zu machen, die Bevölkerung dafür zu gewinnen und sie auch durchzusetzen. Allerdings müssen Pflegepersonen dafür den sicheren Hafen des Jammerns und der Opferhaltung verlassen und stattdessen den Wandel hin zu einer ganzheitlichen und menschlichen Altenpflege tatkräftig in die Hand nehmen.

Was es für diesen Wandel dringend braucht, ist eine kritische Analyse der Ist-Situation, Ursachenforschung ist angesagt. Warum möchte Altenpflege zwar Ganzheitlichkeit in der Pflege leben, scheitert aber an der Umsetzung? Wo liegen die Schwachstellen?

Nach dieser wichtigen Analyse müssen Strategien dafür entwickelt werden, die Beziehungsarbeit in der professionellen Altenpflege zu stärken. Jede einzelne Pflegende kann dazu ihren Beitrag leisten, sie kann beginnen, ihre tägliche Praxis kritisch zu reflektieren, und sie kann anfangen, Altenpflege als Beziehungsarbeit sichtbar zu machen – in der täglichen Pflegearbeit, in Pflegedokumentationen und Pflegeplanungen.

Es geht um die Altenpflege der Zukunft, um unser aller Pflege im Alter. Es geht um Pflegearbeit, die den alten Menschen tatsächlich in den Mittelpunkt stellt, und es geht um Altenpflege als Berufsfeld, in dem Pflegepersonen gerne und engagiert arbeiten wollen.

4.2.1 Körperorientierte Altenpflege und ihre Folgen – ein Beispiel

In einem ersten Schritt ist eine kritische Reflexion der Altenpflegepraxis wesentlich. Welche Haltung nimmt Altenpflege gegenüber alten Menschen ein? Wie kommt es, dass der alte Mensch in seiner Gesamtheit als Person immer wieder aus den Augen verloren wird? Was hindert das System Altenpflege, aber auch die einzelne Altenpflegende daran, endlich den Menschen in all seinen Bedürfnissen zu sehen und ihm entsprechend zu begegnen?

Ich möchte an dieser Stelle ein dramatisches Beispiel bringen, in dem Wissen, dass es natürlich auch Pflegekräfte gibt, die in der dargestellten Situation anders gehandelt hätten, die feinere Sensoren für diesen Menschen und die Situation gehabt hätten. Ich bringe dieses Beispiel aber bewusst, weil ich davon überzeugt bin, dass diese und ähnliche Begebenheiten täglich in vielen Seniorenheimen stattfinden.

Beispiel

Vor einigen Jahren wurde ich von einem Seniorenheim eingeladen, die Pflegeberichte des Hauses zu begutachten, ihre Qualität und Korrektheit zu beurteilen. Ein Pflegebericht blieb mir dabei in besonderer Erinnerung. Es war der Bericht von Gertrud Moor, meiner langjährigen Nachbarin, die sich einige Wochen zuvor, ich war zu der Zeit auf Urlaub, bei einem Sturz den Oberschenkelhals gebrochen hatte. Der erste Eintrag im Pflegebericht war datiert mit 10 Uhr vormittags, die Ankunftszeit von Gertrud Moor im Heim. Dieser erste Eintrag schilderte, dass sie nach einem Sturz und anschließendem Krankenhausaufenthalt direkt vom Spital mit der Rettung ins Seniorenheim gebracht worden war. Der Eintrag, kurz und bündig. Keine weiteren Informationen über Frau Moor. Stattdessen vier Stunden später der nächste Eintrag: „14 Uhr. Bewohnerin hat eingenässt, verweigert aber Intimpflege."

Mir war beim Lesen nach Heulen.

Gertrud Moor, die Witwe eines Universitätsprofessors, war eine freundliche, immer adrett gekleidete, aber scheue Frau. Nach dem Tod des Mannes lebte sie ein sehr zurückgezogenes Leben. Davor hatte das Ehepaar Moor regelmäßig Sonntagsbesuch, ehemalige Kollegen des Mannes mit ihren Ehefrauen. Sie kamen am Nachmittag zu Kaffee und Kuchen oder abends zu Wein und Salzgebäck. Nach dem Tod von Professor Moor war damit Schluss. Gertrud Moor wollte keinen Besuch mehr, sie wollte ihre Ruhe. Die einzige Tochter lebte schon jahrelang in den USA, einmal im Jahr besuchte sie ihre Mutter. Gertrud Moor war eine unscheinbare und stille Frau. Morgens um 9 Uhr huschte sie aus ihrer Wohnung im Parterre, trat meist ungesehen aus dem Haus, um eine Stunde später ebenso unaufgeregt wieder in ihrer Wohnung zu verschwinden. Meine Einladungen, mich doch in meiner Wohnung zu besuchen, lehnte sie mit leiser Stimme, aber bestimmt ab. Wenn ich ab und zu einmal bei ihr läutete, um ihr ein Stück Kuchen zu bringen, griff sie in eine kleine Hängetasche an der Garderobe und überreichte mir lächelnd eine Knabberei für meinen Hund. In ihre Wohnung bat sie mich nie. Oft machte ich mir Sorgen um Gertrud Moor. Ich sah sie manchmal tagelang nicht. Abends wirkte die Wohnung meistens unbewohnt, denn Gertrud Moor machte entweder grundsätzlich kein Licht oder sie pflegte schon am frühen Nachmittag ins Bett zu gehen. Nur ihre blütenweiße Wäsche, aufgehängt in der kleinen Loggia, signalisierte mir, dass Gertrud Moor lebte. Ein Unterhemd, eine Unterhose, eine Bluse, ein Paar Strümpfe und einmal pro Woche auch Bettwäsche. Meine Nachbarin legte Wert auf Sauberkeit. Dann stürzte sie, während ich einen langen Sommerurlaub in Italien genoss. Ein anderer Nachbar war aufmerksam geworden, weil drei Tage lang die Wäsche auf der Loggia nicht gewechselt wurde.

Der Eintrag vier Stunden nach dem unfreiwilligen Einzug ins Pflegeheim lautete also: *„Bewohnerin hat eingenässt, verweigert aber Intimpflege."* Da war nichts darüber zu lesen, wie Frau Moor sich bei der Aufnahme verhalten hatte, wie sie selbst ihre Heimaufnahme sah und erlebte, was man getan hatte, damit sie gut ankommen konnte im Heim. Nichts. Alles nicht relevant für das Pflegepersonal. Was augenscheinlich wirklich wichtig war für die Altenpflegepersonen auf dieser Station, passierte vier Stunden nach dem Heimeinzug. Frau Moor nässte ein und *„verweigerte"* die Intimpflege. Kein Hinterfragen der Situation. Kein Eingehen. Kein Einfühlen. Was hier beschrieben wurde, war eine Störung. Eine angebliche Verweigerung.

Wie kann so etwas passieren? Wie kann diese alte Frau, ihre Not, ihre Angst, ihre Überforderung mit der Situation, vielleicht auch ihre Scham, so unglaublich übersehen werden und so gar keine Rolle spielen? Woher kommt dieser eingeschränkte, dieser reduzierte Blick auf alte Menschen?

Ich möchte in meiner nachfolgenden Analyse der aktuellen Altenpflege zwei Themen besonders ausführen, weil sie aus meiner persönlichen Beobachtung neben den mangelhaften strukturellen Rahmenbedingungen die beiden großen Schwachstellen derzeitiger Altenpflege darstellen.

Das erste Thema beschäftigt sich mit der Art und Weise, wie alte Menschen betrachtet und wahrgenommen werden und wie infolge dieser Betrachtung mit ihnen umgegangen wird, ihnen begegnet wird – direkt, also personell, aber auch strukturell.

Das zweite Thema beschäftigt sich mit einem speziellen Verhalten von Pflegepersonen in emotional belastenden Situationen, etwa im Gespräch mit einer weinenden alten Frau.

4.2.2 Das Standardparadigma und seine Wirkung auf Altenpflege

Es war Tom Kitwood, Psychogerontologe an der Universität Bradford, der am Beispiel Demenz darstellte, dass der Blick unseres Gesundheitssystems auf einen Menschen und in der Folge der Umgang mit diesem Menschen sich durch eine Diagnosestellung verändert. Kitwood meinte, mit dem Attribut „dement" versehen zu werden, also die Diagnose Demenz zu erhalten, habe für Betroffene weitreichende soziale Folgen. Von Demenz betroffene Menschen werden etwa von einem Tag auf den anderen nicht mehr ernstgenommen, sie erleben Bevormundung bis hin zu Entpersonalisierung und Abwertung. Kitwood beschrieb, wie Menschen mit Demenz im bestehenden Gesundheitssystem ihr Person-Sein genommen wird, und sah die Ursache dafür vor allem in der Betrachtung betroffener Menschen mit der Brille des „Standardparadigmas" (Kitwood 2016, S. 73 ff.).

Kitwood beobachtete, wie Menschen mit Demenz durch den Diagnoseprozess zum Objekt werden, zum „Fall", und in weiterer Folge ausschließlich auf der körperlichen Ebene betrachtet werden. Sie durchlaufen medizinische Assessments, werden kategorisiert und Diagnoseschemata zugeteilt, im Vordergrund stehen die biomedizinische, neuropathologische und genetische Betrachtung. Wie sehr soziale und gesellschaftliche Faktoren bei der Entstehung und Weiterentwicklung einer Demenz eine Rolle spielen, kulturelle Aspekte etwa, Bildung, der Lebensort, die soziale Einbindung, die

Qualität bestehender Beziehungen, die finanziellen Möglichkeiten und die vorhandenen Unterstützungsleistungen, wird vernachlässigt.

Diese ausschließlich körperliche Betrachtung des dementen Menschen führt zu einer Distanz ihm gegenüber, so Kitwood. Der Mensch werde zum Objekt. Der demente Mensch als Mensch, als ganze Person mit umfangreichen bio-psycho-sozialen Bedürfnissen, mit seiner Persönlichkeit, seinem Können, seinem persönlichen Erleben der Krankheit, mit seinen Sorgen, Ängsten und Hoffnungen, geht im Diagnoseprozess und in der weiteren Therapie verloren. Für Kitwood ist diese Distanz, diese oberflächliche Betrachtung des Menschen, die fehlende Wahrnehmung des Menschen als Person, das Tor für distanziertes, bevormundendes und abwertendes Verhalten.

Kitwood hat eine weitere wegweisende Beobachtung gemacht und einer kritischen Analyse unterzogen, die Art der Kontaktaufnahme zu Menschen. Abgeleitet vom Philosophen Martin Buber, beschreibt Kitwood zwei Formen von Begegnungen, die Ich-Es-Begegnung und die Ich-Du-Begegnung (Kitwood 2016, S. 34 ff.).

Ich-Es-Begegnungen charakterisiert er als kühle und distanzierte Begegnungen. Bei dieser Art des Kontaktes entsteht keine Nähe zwischen den sich begegnenden Personen, es wird kein Risiko eingegangen in der Begegnung, der Kontakt ist losgelöst, bleibt auf einer instrumentellen Ebene und ist oberflächlich. Diese Ich-Es-Begegnung beobachtete Kitwood vor allem bei professionellem Personal, Pflegepersonen etwa, Ärzten, Therapeuten. Die Ich-Du-Begegnung dagegen beschreibt er als geprägt von Offenheit und Wärme, deshalb ist sie immer auch ein Wagnis. Die Ich-Du-Begegnung findet mit dem ganzen Wesen statt und geht mit dem ganzen Wesen des Gegenübers in Kontakt. Sie ist gekennzeichnet von Präsenz, von Spontaneität, von Wachheit und Da-Sein, auch von einer inneren Zärtlichkeit. Sie verfolgt keinen Plan, kein Ziel, und sie ist immer eine Reise in unbekannte Gefilde.

Die Arbeit von Tom Kitwood zu lesen war für mich eine Offenbarung. Plötzlich bekam meine Begegnung mit der hundertjährigen Patientin (siehe Kap. 2 dieses Buchs), die mich vor fast 30 Jahren vom Badehocker und damit aus meiner Oberflächlichkeit schleuderte, eine fachliche Erklärung. Ich war damals mit der alten Dame in einer distanzierten Ich-Es-Haltung in Kontakt gegangen, deshalb auch die oberflächliche Antwort auf ihre persönliche Frage. Sie aber forderte von mir eine wahrhaftige Ich-Du-Begegnung. Eine Begegnung auf Augenhöhe, mit offenem Herzen, Authentizität und mit Präsenz. Diese hundertjährige Frau forderte von mir Beziehung, einen Kontakt von Person zu Person, von Mensch zu Mensch.

Mir scheint, dass Tom Kitwoods Erkenntnisse, ohne zu zögern, auf die Pflege im Allgemeinen und besonders auf die Altenpflege übertragen werden können. Pflegebedürftige Menschen werden in Konzepten und Leitbildern zwar als einzigartige Personen beschrieben, aber im Pflegealltag wirkt beim Blick auf alte Menschen das von Kitwood beschriebene Standardparadigma. Gesehen wird der pflegebedürftige Mensch, seine Inkontinenz, seine Hilflosigkeit, dass er nur mit Rollator gehen kann. Deshalb stehen im Mittelpunkt des pflegerischen Blickes auch vorrangig die leicht zu fassenden körperlichen Belange wie Essen, Trinken, Waschen und Ausscheiden. Die Sorgen der alten Menschen, ihre Ängste, ihre Verzweiflung, ihr Stolz, ihre verbliebenen Wünsche ans Leben, werden nicht wirklich wahrgenommen.

Hier noch ein kleines Beispiel dafür, wie Altenpflegepersonen mit der Brille des Standardparadigmas auf alte Menschen blicken: Kürzlich verfolgte ich in den sozialen Medien eine emotionale Fachdiskussion. Eine junge Pflegekollegin stellte eine harmlose Frage und betitelte dabei ihre Klienten als *„alte Menschen"*. Daraufhin wurde sie von unzähligen Pflegepersonen heftig zurechtgewiesen, es wurde ihr Inkompetenz unterstellt, denn *„alte Menschen"* dürfte man nicht sagen, das wäre respektlos und auch unprofessionell. Richtig wäre es, die Begriffe *„zu Betreuende"* zu verwenden oder *„Pflegebedürftige"*. Der alte, pflegebedürftige Mensch, sprachlich also seines Menschseins beraubt und auf seine Pflegebedürftigkeit reduziert. Deutlicher kann Sprache die distanzierte Haltung vieler Pflegekräfte zum alten Menschen nicht beschreiben. Auf mein Nachfragen in dieser Diskussion konnte ich übrigens in Erfahrung bringen, dass in vielen Ausbildungsstätten den angehenden Pflegekräften genau diese Ausdrucksformen beigebracht werden.

Der Blick mit der Brille des Standardparadigmas auf pflegebedürftige und alte Menschen, der sogar völlig unreflektiert in Ausbildungen gelehrt und als Zeichen von Professionalität gedeutet wird, wirkt selbstverständlich auf die Qualität der Pflegebeziehung, auf die Art, wie dem alten Menschen begegnet wird. Im Vordergrund stehen deshalb im Pflegealltag meistens flüchtige und eilige Ich-Es-Begegnungen, wogegen warme Ich-Du-Begegnungen selten sind.

Auch die Heimleiterin Andrea Sigl bestätigt in unserem Gespräch den Blick vieler Pflegepersonen auf alte Menschen durch die Brille des Standardparadigmas. Sie hat einen Weg gefunden, darauf bewusst zu reagieren und ihre Mitarbeiterinnen fachlich herauszufordern.

„Ich nehme ja mittlerweile den Pflegepersonen aus diesem Grund vor der ersten Pflegeplanung, also wenn jemand neu bei uns einzieht, die ärztlichen

Diagnoseberichte weg. Ich habe mir einmal vor Ort angesehen, wie die Pflege-planungen gemacht werden. Die Pflegemitarbeiterinnen nahmen zuerst das Diagnoseblatt vom Arzt, erledigten damit dann die Standards, und dann kam lange nichts mehr. Sie haben also einfach nachgesehen, welche Krankheiten der Mensch hat, und das war dann auch ihr Bild."

Anknüpfend an diese Erkenntnis schilderte Andrea Sigl anhand eines Fall-beispiels, wie in ihrem Haus das Standardparadigma auf die Lebensqualität eines Bewohners wirkte und wie sie als Heimleiterin darauf reagierte.

„Da habe ich mir dann einen Bewohner rausgesucht, der war Diabetiker, Rau-cher und hatte eine Hemiplegie. Der Mann war früher Wissenschaftler, also ein sehr gescheiter Mann. Bei uns war er völlig bettlägerig, und da hat die Pflege gemeint, er dürfe jetzt nur noch eine Zigarette am Tag rauchen. Er hat Cola geliebt, die haben sie ihm verboten, und seine Kekse auch, weil er Diabe-tiker war.

So, und dann habe ich mit meinen Mitarbeitern und gemeinsam mit dem Bewohner die Pflegeplanung gemacht, er konnte also sagen, was ihm wich-tig ist, und klar, die Kekse und die Cola waren wichtig. Also hat er Kekse bekommen und seine Cola, und wir haben dann halt öfters Blutzucker gemessen. Er durfte auch wieder rauchen, wann er wollte. Man kann doch nicht so einem gescheiten Menschen, der keinen Sinn mehr im Leben findet, auch noch diese Dinge wegnehmen, die er gerne hat, das steht uns einfach nicht zu. Ja, und da bin ich eben drauf gekommen, dass die Pflegepersonen die Pflegeplanung mit dem Diagnoseblatt beginnen. Die haben geschaut: Was hat er, was kann er nicht mehr, was müssen wir ersetzen? Es ging nur um die Körperebene, ausschließlich. Die haben ja nicht einmal gewusst, dass der Herr vorher Wissenschaftler war, da gab es auch keine Angehörigen, die das erzählen konnten. Die sind nicht dem Menschen nachgegangen, sondern nur den Defiziten, der Hemiplegie, dem Diabetes. Das war dann auch alles super dokumentiert, perfekte Pflegeplanung. Aber was dieser Mensch war, was er jetzt ist und was er vielleicht zukünftig auch noch sein möchte bei uns, das war nicht zu finden."

Zurück zu meiner Nachbarin Gertrud Moor: Auch der Eintrag in der Pflegedokumentation *„Bewohnerin hat eingenässt, verweigert aber Intim-pflege"*, nur vier Stunden nach dem Einzug ins Heim, ist ein Beispiel dafür, wie das Standardparadigma auf den Umgang mit alten Menschen wirkt. Und auch der weitere Pflegebericht erzählte davon, dass eine alte Frau ein-fach nicht wahrgenommen wird. *„Bewohnerin hat schon wieder versucht, ihre eingekoteten Unterhosen im Waschbecken zu waschen"* war da ebenso dokumentiert wie *„Musste heute wieder die einurinierte Unterhose aus dem*

Mülleimer fischen" oder *„Zeigt keine Compliance bei der Körperpflege".* Störungen über Störungen. Gertrud Moor als Person, der Mensch Gertrud Moor ging verloren.

Ich fragte mich damals beim Lesen des Pflegeberichtes, wie meine ehemalige Nachbarin wohl den Sturz in der Wohnung erlebt hatte, ihr langes und hilfloses Liegen, den späteren Heimeinzug und ihre Inkontinenz. Sie muss verzweifelt gewesen sein, sich unglaublich geschämt haben, mehr noch, sie muss Machtlosigkeit und Hoffnungslosigkeit empfunden haben.

Betroffen beschloss ich, meiner Nachbarin Frau Moor einen Besuch abzustatten, sie war zu diesem Zeitpunkt bereits die vierte Woche im Seniorenheim. Auf der Station begegnete ich einer Frau, die apathisch in die Luft starrte und sich in sich selbst zurückgezogen hatte. Die früher immer auf ihr Äußeres bedachte Frau trug einen Jogginganzug, an dessen Oberteil sich Kaffeeflecken befanden. Als ich mich zu ihr setzte, reagierte sie zuerst scheinbar gar nicht, und doch hatte ich den Eindruck, dass sie mich erkannt hätte, nachdem ich mich ihr namentlich vorgestellt hatte. Irgendwann sagte ich ganz leise: „Es tut mir so leid, was mit Ihnen passiert ist, Frau Moor." Meine ehemalige Nachbarin drehte kurz ihren Kopf in meine Richtung, blickte mich mit leeren Augen an, wandte sich dann aber wieder ab. Ein paar Minuten später sah ich, wie Tränen über ihre Wangen kullerten. Zwei Wochen später erfuhr ich, dass Frau Moor verstorben war.

Kitwood machte mit einem kleinen Wortspiel deutlich, wo der Unterschied liegt, ob ein Mensch mit dem Standardparadigma im Kopf als Objekt betrachtet wird oder ob er als Person wahrgenommen wird. Mit der Brille des Standardparadigmas ist das Gegenüber eine *„Person mit DEMENZ"*, im Fokus liegt also die Erkrankung, das Defizit des Menschen. Bei einem Blick auf den Menschen ohne Standardparadigma ändert sich der Fokus, das Gegenüber wird zu einer *„PERSON mit Demenz"* (Kitwood 2016, S. 30).

Eine Person zu sein ist dabei für Kitwood nicht gleichzusetzen mit Mensch zu sein. Person-Sein betrachtet er als einen Status, der vom Gegenüber im Kontakt, in der Begegnung verliehen wird, es geht hier um Haltungen wie Anerkennung, Respekt und Vertrauen. Aus der Sicht Kitwoods gesteht die Pflegeperson dem Menschen entweder das Person-Sein zu oder sie raubt dem Menschen das Person-Sein. Dies geschieht durch Verhalten, durch die Art des in Kontakttretens, durch die Art der Hilfestellung, durch Sprache.

Von einem besonders drastischen Beispiel eines Raubens von Person-Sein erzählte mir vor einigen Jahren, völlig verstört, eine Pflegeschülerin. Sie hatte während des Praktikums in einem Seniorenheim eine Situation beobachtet, die man als Entpersonalisierung des alten Menschen betrachten muss. Die Auszubildende erlebte drei Pflegerinnen, die bei einer alten Frau die Intimpflege durchführten, nachdem diese eingekotet hatte. Dabei trugen die drei Pflegenden Wäscheklammern auf der Nase, lachten viel und erklärten der bettlägerigen Frau, dass *„man sie nur auf diese Weise waschen könnte, weil sie so stinken würde".*

Ich selbst wurde vor einiger Zeit ebenfalls Zeugin, wie einem alten Mann das Person-Sein geraubt wurde. Ich ging, auf der Suche nach der Pflegedienstleitung, durch eine Pflegestation. Es war morgens, und daher herrschte geschäftiger Trubel. Als ich auf meiner Suche an einem Zimmer vorbeiging, sah ich aus dem Augenwinkel einen Mann auf dem Leibstuhl sitzen, vor ihm, auf einem Beistelltisch, sein Frühstück. Ich traute meinen Augen nicht. Als ich den zuständigen Pfleger fragte, ob der Mann selbst gleichzeitig ausscheiden und frühstücken wollte, wurde der Kollege knallrot im Gesicht. Er hatte sich nichts dabei gedacht. Genau genommen hatte er nicht einmal über die Situation nachgedacht. Er meinte, der Mann wäre dement, und sie würden das bei ihm schon immer so machen.

Es ist dieses Standardparadigma, der körperorientierte Fokus auf alte und pflegebedürftige Menschen, der dazu führt, dass die Inkontinenz, die Bettlägerigkeit, die Sturzgefahr, das herausfordernde Verhalten, die Halbseitenlähmung im Vordergrund stehen, während der Blick auf den Menschen, auf sein Person-Sein verloren geht. Es ist dieser distanzierte, manchmal geradezu entpersonalisierte Blick auf alte Menschen, der Raum lässt für unbedachtes Verhalten, für Bevormundung, bis hin zu Abwertung oder gar Gewalt.

An dieser Stelle möchte ich aber nicht nur Altenpflegepersonen den Spiegel vorhalten, sondern auch Politik und Gesellschaft. Auch Angehörige haben oft nur noch die körperlichen Bedürfnisse ihrer pflegebedürftigen Familienmitglieder im Auge, und es ist oft schwer für Pflegepersonen, dagegen anzukommen. Und auch die Politik hat diesen distanzierten Blick auf alte Menschen, auch sie betrachtet alte Menschen durch die Brille des Standardparadigmas, auch Politik meint, Altenpflege wäre vor allem Körperpflege. Deshalb forciert sie auch Rahmenbedingungen für die Altenpflege, die teilweise als schändlich bezeichnet werden können.

Menschlich wird Altenpflege dann, so meine Sicht, wenn sie dem alten Menschen sein Person-Sein ermöglicht. Dazu braucht es dringend die Überwindung dieses Standardparadigmas, und zwar auf allen Ebenen, von Politik und Gesellschaft ebenso wie von Heimbetreibern und Pflegepersonen. Erst mit der Überwindung dieses Standardparadigmas werden wirklich Begegnungen mit alten Menschen stattfinden, erst dann kommt es zu warmen und wertschätzenden Ich-Du-Begegnungen, in denen der Mensch, ob alt, dement oder pflegebedürftig, in seinem Sein gesehen und ihm Anerkennung und Respekt entgegengebracht wird.

4.2.3 Der empathische Kurzschluss und die falsch verstandene Abgrenzung

Im nächsten Schritt der Reflexion bestehender Pflegepraxis möchte ich mich dem Umgang der Pflegepersonen mit emotionalen Situationen zuwenden. Auch hier sehe ich dringenden Lern- und Änderungsbedarf.

Seit einigen Jahren unterrichte ich als freie Referentin an Krankenpflegeschulen Biografiearbeit, Erinnerungsarbeit und psychosoziale Betreuung. Zur Veranschaulichung mache ich dabei viele Übungen mit den Auszubildenden, dabei hole ich im Unterricht ihre eigenen Erinnerungen hervor und lasse sie dadurch fühlen, was es bedeutet, aus dem eigenen Leben zu erzählen.

Regelmäßig kommt es bei diesen Erinnerungsübungen zu Gefühlsausdrücken bei einzelnen Teilnehmerinnen, zu einem Lachen wie auch zu einem Weinen. Das Lachen wirkt dabei stets positiv auf die anderen Auszubildenden, die mir bei meiner Erinnerungsarbeit mit den Teilnehmern zusehen. Das Weinen aber löst immer Betroffenheit aus, Stille im Raum, Hilflosigkeit, und irgendwann ruft dann sicher jemand: *„Das würde ich aber in der Praxis nicht zulassen. Das geht jetzt zu weit."* In der gemeinsamen Reflexion gehe ich dieser Abwehr von Gefühlen nach und frage die Auszubildenden, wie sie mit dieser oder einer ähnlichen Situation in der Pflegepraxis umgehen würden. Als Antworten erhalte ich Aussagen wie: *„Ich würde den Menschen rasch ablenken, irgendetwas Lustiges machen"* oder *„Ich würde einfach abbrechen und sagen, ich komme wieder, wenn es ihnen bessergeht."*

Der Psychologe Tobias Altmann nennt diesen abrupten Abbruch einer Intervention, der vordergründig wohlwollend gemeint ist, dessen Anlass aber die emotionale Überforderung der Pflegeperson ist, den *„empathischen Kurzschluss"* und beschreibt ihn als eine Art Notlösung in einer emotional belastenden Situation (Altmann 2015, S. 26–32).

Hier ein Beispiel dafür, wie so ein empathischer Kurzschluss üblicherweise abläuft: Eine Pflegeperson erlebt eine Begegnung mit einem Menschen, der plötzlich Verzweiflung zeigt, heftig weint, von Emotionen überschwappt wird. Die Pflegende fühlt sich in der Situation persönlich emotional überfordert, ihre eigene emotionale Stabilität wird gefährdet. Typische Antworten in dieser Situation sind *„Da haben sie schon noch etwas Zeit, Frau Müller"* (wenn eine alte Frau etwa über das nahende Sterben redet) und *„Aber gucken Sie mal, Herr Maier, Sie hatten doch danach noch ein gutes Leben"* (wenn ein alter Mann vom Krieg oder der Gefangenschaft erzählt) oder *„Ja, aber Frau Huber, gucken Sie mal, dafür haben Sie viele Neffen und Nichten"* (wenn eine alte Frau rückblickend ihre Kinderlosigkeit betrauert).

Bei all diesen Antworten scheint es auf den ersten Blick so, als würde die Pflegeperson etwas Positives zur Situation beitragen, eine alternative Sichtweise anbieten oder Trost spenden. In Wirklichkeit weicht die Pflegeperson aber aus, bricht die Interaktion ab. Sie stiehlt sich aus der Begegnung und aus dem emotional belasteten Moment. Würde der alte Mensch den Kontakt in dieser Situation aufrechterhalten wollen, müsste er all seine Kraft sammeln und sich gegen den vermeintlichen Trost stemmen, er müsste rufen: *„Nein, ich habe keine Zeit mehr"* oder *„Aber ich kann den Krieg nicht vergessen!"* und *„Aber es tut trotzdem so weh, keine eigenen Kinder zu haben!"* Das tut selbstverständlich niemand. Stattdessen fühlt sich der Mensch beschämt, er zieht sich zurück, und das Gespräch ist zu Ende.

Der empathische Kurzschluss ist, so Altmann, eine Notreaktion der Pflegeperson auf das Gefühl der eigenen Hilflosigkeit. Sie fühlt sich in dem Moment emotional überfordert, hilflos, weil sie die Situation des alten Menschen nicht ändern kann. Die ausweichende Antwort hat nicht zum Ziel, das leidende Gegenüber zu trösten, sondern sie zielt unbewusst darauf ab, die für die Pflegeperson belastende Situation abzubrechen. Die Pflegende bringt sich selbst in Sicherheit und lässt in der Folge das Gegenüber mit seinen Gefühlen allein.

Laut Altmann frustriert eine Reaktion in Form des empathischen Kurzschlusses nicht nur den Patienten, sondern auch die Pflegeperson. Rückblickend ist sich diese nämlich meistens emotional durchaus bewusst, dass sie sich aus der Interaktion gestohlen hat. Daher ist die Pflegende nach einer kurzen Erleichterung meistens von ihrem eigenen Verhalten enttäuscht. Altmann sieht hier sogar eine längerfristige Wirkung bei Pflegepersonen. Er meint, dass Pflegende, die immer wieder in belastenden Situationen den empathischen Kurzschluss als Weg wählen, eine höhere Arbeitsbelastung erleben und, langfristig gesehen, ein höheres Risiko haben, an Burn-out zu erkranken. Pflegepersonen, die in emotionalen Situationen mit dem Gegenüber in Kontakt bleiben, würden dagegen erleben können, dass sich belastende Situationen durch ihre Kommunikationsarbeit wieder auflösen, sie generieren daher daraus Erfolgserlebnisse.

Der empathische Kurzschluss ist aus meiner Sicht gängige Praxis in der Altenpflege. Viele Pflegende haben große Angst vor den Gefühlen alter Menschen und sind hilflos im Umgang mit Trauer und Verzweiflung. Auch

Altmann sieht hier bei Gesundheitsberufen hohen Bedarf an Weiterbildung und fordert verstärkte Schulung im Bereich Gesprächsführung, Empathie und Emotion.

Wenn ich als Lehrperson bei den Auszubildenden in meinem Unterricht die Frage stelle, warum sie dem Menschen in der Situation ausweichen, dann fällt häufig das Wort „Abgrenzung". *„Man darf die Menschen nicht so nah an sich heranlassen"*, erklärte mir erst kürzlich ein angehender Pflegeassistent, und eine junge Krankenpflegerin kurz vor Ausbildungsabschluss meinte: *„Professionell ist, wer Distanz wahrt"*.

Ich möchte an dieser Stelle die Notwendigkeit von Abgrenzung nicht verneinen. Selbstverständlich ist es für eine Pflegeperson wichtig, auf ihre Psychohygiene zu achten und das Leid der Patienten nicht zum eigenen Leid zu erklären. Lange Zeit aber verstand man unter Abgrenzung eine Art Abschottung gegenüber den Pflegebedürftigen. In den 80er- und 90er-Jahren wurde in den meisten Krankenpflegeschulen gelehrt, Distanz zu halten zu Patienten, nicht in persönliche Beziehung zu treten und auf keinen Fall mit den Menschen mitzufühlen. Pflege wurde als eine sehr funktionale Aufgabe gesehen. Ich erinnere mich diesbezüglich noch mit Schaudern an mein Praktikum auf einer internen Station.

Beispiel

Als psychiatrische Krankenpflegeschülerin hatte ich gelernt, mit Menschen in Kontakt zu gehen. Ich hatte bereits Erfahrungen gesammelt im Umgang mit Menschen nach Selbstmordversuchen, mit depressiven Menschen, mit Menschen in Erschöpfungszuständen und mit verhaltensauffälligen Jugendlichen. Ich wusste, wie wichtig es war, einfach zuzuhören, Beziehung zuzulassen, die Verzweiflung meines Gegenübers auszuhalten und dazubleiben, auch wenn mir nach weglaufen zumute war. Mit dieser Haltung startete ich in mein Praktikum auf der internen Station.

Gleich am ersten Tag lernte ich dort eine sehr verzweifelte Frau von 32 Jahren kennen. Sie hatte einen schweren Schlaganfall gehabt und konnte sich aufgrund einer Aphasie niemandem mehr mitteilen. Ihr Mann erzählte mir später, dass sie vorher Chefsekretärin in einem großen internationalen Unternehmen gewesen war. Ihre Verzweiflung war also sehr verständlich.

Ich wurde als Praktikantin eingeteilt zum Bettenmachen und Nachtkästchen reinigen. Als ich das Zimmer der Frau betrat, hatte diese rot verquollene Augen und starrte mit leerem Blick an die Decke. Ich versuchte, wie auf den psychiatrischen Stationen gelernt, vorsichtig Kontakt herzustellen, und siehe da: Es gelang. Längere Zeit stand ich neben ihrem Bett, hielt ihre Hand und wusste, dass ihr das gerade sehr guttut. Plötzlich wurde mit einem Ruck die Zimmertüre geöffnet, und forschen Schrittes betrat die Stationsschwester den Raum.

Als sie mich sah, rief sie: „Was stehen Sie da faul rum und tratschen! Sie sind hier, um zu arbeiten!" Und etwas später erklärte sie mir im Stationszimmer: „Lassen Sie die Menschen nicht so nah an sich ran. Das ist unprofessionell."

Diese Art von Sozialisierung hat in den Pflegeausbildungen viele Jahre stattgefunden, und sie wirkt bis heute nach. In den Krankenhäusern, Pflegeheimen und ambulanten Diensten wimmelt es von in solcher Art sozialisierten Pflegepersonen, die davon überzeugt sind, dass professionelle Pflege Nähe zum Patienten vermeiden müsste. Dieses Wissen wird immer noch weitergegeben, davon erzählen mir die Auszubildenden in meinem Unterricht.

In den 80er- und 90er-Jahren war man der Überzeugung, dass das Mitfühlen mit Patienten beim Pflegepersonal das Burn-out-Risiko erhöhen würde. Doch mittlerweile wissen wir, dass es sich genau umgekehrt verhält. Es ist nicht die Nähe, sondern die emotionelle Abschottung gegenüber Patienten, die die Entstehung eines Burn-outs fördert. Pflegepersonen, welche mit Patientinnen empathische Beziehungen eingehen, erleben seltener psychische Überlastung (Altmann 2015; Overlander 2001).

Um als Pflegeperson gesund zu bleiben, sind Maßnahmen zur Psychohygiene wesentlich. Emotionale Abschottung ist allerdings dafür keine geeignete Strategie. Eine distanzierte Pflegeperson erlebt keine Begegnungen, erntet deshalb keine magischen Momente und bekommt somit auch keine Energie zurück.

Wollen Pflegepersonen etwas für ihre eigene Gesundheit tun, müssen sie sich deshalb vor allem selbst pflegen, das bedeutet beispielsweise, auf Erholung und Ausgleich zu achten im Leben, Überforderung wahrzunehmen und zu kommunizieren, auf gute private Beziehungen Wert zu legen und Supervisionen in Anspruch zu nehmen, um belastende Situationen besser zu verarbeiten. Abschottung und emotionale Distanz zu Patienten ist keine geeignete Psychohygiene, sie verengt nur die Wahrnehmung und verschüttet den Zugang zur persönlichen Intuition.

Der empathische Kurzschluss und die Distanzierung im Kontakt zu Patienten aufgrund des Standardparadigmas reduzieren die Interaktionen in der Altenpflege auf Ich-Es-Begegnungen, die Pflegepersonen nur scheinbar schützen, ihnen aber immer die Möglichkeit rauben für authentische Begegnungen und letztlich einer wertschätzenden und wahrnehmenden Altenpflege unmittelbar im Weg stehen.

4.2.4 Magische Momente – Ausdruck einer person-zentrierten Altenpflege

Altenpflege arbeitet ständig mit dem „Unsichtbaren". Alte Menschen bringen ihre gesamte Lebensgeschichte in die Begegnung mit, aber auch all ihre Geheimnisse, alles Verdrängte, alle Schuld. Altenpflegende können nie wissen, was der alte Mensch in sich trägt. In jedem Moment, bei Menschen mit Demenz ganz besonders, kann aus dieser Unsichtbarkeit etwas an die Oberfläche treten und sich zeigen – als Freude, als Wut, als Schmerz, als Verzweiflung.

Wer, wenn nicht Altenpflegerinnen, soll diese Gefühle in der jeweiligen Situation auffangen, soll diese Gefühle in dem Moment interpretieren und darauf adäquat therapeutisch reagieren?

Menschliche Altenpflege braucht genau deshalb Pflegepersonen mit Offenheit und der Fähigkeit zur Wahrnehmung sowie Gesprächskompetenz und Mut zur Begegnung. Es braucht in der Altenpflege Menschen, die es wagen, Nähe zuzulassen und Gefühlen zu begegnen. Dann fühlen sich alte Menschen gesehen, angenommen, geborgen und gestärkt.

Nach den zahlreichen Gesprächen mit meinen Interviewpartnerinnen, aber auch mit vielen weiteren Kolleginnen und Kollegen komme ich zu der Überzeugung, dass magische Momente in der Altenpflege nur geschehen können, wenn Begegnungen auf Augenhöhe stattfinden. Die magischen Momente sind nicht einfach nur ein Zufallsprodukt in der Altenpflege, sondern sie entstehen in einem entsprechenden Rahmen, durch bewussten Kontakt, durch professionelle Zuwendung. Magische Momente in der Altenpflege sind das Ergebnis pflegerischer Professionalität.

Altenpflegerinnen, die diese besonderen Momente in ihrer Arbeit erleben, haben das Standardparadigma in ihrem Kopf überwunden, sie haben einen offenen Blick auf alte Menschen, wagen einen warmen Ich-Du-Kontakt und können auch in emotionalen Situationen ihre Präsenz beibehalten.

Magische Momente sind das Ergebnis einer gelungenen Pflegebeziehung, sie sind Rückmeldung und Bestätigung auf professionelles Tun, und sie bereichern den alten Menschen wie auch die Pflegeperson.

„Magisch sind Momente, in denen ich einfach spüre, dass wir uns jetzt auf einer menschlichen Ebene begegnen und dieses Passungsverhältnis so ein großes ist. Es geht auch um das Gegenüber, das in der Situation etwas zum Ausdruck bringt und einen dann damit so stark zum Staunen bringt." (Raphael Schönborn, Diplompfleger)

Meine Interviews haben gezeigt, dass es Pflege- und Betreuungspersonen in der Altenpflege gibt, denen diese Art von Professionalität wichtig ist, denen es ein Anliegen ist, alten Menschen mit einer offenen und wahrnehmenden Haltung zu begegnen. Alle interviewten Personen gehen mit großer Überzeugung und Leidenschaft ihrer Arbeit nach, und die erlebten magischen Momente spielen dabei eine wesentliche Rolle.

Ich bin mittlerweile davon überzeugt, dass für die Weiterentwicklung von Altenpflege nicht nur die Akademisierung der Pflege wesentlich ist, mindestens ebenso wichtig ist eine Neu-Definition von Altenpflege.

Altenpflege darf nicht länger nur als Pflege des Körpers betrachtet werden. Es muss endlich die psychosoziale Begleitung des alten Menschen als Kernaufgabe der Altenpflege bewertet werden. Als *„Seelenarbeit in der Pflege"* bezeichnete die deutsche Pflegewissenschaftlerin Angelika Abt-Zegelin (2016) diesen Bereich der Pflegearbeit und meinte, dass dieser als selbstverständlicher Teil professioneller Pflege verstanden werden muss.

Altenpflege ist Lebensbegleitung durch die letzten Wochen, Monate und Jahre. Deshalb müssen für diese wichtige Pflegearbeit zeitliche und personelle Ressourcen ebenso zur Verfügung gestellt werden wie entsprechende Fortbildungen.

Menschliche Altenpflege darf kein Luxus sein. Es sollte jeder alte Mensch darauf vertrauen können, dass auch er die letzten Lebensjahre, seine letzten Lebenswochen und -monate als Mensch wahrgenommen wird und Begegnung erfahren kann.

Übungen zur Vertiefung des Kapitels

- Lesen Sie bewusst zwei Pflegedokumentationen und suchen Sie nach Einträgen und nach Pflegeplanungen, die sich nicht mit körperlichen Themen beschäftigen.
- Achten Sie in den nächsten Wochen bewusst darauf, dass Sie mit alten Menschen nicht nur in Kontakt gehen, wenn sie bei diesem Menschen körperlich etwas zu tun haben.
- Beobachten Sie einige Wochen die Qualität der Begegnungen, die Sie alten Menschen anbieten. Wie viele Begegnungen davon sind Ich-Es-Begegnungen und bei wie vielen handelt es sich um Ich-Du-Begegnungen?
- Beobachten Sie in den nächsten Wochen Ihr Verhalten in Situationen hoher Emotionen. Bleiben Sie in Kontakt mit dem betroffenen Menschen oder geben Sie Antworten, die man dem empathischen Kurzschluss zuordnen kann?
- Sammeln Sie weiter Ihre magischen Momente. Notieren Sie sich Begegnungen und Situationen mit alten Menschen, die Sie erfüllt haben und fühlen Sie diesen Erlebnissen nach. Ernten Sie bewusst weiter Ihre kleinen Erfolge.

Literatur

Abt-Zegelin A (2009) Gespräche sind Pflegehandlungen. Die Schwester Der Pfleger 48(04/09):1–4

Abt-Zegelin A (2013) Pflege ist Kommunikation. Die Schwester Der Pfleger 52(7/13):636–639

Abt-Zegelin A (2016) Hungrig nach Zuwendung. Altenpflege 02(16):56–60

Altmann T (2015) Empathie in sozialen und Pflegeberufen. Entwicklung und Evaluation eines Trainingsprogramms. Springer, Wiesbaden

Bernet M, Eliane G, Sommerhalder K, Bernet N, Conca A, Hahn S (2016) Lebens- und Pflegequalität aus der Sicht von Bewohnerinnen und Bewohnern in Pflegeheimen der Schweiz. Pflegenetz 05(16):27–28

Bohn C (2017) Dimensionen von Macht und Beschämung in der stationären Altenpflege. In: Wazlawik M, Freck S (Hrsg) Sexualisierte Gewalt an erwachsenen Schutz- und Hilfebedürftigen. Sexuelle Gewalt und Pädagogik. Springer VS, Wiesbaden, S 91–104

Der Standard (2017) Misshandlungsvorwürfe in Niederösterreich: Zwei Pfleger festgenommen. https://www.derstandard.at/story/2000064842489/massive-vorwuerfe-gegen-pflegeheim-in-kirchstetten-beschuldigte-nicht-gestaendig. Zugegriffen: 10. Juli 2019

Goffman E (1973) Asyle. Über die soziale Situation psychiatrischer Patienten und anderer Insassen. Edition Suhrkamp, Frankfurt a. M.

Kelle U, Metje B, Niggemann C (2014) Datenerhebung in totalen Institutionen als Forschungsgegenstand einer kritischen gerontologischen Sozialforschung. In: Amann A, Kolland F (Hrsg) Das erzwungene Paradies des Alters? Weitere Fragen an eine Kritische Gerontologie, 2. Aufl. Springer VS, Wiesbaden, S 175–206

Kitwood T (2016) Demenz. Der person-zentrierte Ansatz im Umgang mit verwirrten Menschen. Deutschsprachige Ausgabe von Müller-Hergl C, Güther H (Hrsg) 7. überarbeitete Auflage. Hogrefe, Bern

Kümmerling A (2016) Erschöpft, unterbezahlt und ohne Lobby – Beschäftigte in der Altenpflege. In: Haipeter T, Latniak E, Lehndorff S (Hrsg) Arbeit und Arbeitsregulierung im Finanzmarktkapitalismus. Springer VS, Wiesbaden, S 141–167

Kurier (2016) Pflegeskandal: „Wir sind völlig fassungslos". https://kurier.at/chronik/pflegeskandal-wir-sind-voellig-fassungslos/226.318.503. Zugegriffen: 10. Juli 2019

Osterbrink J, Andratsch F (2015) Gewalt in der Pflege. Wie es dazu kommt. Wie man sie erkennt. Was wir dagegen tun können. Beck, München

Overlander G (2001) Die Last des Mitfühlens. Aspekte der Gefühlsregulierung in sozialen Berufen am Beispiel der Krankenpflege. Mabuse, Frankfurt a. M.

Pandi C, Ringel E (1989) Lainz, Pavillon V: Hintergründe und Motive eines Kriminalfalles. Ueberreuter, Wien

Riedl M (2012) Heimbewohner sein – eine Herausforderung für die Identität. Dissertation, Tiroler Privatuniversität UMIT, Hall in Tirol

salzburg.orf.at (2013) Seniorenheim-Bewohner zu oft „ruhiggestellt". https://salzburg.orf.at/v2/news/stories/2619963/. Zugegriffen: 05. Juni 2019

Sator M, Nowak P, Menz F (2015) Verbesserung der Gesprächsqualität in der Krankenversorgung. Grundlagen, Analyse und erste Umsetzungsempfehlungen für eine langfristige Weiterentwicklung in Österreich. Gesundheit Österreich GmbH, Wien

Spichiger E, Kesselring A, Spirig R, De Geest S (2006) Professionelle Pflege – Entwicklung und Inhalte einer Definition. Pflege. Die wissenschaftliche Zeitschrift für Pflegeberufe 19(01):45–51

Spiegel Online (2014) „Wer mich ärgert, bekommt ein Gratisbett beim lieben Gott". Österreichs größter Pflegeskandal. https://www.spiegel.de/einestages/oesterreichs-groesster-pflegeskandal-die-todesengel-von-lainz-a-962376.html. Zugegriffen: 10. Juli 2019

Weidekamp-Meicher M (2018) Messung von Lebensqualität im Kontext stationärer Pflege. In: Jacobs K, Kuhlmey A, Greß S, Klauber J, Schwinger A (Hrsg) Pflege-Report 2018. Qualität der Pflege. Springer, Berlin, S 71–83

5

Auf zu mehr magischen Momenten in der Altenpflege!

Inhaltsverzeichnis

© Springer-Verlag GmbH Deutschland, ein Teil von Springer Nature 2020
S. Schiff, *Magische Momente in der Altenpflege*,
https://doi.org/10.1007/978-3-662-59862-7_5

Sie fanden die erzählten magischen Momente meiner Gesprächspartnerinnen anregend und wollen nun als Pflegende selbst mehr Tiefe in
ihren Begegnungen mit alten Menschen erleben, mehr sinnstiftende Augenblicke in Ihrer Pflegearbeit ernten? Als Teamleitung, als Pflegeleitung,
als Träger einer Pflegeeinrichtung wollen Sie wissen, wie auch Ihre Mitarbeitenden magische Momente erleben und dadurch mehr Zufriedenheit in
der Pflegearbeit finden können? Antworten auf diese Fragen finden Sie im
fünften Teil des Buches, dem Praxisteil. Vorab schon einmal so viel: Die laufende Reflexion des eigenen Tuns ist ein wesentliches Element dieser wahrnehmenden Altenpflege mit vielen Begegnungen.

Während der langen Arbeit an diesem Buch wurde mir immer mehr
bewusst, dass magische Momente in der Pflegearbeit vor allem in einem
wertschätzenden und warmherzigen Umfeld erblühen können. Das
Menschenbild, das in einem Pflegeunternehmen vorherrscht und für
Betroffene, Angehörige wie auch Mitarbeitende gilt, ist entscheidend.
Außerdem geht es um die Frage, welche Vorstellung von Altenpflege die

Menschen einer Pflegeorganisation eint, beginnend beim Management, über die mittlere Führungsebene, den Teams bis hin zu den einzelnen Pflegepersonen. In diesem fünften Kapitel wende ich mich deshalb an Pflegepersonen, aber auch an Führungskräfte und Management. Dieser das Buch abschließende Praxisteil soll ermutigen, erste Schritte in richtig einer wahrnehmenden Altenpflege zu setzen, und er soll Leitungspersonen eine Idee geben, wie sie Teams zu einer Altenpflege mit Begegnungen und Tiefe führen können.

5.1 Beziehungsarbeit zum Kern der Pflegearbeit ernennen

Ein Begriff, der sich wie ein roter Faden durch alle meine Interviews über magische Momente in der Arbeit mit alten Menschen zog, war das Wort Beziehung. Es gab kein einziges Gespräch, in dem nicht die Beziehungsarbeit und deren Qualität als wesentliches Element, als Voraussetzung für magische Momente genannt wurde. Auf die Frage, was wichtig ist, damit es in der Pflegearbeit zu Begegnung und in weiterer Folge vielleicht auch zu „magic moments" kommen kann, erntete ich Aussagen wie *„Gehe in Beziehung"* oder *„Das Um und Auf ist die Beziehung"* und *„Man muss mit den Menschen in Beziehung treten"*.

Na klar, Pflege ist Beziehungsarbeit, mag die eine oder andere Leserin jetzt vielleicht denken, und tatsächlich ist diese Erkenntnis auch nicht wirklich neu. Schon sehr früh haben Protagonistinnen der professionellen Pflege auf die Rolle der Beziehungsarbeit in der Pflege hingewiesen. Bereits 1952 beschrieb etwa die amerikanische Pflegetheoretikerin Hildegard Peplau, deren Pflegemodell heute vor allem in Psychiatrien angewendet wird, Pflege als therapeutischen interpersonalen Prozess und sah im Zentrum der Pflege die Pflegebeziehung (Schädle-Deininger 2006, S. 62–64). Die Schweizerin Liliane Juchli, Herausgeberin des ersten deutschsprachigen Krankenpflegelehrbuches, beschrieb 1971 eine ganzheitliche Pflege und betrachtete als deren Basis die menschliche Begegnung zwischen Patienten und Pflegeperson (Kessler und Knobel 2006).

Also alles nicht neu, sondern weithin bekannt. Warum also hier und jetzt noch einmal das Thema Beziehung und Pflege? Meine Antwort auf diese Frage: Weil die Wichtigkeit von Beziehungsarbeit bei vielen Pflegenden immer noch unzureichend angekommen ist, weil eine gute Beziehung zum pflegebedürftigen Menschen in den meisten Fällen immer noch ein Zufallsprodukt ist, und nicht das Ergebnis eines von der Pflegeperson bewusst gesteuerten Prozesses.

Weil die Qualität einer Pflegebeziehung mit dem Einsatz der Pflegenden beginnt, steht auch am Beginn dieses Kapitels die Pflegeperson selbst. Es geht um die Haltung zum Beruf, um die Frage nach der Berufszufriedenheit und um den Umgang mit Unzufriedenheit im Pflegeberuf.

5.1.1 Wie möchte ich pflegen?

Einer meiner Gesprächspartner für das vorliegende Buch war der psychiatrische Gesundheits- und Krankenpfleger Raphael Schönborn. Er hat sich vor vielen Jahren selbstständig gemacht und damit der Anstellung in einer Pflegeeinrichtung den Rücken gekehrt. Heute begleitet und betreut er ambulant Menschen mit Demenz, er leitet Selbsthilfegruppen für pflegende Männer, ist als Trainer in der Fort- und Weiterbildung tätig und gehört im Bereich Altenpflege und beim Thema Demenz sicherlich zu den innovativsten Pflegepersonen Österreichs.

Raphael Schönborn hole ich an dieser Stelle deshalb vor den Vorhang, weil an seinem Beispiel sichtbar wird, wie wichtig es ist, den eigenen Anspruch an die Pflegearbeit im Auge zu behalten – wichtig für das eigene Tun, für den Kontakt zu den Menschen, für die eigene Berufszufriedenheit. Raphael Schönborn bezeichnete in unserem Gespräch mehrmals die Beziehungsarbeit als Kern der Pflegearbeit. So beschreibt er etwa, was aus seiner Sicht Pflege ausmacht mit folgenden Worten:

> „Was ist denn der Kern der Pflege? Das nächste Pflegemodell, die nächste Ausbildung, die hohe Fachlichkeit? Was Pflege wirklich ausmacht, erfährt man, wenn man die Betroffenen fragt. Wenn man in Auseinandersetzung mit den Betroffenen geht, wenn man auch verstehen will."

Der alte Mensch, im Fall von Raphael Schönborn der alte Mensch mit Demenz, im Mittelpunkt also. Doch Schönborn geht noch weiter, er sieht sich auch als Pflegeperson im Zentrum und beschreibt an dieser Stelle einen vermuteten Unterschied zu Ärzten.

> „Also ich denke mir: Grundsätzlich ist es die Beziehung. Die Beziehung ist das Um und Auf. Im Gegensatz jetzt vielleicht zu Ärzten, die einen Kittel anziehen und in eine Rolle schlüpfen können und dann darin ihre ganze Fachlichkeit

bereitstellen können, ist es bei uns so, dass wir mit unserer Persönlichkeit arbeiten. Bei meiner Arbeit mit Menschen mit demenziellen Veränderungen vielleicht noch mehr. Ich arbeite mit meiner Person."

Wenn Raphael Schönborn an dieser Stelle meint, dass er mit sich als Person arbeite, dann stellt er sich als Werkzeug der Pflege dar, dann beschreibt er die Pflegeperson selbst als wesentliches Instrument für die Gestaltung der Pflegebeziehung.

Hinter diesem Satz verbirgt sich jedoch nicht nur das Bewusstsein für die eigene Rolle als Pflegefachkraft, sondern auch eine klare Entscheidung darüber, wie er Pflegearbeit leisten möchte und wie nicht.

„Es geht dann halt darum: Wie mache ich meine Arbeit? Das ist auch eine Form von Professionalität. Meine Selbstständigkeit war mein persönlicher Entschluss, einfach, weil ich so arbeiten will, wie ich es für mich als richtig erachte. Da bin ich auch erst über viele Jahre hingekommen, zu wissen, dass ich einen gewissen Anspruch habe an meine Arbeit. Ich weiß einfach, dass ich Menschen nur dann gut betreuen kann, wenn ich mich in einer Bezugsbetreuung befinde."

Dass Raphael Schönborn in seiner Arbeit mit Menschen mit Demenz magische Momente erlebt, hat also etwas zu tun mit einer persönlichen Antwort auf die Frage: Welche Art von Pflege möchte ich erbringen? Schönborn hat sich diese Frage gestellt und nach der Antwort eine Entscheidung getroffen. Er hat sich selbstständig gemacht und hat damit einen Weg gewählt, der nicht unbedingt als einfach zu bezeichnen ist. So verzichtet er auf ein regelmäßiges Gehalt und auf Absicherung im Krankheitsfall. Ganz schön mutig und vor allem sehr konsequent!

Warum ich dieses Beispiel auf diese Art präsentiere? Es kann sich doch nicht jede Pflegeperson selbstständig machen und so ein großes wirtschaftliches Risiko eingehen. Eine beziehungsorientierte Pflege muss doch auch in einer Pflegeeinrichtung und im Rahmen der Anstellung möglich sein.

Da haben Sie selbstverständlich vollkommen recht. Sollte. Müsste. Aber leider ist dem oft nicht so. Mir fällt dabei die Frage ein: Was war zuerst, die Henne oder das Ei? Wer ist der Dreh- und Angelpunkt einer beziehungsorientierten Pflege, die einzelne Pflegeperson oder das anonyme und nicht fassbare „Pflegesystem"? Von wem geht eine notwendige Veränderung aus?

So oft wird beklagt, dass viel zu viele Pflegepersonen nach Abschluss der Ausbildung nicht lange in diesem Tätigkeitsbereich bleiben, sondern mit wehenden Fahnen in andere Berufe wechseln. Begründet wird diese Flucht aus der Pflege vor allem mit mangelnden Arbeitsbedingungen und geringen Karrierechancen. Aber reicht es tatsächlich aus, einfach mehr Personal anzustellen, eine Karriereleiter zu entwickeln, und schon bleiben Pflegende voller Freude in ihrem Beruf? Ist die Auflösung dieses Phänomens der Flucht wirklich so simpel?

Außerdem, was ist mit den vielen Pflegepersonen, die zwar noch in der Pflegearbeit sind, aber auch gerne flüchten würden, es nur nicht tun, einfach, weil ihnen dazu noch der Mut fehlt? Oder jene Pflegenden, die innerlich schon lange gekündigt haben, die nur noch Dienst nach Vorschrift machen, ihre Arbeit als Job sehen, als Pflichtübung zur Existenzsicherung. Was ist mit denen? Sollte dieses Phänomen nicht auch betrachtet und berücksichtigt werden? Klar stellen diese Kollegen nicht die Mehrheit dar, es gibt Tausende hochengagierte Pflegepersonen. Aber diese vom Beruf frustrierten Kolleginnen wirken trotzdem auf die tägliche Pflegearbeit, nehmen Einfluss auf das Pflegesystem.

Diese Frustration beginnt dabei meistens nicht erst nach einigen Jahren Pflegearbeit, sie beginnt häufig schon während der Ausbildung. *„Was Sie uns erzählen, ist interessant, und man würde sich wünschen, dass Pflege so auch wirklich aussieht. Aber in Wahrheit läuft es doch ganz anders!"* Das ist eine Aussage, die ich oft von Auszubildenden in meinem Unterricht höre. Die Schüler sind im Unterricht häufig fasziniert vom Thema Beziehungsarbeit, sie lieben Fallbeispiele, die von Individualität in der Pflege erzählen, und sie staunen, wenn ihnen die Vielschichtigkeit von Pflegearbeit vermittelt wird. Aber spätestens nach dem zweiten Praktikum kehren viele der Auszubildenden ernüchtert zurück.

„Sie wissen doch schon lange nicht mehr, wie es in der Praxis wirklich ist! Sie sind doch schon so weit weg von der Praxis!" Auch diese Sätze höre ich sehr häufig, und sie machen mich immer wieder betroffen. Aber nicht, weil mir mit den Sätzen mangelnde Pflegekompetenz vorgeworfen wird oder ein unrealistisches, romantisches Bild von Pflege. Sondern weil der Vorwurf davon erzählt, dass Beziehungsarbeit, die Begegnung zwischen Pflegeperson und pflegebedürftigem Menschen, in der Pflege nicht stattfindet. Was wie ein Vorwurf an mich klingt, ist in Wahrheit ein Vorwurf an den Arbeitgeber, an das System Pflege, an die Kollegen. Die Kernaussage des Vorwurfs lautet eigentlich: *„Ich kann Pflege nicht so leben, wie ich möchte und sie gelernt habe."*

Der Vorwurf, der sich scheinbar gegen mich richtet, richtet sich eigentlich an die Pflegeperson, die den Satz tätigt. Er geht an ihr früheres Ich, an die Auszubildende, an die junge Pflegefachkraft, als sie noch begeistert war von der Perspektive individuell auf den Menschen eingehen zu können.

Der Vorwurf richtet sich an jenen Menschen, dem das System Pflege noch nicht schmerzhaft die Flügel gestutzt hat. Aus diesem Blickwinkel könnte der Satz daher auch lauten: *„Ich würde wahnsinnig gerne so pflegen, wie ich es gelernt habe und mit den Menschen in Beziehung treten. Aber ich habe mich schon lange dem System angepasst."*

Ja, es stimmt, die Praxis schaut leider oft anders aus. Körperliche Pflege steht im Vordergrund, Gespräche und Beziehungsarbeit werden als eher unwichtig betrachtet, und die Rahmenbedingungen sind unzureichend. Es ist nicht leicht für eine Pflegeperson, in so einem Pflegesystem trotzdem bei sich zu bleiben und die Arbeit auf jene Art und Weise zu tun, die den eigenen Vorstellungen von Pflegearbeit entspricht. Als junge Krankenschwester habe ich selbst den Widerstand des Systems sehr schmerzhaft erfahren. *„Stehen Sie da nicht tratschend rum, arbeiten Sie lieber"* musste ich mir von Kollegen genauso als Reaktion anhören, wie die herabwürdigende Frage *„Willst Du Dich etwa profilieren?".*

Mein Blick auf Pflegepersonen, die dem Pflegeberuf entfliehen oder sich dem bestehenden Pflegesystem anpassen, ist daher kein maßregelnder Blick. Ganz im Gegenteil. Ich erkenne mich darin sehr gut wieder und erinnere mich daran, wie viel Kraft mich manche erstarrten und veralteten Pflegesysteme, inkompetente Vorgesetzte und angepasste Kolleginnen gekostet haben. Mehr als einmal habe auch ich gedacht: Es wird Zeit zu gehen, mich aufzumachen zu neuen Ufern. Und schon der Gedanke daran hat mich innerlich fliegen lassen.

Trotzdem appelliere ich an dieser Stelle: Bleiben Sie! Ich möchte mit meinem Buch, und mit diesem Kapitel besonders, alle Pflegepersonen, die gerade am Absprung sind oder die heimlich davon träumen, den Pflegeberuf zu verlassen, ermutigen, zu bleiben.

Pflege ist ein großes Arbeitsfeld der Zukunft. Ohne Pflege kann unsere Gesellschaft, vor allem in Anbetracht der alternden Gesellschaft, nicht existieren. In Zukunft wird sich eine Pflegeperson aussuchen können, wo sie arbeiten will und wo nicht. Die Pflegeeinrichtungen werden in Zukunft um jede einzelne Pflegende ringen. Daraus entsteht eine Macht, die wir als Berufsgruppe nutzen sollten. Wir stehen, als Kollektiv wie auch als einzelne Pflegeperson, vor der großen Chance, Rahmenbedingungen und Inhalte der Pflege neu definieren zu können und deren Umsetzung auch durchzusetzen.

Ein erster wichtiger Schritt in diese Richtung wäre, die Anpassung zu beenden. Nicht *„die Praxis"* bestimmt unsere Arbeit, sondern wir selbst als Pflegende, jede Einzelne, und wir alle gemeinsam bestimmen unsere Pflegepraxis. Jeden Tag aufs Neue.

Wie viel Kraft die einzelne Pflegeperson spüren kann, wenn sie ihre Pflege bewusst beziehungsorientiert gestaltet, führte der Diplom-Sozialbetreuer Christoph Althammer im Interview aus.

„Ich verstehe ja nicht, wie man im sozialen Bereich arbeiten und über die Menschen hinwegsehen kann. Aber das ist leider sehr oft so, von der Diplomierten bis zur hauswirtschaftlichen Kraft, viele haben einfach zu wenig soziale Kompetenz. Umso mehr beflügelt es mich aber wieder, weil ich genau weiß: So will ich nicht werden. Ich mache es anders."

Wenn mehr Pflegepersonen aufhören, sich dem bestehenden Pflegesystem zu unterwerfen und sich stattdessen erinnern an ihre ursprüngliche Berufsmotivation, wenn viele Pflegende zurückkehren zu jener Pflege, die sie tief in ihrem Herzen eigentlich tun wollen, dann ändert sich nach und nach auch die Welt der Pflege insgesamt.

Frau Maier zeigt Zeichen von Verzweiflung, braucht Zuwendung und Zuspruch? Dann halten Sie bewusst inne, gehen Sie in Kontakt, wenden Sie sich der Frau zu und geben Sie Trost mit Worten oder einfach mit Anwesenheit. Herr Huber muss heute zu einer Untersuchung ins Krankenhaus und zeigt Zeichen von Angst? Dann wenden Sie sich ihm zu, nehmen Sie die Angst ernst, hören Sie zu und fragen Sie nach, was Sie tun können, damit seine Angst kleiner wird.

Sollte jemand meinen, Sie würden nur herumstehen statt zu arbeiten, dann straffen Sie Ihre Schultern und argumentieren Sie für Ihre pflegerische Intervention. Warum war sie notwendig, was haben Sie getan, wie hat ihre Intervention gewirkt? Und wohlgemerkt: Sie rechtfertigen sich nicht, Sie argumentieren fachlich kompetent!

Jede Veränderung beginnt mit einem ersten kleinen Schritt. Wir müssen lernen, diese Schritte zu tun, wir müssen lernen, Pflegepraxis fachlich zu begründen, zu argumentieren, und selbstverständlich müssen wir sie, soweit dies möglich ist, planen und dokumentieren.

Auch meine Interviewpartnerin Renate Pühringer hat sich irgendwann entschieden, dem Zeitdruck nicht mehr immer nachzugeben und sich gefragt, welche Art von Pflege sie leisten möchte. Die diplomierte Krankenpflegerin ist dabei ebenfalls nicht den leichten Weg gegangen, sie ist oft angeeckt in Teams, hat Arbeitsstellen verlassen, wenn sie gegen ihre Prinzipien hätte handeln müssen. Heute arbeitet sie auf einer neurologischen Station in einem Krankenhaus. Für sie ist es wichtig, ihr Gegenüber wahrzunehmen und mit Patienten achtsam umzugehen. Als Lohn für diesen Weg erntet sie viele magische Momente. Ihre Fachlichkeit kann Renate Pühringer plausibel erklären, wie sie in unserem Gespräch an einigen Stellen bewies. Hier zwei Beispiele dafür.

„Ich finde, die magischen Momente werden immer mehr. Ich sehe halt auch viel, sehe Probleme, die oft Patienten noch gar nicht wahrgenommen haben, etwa eine schlechte Lagerung. Wenn ich da Erleichterung herbeiführen kann und der Mensch sich dann wohlfühlt oder freut, dann ist das ein magischer Moment."

„Ich würde mir ja wünschen, dass abseits der medizinischen Themen noch mehr geschult wird, wie wir mit einem Menschen umgehen. Weil: Wenn ich bei einer Lumbalpunktion nicht wahrnehme, dass der Patient total verspannt ist, wenn ich nicht sehe, wie groß seine Angst ist, dann wird die Punktion für den Menschen ein traumatisches Erlebnis. Aber wenn ich das sehe und dann sage: Herr Doktor, bitte warten Sie noch kurz, der Patient sitzt nicht gut, der braucht noch fünf Sekunden zum Durchatmen. Und dann geht es ruhiger, die Punktion leichter, weil der Mensch den Rücken runder machen kann, und dann hat der danach auch nicht so viel Kopfschmerzen."

Und was motiviert Renate Pühringer, ihrer eigenen Vorstellung von Pflege zu folgen, oft auch gegen Widerstand? Was treibt sie an? Was gibt ihr die Kraft? Der Kontakt, die Begegnung, die magischen Momente, die sie in der Pflegepraxis erlebt.

„Pflege generell, und Altenpflege im Speziellen, ist ein Beruf mit sehr viel Druck. Wir stehen echt unter Zeitdruck, es ist wirklich oft schwer. Aber genau diesem Druck will ich einfach etwas entgegensetzen. Magische Momente oder, wie ich sage, in die Seele der Menschen schauen."

Übung zur Vertiefung

- Analyse der eigenen Pflegearbeit: Beobachten Sie im nächsten Monat einmal konsequent Ihre Pflegearbeit. Stellen Sie sich vor, Sie würden über sich selbst schweben und sich selbst bei der Arbeit zuschauen. Identifizieren Sie jene Momente, von denen Sie sagen *„Ja, genau so möchte ich pflegen"*, aber auch jene Momente, in denen Sie sich denken *„Das hätte ich eigentlich gerne anders gemacht"*. Notieren Sie beide Momente über einen längeren Zeitraum und analysieren Sie am Ende dieser Beobachtungsphase ihre Arbeit. Wann pflegen Sie genau so, wie Sie pflegen wollen? Wann unterwerfen Sie sich dem System und handeln entgegen Ihrem persönlichen Berufsethos?
- Analyse der Ursachen für Anpassung: Im nächsten Schritt schauen Sie nach, warum Sie sich anpassen oder gegen die eigene Überzeugung handeln. Was würde aus Ihrer Sicht passieren, würden Sie so handeln, wie sie es für richtig

befinden? Wer würde negativ darauf reagieren? Was wäre das Schlimmste, das passieren könnte? Wer würde positiv reagieren? Wie würden Sie sich fühlen?

- Erste Schritte planen: Betrachten Sie noch einmal Ihre Liste und überlegen Sie, welchen ersten Schritt aus der Anpassung Sie setzen könnten. Nehmen Sie sich nicht zu viel vor, die Veränderung sollte erreichbar sein. Es geht um einen ersten kleinen Schritt. Er soll Ihnen Kraft geben und Ihnen Mut machen. Erst wenn Sie den ersten Schritt über einen längeren Zeitraum erfolgreich umgesetzt haben, nehmen Sie sich den nächsten Schritt vor. Es gibt keinen Grund zur Eile.
- Für das eigene Handeln argumentieren lernen: Überlegen Sie sich für jeden Schritt, den Sie in ihrem Tun verändern, die fachliche Argumentation. Wir Pflegende müssen lernen, unser professionelles Tun zu erklären. Warum brauchen Sie Zeit für ein Gespräch? Welche Wirkung wird die Pflege zeigen, die Sie vornehmen wollen? Weshalb ist es aus Ihrer Sicht in diesem Augenblick wichtig, sich dem Bewohner zuzuwenden? Argumentieren Sie. Fachlichkeit, die kompetent erklärt wird, lässt sich nicht so einfach vom Tisch wischen.
- Verbündete suchen und finden: Blicken Sie sich einmal in Ihrem Team um. Wahrscheinlich sind Sie mit Ihrem Wunsch nach Veränderung nicht allein. Suchen Sie sich Verbündete, berichten Sie von den geplanten Veränderungen, erzählen Sie von den ersten Erfolgen und holen Sie andere Kolleginnen mit ins Boot. Zusammen sind Sie stärker!
- Erfolge feiern: Gehen Sie der eigenen Berufszufriedenheit nach. Was hat sich verändert? Wie fühlt sich das Arbeiten jetzt an? Welche positiven Reaktionen konnten Sie ernten? Wie haben Sie negative Reaktionen verarbeitet? Belohnen Sie sich bewusst für Ihre Erfolge. Feiern Sie Ihren Mut!

5.1.2 Pflege ist vielschichtig und persönlich

„Proud to be a nurse!" lautete ein beliebter Slogan, der das Selbstbewusstsein von Pflegepersonen stärken und Berufsstolz vermitteln soll. Manche Pflegekolleginnen transportieren diesen Slogan sogar in ihrer E-Mail-Signatur.

Im Grunde finde ich diese Idee ganz wunderbar. Nur habe ich irgendwann angefangen, in meinem Pflegeumfeld nachzufragen, worauf diese Pflegepersonen denn stolz wären. Zu meinem großen Bedauern konnten die wenigsten Pflegekollegen ihren Stolz wirklich erklären, es kamen Antworten wie *„Wir helfen den Menschen"* oder *„Ohne uns funktioniert kein Gesundheitssystem"*. Für mich stellte sich dabei die Frage: Was ist ein Berufsstolz wert, wenn er nicht erklärt werden kann?

Was macht also Pflege aus? Was macht Pflege professionell? Wo liegt der Unterschied zur Medizin und zu anderen Gesundheitsberufen, etwa den Physiotherapeuten, den Logopädinnen? Worum geht's bei Pflege?

Worauf genau sollten wir Pflegende stolz sein? Und was hat das alles mit Beziehungsarbeit zu tun?

Der Medizinethiker Giovanni Maio (2016) beschreibt in seinem Artikel *„Das Besondere der Pflege"* auf ganz wunderbare Art und Weise die Vielschichtigkeit des Pflegeberufes. Aus seiner Sicht ist das Ziel der Pflege, im Unterschied zur Medizin und anderen Gesundheitsberufen, nicht nur die Heilung, sondern auch, wenn Heilung nicht mehr möglich ist, die Stärkung und das Zurückgeben von Integrität. Pflege macht, so Maio, den erkrankten, den pflegebedürftigen, den alten Menschen wieder vertraut mit seinem Körper, jenem Körper, der ihm ein Stück fremd geworden ist, der sich verändert hat, der aufgrund der Veränderung anderen Regeln folgt. Pflege unterstützt den betroffenen Menschen dabei, sich im eigenen Körper wieder geborgen zu fühlen, sich wieder in sich selbst zu Hause zu fühlen, die eigene Ganzheit wieder zu erleben, trotz körperlicher Gebrechlichkeit oder seelischer Not. Pflegepersonen unterstützen Menschen also dabei, in der veränderten Situation die körperliche und seelische Balance zurückzuerobern und sich wieder heil zu fühlen.

Yvonne Falckner, examinierte Krankenschwester, beschreibt diese integritätsfördernde Wirkung von Pflege und verbindet damit auch einen Appell an Pflegekräfte. Sie meinte im Interview, Pflegende müssten die Wirkung ihrer Pflegearbeit sehen und aufhören, sich als Pflegeperson kleinzureden.

> „Und nicht immer dieses sich klein machen, ich bin ja hier nur die Pflegekraft. Wenn wir doch so viel bewirken. Das ergibt doch dann gar keinen Sinn, wenn wir uns so klein machen. Also wir könnten uns eigentlich hinstellen und sagen: Ich bin hier die Person, die bewirkt, dass der Mensch heilen kann, Ruhe finden kann, ein Zuhause finden kann."

Vor allem in der Altenpflege, wo eine Heilung oder die körperliche Unversehrtheit kaum mehr möglich ist für den Menschen, nimmt diese integritätsfördernde Aufgabe der Pflege einen besonders hohen Stellenwert ein. Wohl auch deshalb habe ich in meinen Interviews so viele großartige Geschichten erzählt bekommen, von Begegnungen und magischen Momenten.

Der Kern von Pflegearbeit ist Beziehungsarbeit. Nur im Kontakt, nur in der Begegnung kann integritätsfördernde Pflegearbeit erfolgreich sein, und so verwundert es nicht, dass dabei auch berührende Augenblicke entstehen können.

Wie aus einer bewussten integritätsstiftenden Begegnung in der Altenpflege auch ein magischer Moment entstehen kann, beschreibt Yvonne Falckner:

„Ich denke, das sind so Momente, wo man einen älteren Menschen, der vielleicht grade verwirrt ist, trotz hohem Stress, ankern lässt. Also wo dieser Mensch merkt, er kann andocken, er kann sich da im Moment jetzt orientieren und dann, wenn er so weit ist, wieder weitergehen. Auch das ist etwas, was einen magischen Moment ausmachen kann. Wenn er andocken kann, der Mensch, für einen Moment, wenn er als Person weiß, die ist jetzt da, ich kann da jetzt kurz in Kontakt gehen, Kraft holen und dann weiterziehen."

Doch nicht nur das Ziel der Pflegearbeit ist vielschichtig. Auch das Tätigkeitsfeld, das unmittelbare und direkte Umfeld der Pflege muss an dieser Stelle genauer erläutert werden, möchte man den Stellenwert der Beziehungsarbeit in der Pflege und ihre Komplexität verstehen.

Beginnen möchte ich dabei mit jenem Arbeitsfeld, welches man dem Pflegeberuf automatisch zuordnet, der Arbeit am Körper. Es geht hier um Tätigkeiten wie Körperpflege, beim Ausscheiden helfen, Intimpflege, Versorgung eines künstlichen Darmausgangs, Wundversorgung oder Nahrungsverabreichung. Was auf den ersten Blick nicht nach viel Beziehungsarbeit ausschaut, ist in Wirklichkeit ein hochkomplexes Arbeitsfeld. Bewusste Interaktion trägt dabei wesentlich zum Gelingen bei.

Körperliche Pflegearbeit findet immer im direkten körperlichen Kontakt zum betroffenen Menschen statt. Pflegekräfte berühren dabei Körperregionen der Patienten, die anderen Menschen, mit sehr wenig Ausnahmen, in der Regel vorenthalten werden. Pflegende überschreiten also laufend Grenzen, dringen ein in persönliche Intimbereiche und sind dabei konfrontiert mit den Gefühlen der Patienten, mit Scham etwa, mit Abwehr oder auch mit Angst. Dabei spielt das Geschlecht der Pflegeperson, sie ist ja selbst nicht geschlechtslos, sondern auch Mann oder Frau, ebenfalls eine Rolle. Das eigene Geschlecht schwingt in der Pflegearbeit auf mehr oder weniger bewusster Ebene immer mit. Es macht für eine alte Frau selbstverständlich einen Unterschied, ob ein Pfleger sie wäscht oder ob dies eine Pflegerin tut. Umgekehrt erlebt die weibliche Pflegeperson die Intimpflege an einer alten Frau auch anders als die Intimpflege an einem alten Mann.

Wie diese körperbezogene Pflege gelingt, wie sie vom pflegebedürftigen Menschen letztlich erlebt wird, hängt ganz wesentlich davon ab, wie die Pflegeperson mit dem Menschen ihr gegenüber in Kontakt kommt. Sie muss den Menschen wahrnehmen, etwa wie er im Moment seine Situation erlebt, was er fürchtet, wovor er sich schämt, um nur einige Faktoren zu benennen. Die Pflegeperson muss vor und während der Pflegetätigkeit ein Gefühl von Nähe und Sicherheit erschaffen, damit die notwendige körperliche Pflegeberührung möglich wird, gleichzeitig muss sie aber auch Distanz signalisieren zur Intimität des Patienten.

Die Grenze zwischen einer entspannten und vertrauensvollen Pflege-atmosphäre und dem Gefühl des Ausgeliefertseins oder des körperlichen Übergriffs ist äußerst schmal. In der Altenpflege noch viel mehr, weil der Mensch vielleicht auch kognitive Einschränkungen in die Pflegesituation mitbringt und deshalb Berührungen und Pflegesituationen möglicherweise auch missinterpretieren könnte.

Der Medizinethiker Maio (2016) beschreibt aus den eben geschilderten Gründen Pflege als „Berührungsberuf" wie auch als „Nähe-Beruf", und die für das Gelingen notwendige Beziehungsarbeit bezeichnet er – ähnlich wie schon Hildegard Peplau – als „körperbezogene interpersonale Interaktion" und als „Kernelement der Pflege".

Wenn Interaktion und Beziehungsarbeit bei körperbezogener Pflegearbeit schon einen so wichtigen Stellenwert einnehmen, wie sieht es dann erst aus im Aufgabengebiet der psychosozialen Pflege und Begleitung? Wie, wenn nicht über gute Beziehungsarbeit, kann eine Krankenpflegerin einem Patienten vor einer Untersuchung Angst nehmen? Wie, wenn nicht durch Vertrauensaufbau, kann ein Krankenpfleger einem Menschen nach einer schweren Operation Sicherheit geben? Wie, wenn nicht mit Wahrnehmung und Einfühlungsver-mögen, kann eine Pflegeperson einem alten Menschen, der gerade neu ein-gezogen ist ins Seniorenheim, das Gefühl vermitteln, dass er noch wertvoll ist? Und wie, wenn nicht durch zwischenmenschliche Nähe, kann eine Pflegende einen sterbenden Menschen bis zum letzten Augenblick begleiten?

Eine Pflege ohne Beziehungsarbeit ist schlichtweg unmöglich! Aber Beziehungsarbeit findet nicht nur in Richtung des pflegebedürftigen Men-schen statt, auch im Umgang mit Angehörigen ist sie von elementarer Bedeutung, vor allem in der Altenpflege.

Stationär wie ambulant sind Pflegepersonen in ihrer Arbeit mit Fami-lien und familiären Systemen konfrontiert. Die Tochter, die über Jahre ihre demente Mutter zu Hause gepflegt hat, sich wochenlang schon in dieser Pflege überfordert fühlt und nun schweren Herzens den Entschluss getroffen hat, die Mutter ins Pflegeheim zu geben, braucht Begleitung. Je besser der Beziehungsaufbau zu dieser Tochter gelingt, je mehr sie abgeholt wird mit ihren Ängsten und Selbstvorwürfen, umso besser wird sich die Situation für alle entwickeln – für die demente Mutter, für die Tochter, aber auch für das Pflegepersonal. Ohne bewusste Beziehungsarbeit zur Mutter wie auch zur Tochter drohen Konflikte und Unruhe. Welche Pflegekraft kennt diese Konfliktsituationen nicht und weiß nicht, wie viel Energie und Zeit Kon-flikte mit ehemals pflegenden Angehörigen binden können?

Auch ambulante Altenpflege kommt ohne Beziehungsarbeit in Rich-tung Familiensystem nicht aus. Die Pflegepersonen betreten den privaten

Lebensbereich der Menschen, sie dringen ein in ein fremdes Zuhause, gehen in Kontakt mit einer unbekannten Familie, mit Menschen, die eine lange gemeinsame Geschichte verbindet. Meistens ist nicht nur der pflege- bedürftige Mensch als Patient zu betrachten, sondern auch das Familien- system. Die Familienmitglieder, vor allem, wenn sie in die Betreuung und Pflege involviert sind, müssen begleitet werden. Pflegemaßnahmen müs- sen erklärt und ihre Durchführung muss angeleitet werden, Verständnis für den Pflegebedürftigen muss vermittelt werden, Überforderungen der Angehörigen müssen gehört und entgegengenommen werden, und die Pflegearbeit der Angehörigen muss wertgeschätzt werden. Nicht zu vergessen, den pflegenden Angehörigen muss vermittelt werden, dass sie auf die eigene Psychohygiene achten müssen, soll das familiäre Pflegesystem auch weiterhin tragfähig bleiben.

Das waren nur einige Aspekte, um darzustellen, auf welchen Ebenen Pflege stattfindet, welchen Situationen sie ausgesetzt ist, welche Heraus- forderungen sie bewältigen muss und wie vielschichtig sie daher auch ist. Beziehungsarbeit ist für gelingende Pflegearbeit kein Randthema, sondern sie ist der Kern jeder Pflegearbeit.

So wie ein Mensch nicht nicht kommunizieren kann (Watzlawick et al. 2007, S. 53–70), so kann eine Pflegekraft auch nicht nicht in Beziehung gehen mit einem Patienten. Auch eine Pflegeperson, die keine Beziehung aufbaut zum Pflegebedürftigen oder dies nur unbewusst tut, schafft eine Pflegebeziehung, und auch diese wirkt auf die Pflegearbeit. Rundum zufrie- dene Patienten gehen aus dieser Art Pflegebeziehung aber selten hervor, und positive Begegnungen oder eine hohe Berufszufriedenheit wird man hier wohl auch eher nicht finden.

Macht eine Pflegeperson aber die Beziehungsarbeit bewusst zum Kern ihrer Pflegearbeit, arbeitet sie gezielt am Kontakt mit dem Menschen, geht sie mit offenen Augen und Sensoren in die Interaktion, dann erlebt sie zufriedenere Patienten, erntet sie eine höhere Berufszufriedenheit und erhält als Draufgabe den einen oder anderen magischen Moment.

Wie etwa mein Gesprächspartner Peter Christian Ebner, er ist Altenseel- sorger in einem Seniorenwohnhaus, der ebenfalls meint, dass die Grundlage für das Erleben magischer Momente die Beziehungsarbeit ist.

„Diese magischen Momente entstehen in einem Rahmen, wo man seine kontinuierliche Arbeit macht und dabei auch durch mühsamere Zeiten geht. Die magischen Momente sind nicht die Regel. Ich glaube, es ist gut, wenn man verlässlich ist. Altenarbeit ist Beziehungsarbeit. Magische Momente sind meistens Folgen konkreter Beziehungsarbeit."

Bewusst in Beziehung gehen, bewusst Beziehungsarbeit in der Pflege leben. Wie erklären Pflegepersonen diese Seite der Pflege? Welche Überlegungen stellen sie diesbezüglich an? Wie fördern Pflegende ganz konkret die Beziehung zu den alten Menschen?

Karin Lindner, Pflegeassistentin in einem Seniorenwohnhaus, meint als Pflegeperson würde sie sich den Menschen zeigen und auch etwas von sich geben.

> „Ich glaube, es ist generell so, dass man sich auf die Menschen, die man begleitet und pflegt, auch einlassen muss. Ich zeige meine Gefühle, ich schenke Vertrauen, ich öffne mich und erzähle Dinge von mir, ich gebe auch von mir etwas. So entsteht einfach gegenseitiges Vertrauen. Und ich denke, es ist wichtig, nicht nur zu den Menschen zu gehen, wenn sie die Glocke läuten oder etwas brauchen. Sondern auch zwischendurch einmal ins Zimmer zu gehen und reinzuschauen, ein kurzes Gespräch zu suchen."

Die diplomierte Gesundheits- und Krankenpflegerin Renate Pühringer versucht den Menschen hinter dem körperlichen Gebrechen zu sehen und spricht davon, sich selbst sichtbar zu machen, etwa mit der Art, wie sie ihr Haar trägt.

> „Also erstens, ich lasse sie zu. Und zweitens versuche ich nicht den Menschen mit dem Rollator, der Kunstfaserhose oder den schlecht geschnittenen Haaren zu sehen, sondern ich versuche den Menschen dahinter zu sehen. Wenn ich auf jemanden zugehe, dann mache ich quasi auch mein Gesicht auf, das kann ich nicht beschreiben, das ist etwas Persönliches, aber dass ich meine Frisur habe, dass die Haare alle aus dem Gesicht frisiert sind, das ist nicht nur ein Zufall oder gefällt mir so. Nein, ich will, dass mein Gesicht sichtbar ist. Ich will, dass man meine Emotion sieht. Das hat etwas mit Offenheit zu tun, auch mit Respekt. Ich glaube, wenn ich mich zeige, dann zeigt sich jemand anderer auch leichter."

Die Musiktherapeutin Simone Viviane Plechinger hat eine Empfehlung für Pflegepersonen und macht mit dieser deutlich, dass man als Pflegende am besten Beziehungsarbeit macht, indem man ehrlich ist – zu sich selbst, wie auch zum alten Menschen.

> „Sei echt. Oder sei einfach Du selbst. Also ich glaube, das ist es einfach, dass man sagt, was man in dem Moment spürt, zum Beispiel auch in Situationen, wo es schwierig ist, dass es jetzt eben schwierig ist. Also sei einfach echt und ehrlich, verstell dich nicht, geh offen und echt in jeden Kontakt."

5.2 Als Pflegeperson achtsam, offen und präsent sein

Magische Momente in der Arbeit mit alten Menschen sind also das Ergebnis einer Pflege, die sich den Menschen zuwendet. Sie entstehen nicht von selbst, können aber auch nicht gezielt erzeugt oder geplant werden, wie in den vorderen Kapiteln des Buches bereits ausführlich dargestellt. Ihrem Entstehen zugrunde liegen trotzdem bewusste Entscheidungen. Eine Pflegeperson, die mit alten Menschen besondere Momente erlebt, nimmt eine Art Grundhaltung ein, die den Raum zwischen sich und ihrem Gegenüber öffnet und so Begegnung ermöglicht.

Auf meine Frage, was Pflegepersonen tun können, um mit alten Menschen in einen tieferen Kontakt zu kommen und ebenfalls magische Momente zu erleben, haben meine Interviewpartner am häufigsten die Begriffe Achtsamkeit, Offenheit und Präsenz genannt. Was auf den ersten Blick so einfach klingt, beschreibt in Wirklichkeit höchste fachliche und menschliche Kompetenz.

Laut Altenseelsorger Peter Ebner bewegen sich Professionisten, die magische Momente mit alten Menschen erleben, in einem vielschichtigen Spannungsfeld zwischen Abwarten, Reflektieren und Agieren, sie steuern aktiv einen komplexen Kommunikationsprozess.

„Offen sein, bereit sein, mich auszusetzen, hinzugehen, auszuhalten, dabei nichts vorzuspielen, sondern du selbst sein. Offen sein für das, was mir begegnet, die kleinen Details wahrnehmen und sehen. Diese kleinen Details können oft ganz großartige Dinge sein."

Entsprechend weit spannte sich auch in meinen Gesprächen der Bogen zu den Themen Achtsamkeit, Offenheit und Präsenz. Er reichte vom offenen Hineingehen in Gespräche mit alten Menschen, dem gezielten Beiseite-stellen von negativen Zuschreibungen, etwa durch andere Mitglieder des Pflegeteams, über die bewusste Wahrnehmung von Stimmungen und eine laufende Reflexion des Erlebten bis hin zum achtsamen Umgang mit alten Menschen, wie auch mit sich selbst als Betreuungs- oder Pflegeperson.

5.2.1 Achtsamkeit als Lebenshaltung

Beginnen möchte ich mit dem Begriff der Achtsamkeit. Diese Achtsamkeit liegt mir besonders am Herzen, weil sie das Fundament darstellt für warme Ich-Du-Begegnungen, wie Kitwood (2016, S. 34 ff.) sie beschreibt. Acht-samkeit ist der Boden, auf dem magische Momente wachsen können.

Nicht jede Pflegeperson erlebt magische Momente in ihrer Arbeit. Einige meiner Interviewpartner erzählten im Gespräch, dass sie immer wieder beobachten würden, wie Pflegekollegen an besonderen Augenblicken vorbei-gehen, keine Notiz nehmen von Aussagen und Anmerkungen, von Blicken und Gesten, von Stimmungen und deshalb auch wesentliche Botschaften nicht wahrnehmen würden oder die Besonderheit des Augenblicks nicht erkennen könnten.

Renate Pühringer arbeitet nach vielen Jahren in Seniorenheimen nun in einem Krankenhaus. Auch für sie ist Achtsamkeit der Schlüssel zu magi-schen Momenten. Dabei betrachtet sie aber Achtsamkeit nicht nur als notwendige berufliche Kompetenz, sondern auch als eine wichtige grund-sätzliche Lebenshaltung. Sie ist davon überzeugt, dass Achtsamkeit, einmal begonnen, zu einem selbstverständlichen Teil des eigenen Lebens wird und positive Folgen auf alle Lebensbereiche hat.

> „Magische Momente entstehen, wenn man achtsam ist, Achtsamkeit ist sehr wichtig. Und mit Achtsamkeit weiten sich die magischen Momente auch aus, Achtsamkeit ist, wenn man damit beginnt, irgendwann einfach Teil des Lebens, das kann man dann auch nicht abstellen. Ich habe mittlerweile auch achtsame Momente beim Straßenbahnfahren. Es kommt einfach zu Begegnungen."

Was aber ist unter Achtsamkeit zu verstehen, was bedeutet der Begriff?

Das Wort Achtsamkeit wird oft synonym verwendet mit dem Begriff Auf-merksamkeit, außerdem wird in dem Zusammenhang auch häufig auf das englische Wort „*mindfulness*" verwiesen. Achtsamkeit ist zurzeit als Thema in aller Munde, ihre Bedeutung wird in vielen Fachdisziplinen diskutiert, von Philosophie und Theologie über Psychologie und Psychotherapie bis hin zum modernen Management und Gesundheitsberufen. Achtsamkeits-trainings zur Reduktion von Stress, Achtsamkeitsübungen als Burn-out-Prävention, Achtsamkeit mit sich selbst, Achtsamkeit gegenüber anderen Menschen, Achtsamkeit im Umgang mit der Natur und den Ressourcen – das sind einige Beispiele, wie und wo Achtsamkeit derzeit zur Sprache kommt. Der Begriff Achtsamkeit ist dabei, wie schon die Vielfalt der Dis-kussion zeigt, nicht einfach zu greifen. Es sind, je nach Fachdisziplin und Blickwinkel, viele verschiedenen Definitionen und Modelle im Umlauf.

Obwohl gerade in aller Munde, ist Achtsamkeit aber keine Erfindung der Neuzeit, sondern findet sich, wenn auch in unterschiedlichen Ansätzen, bereits in den großen Weltreligionen.

Im Christentum etwa ist Achtsamkeit zu entdecken in der christlichen Grundhaltung der Nächstenliebe: *„Du sollst deinen Nächsten lieben wie dich selbst."* Wer Nächstenliebe im Alltag tatsächlich praktizieren will, muss sich zuerst selbst achtsam wahrnehmen *(„... lieben wie dich selbst")*, seine Gefühle und Bedürfnisse reflektieren und auf den Umgang und die Begegnung mit dem Nächsten übertragen. Nächstenliebe wird in der Bibel meistens in Ver-bindung gebracht mit Barmherzigkeit, viele Gleichnisse in der Heiligen Schrift erzählen von einer besonderen Zuwendung zu kranken oder leiden-den Menschen.

Auch in der jüdischen Tradition finden sich Aspekte von Achtsamkeit. Sehr bekannt ist etwa die Aussage *„Achte auf Deine Gedanken, denn sie wer-den Worte. Achte auf Deine Worte, denn sie werden Handlungen".* Nur wenige wissen, dass es sich dabei um ein Zitat aus dem Talmud, der heiligen Schrift der Juden, handelt. Die Gläubigen werden hier aufgefordert, sich selbst als Ursache und Wirkung gleichermaßen zu betrachten und das eigene Denken und Tun zu beobachten sowie seine Wirkung auf das eigene Leben und das der anderen zu reflektieren.

Ganz besonders wird die Achtsamkeit aber dem Buddhismus zugeschrieben, denn dort gilt sie als zentraler Weg zur Erleuchtung. Acht-samkeit spielt bei Menschen mit buddhistischem Glauben eine tragende Rolle im Leben. Buddhisten sind aufgefordert, sich täglich in Achtsamkeit zu üben, sie zu trainieren, im Alltag wie auch im Rahmen von Meditationen.

Der Buddhismus versteht Achtsamkeit als aufmerksame und unvorein-genommene Beobachtung auf vier Ebenen:

- den Körper
- die entstehenden Gefühle und Empfindungen
- den aktuellen Geisteszustand, etwa Ablenkung, Aufregung oder Verwirrung

- die Geistesobjekte, das sind innere und äußere Bilder, die wahrgenommen werden

Im Mittelpunkt der regelmäßigen Achtsamkeitsübungen stehen Konzentration, Innehalten und Loslassen.

In wissenschaftlicher Literatur wird für den Begriff der Achtsamkeit am
häufigsten die Definition Jon Kabat-Zinn (1982) herangezogen, einem ame-
rikanischen Molekularbiologen, der sich viele Jahre mit den Auswirkungen
von Stress auf die Gesundheit des Menschen beschäftigt hat. 1995 gründete
er an der Universität Massachusetts das Zentrum für Achtsamkeit in Medizin, Gesundheitswesen und Gesellschaft. Er beschreibt Achtsamkeit als eine
Form von absichtsvoller Aufmerksamkeit, die sich auf den gegenwärtigen
Moment bezieht und nicht bewertet.

Auch die am Markt wesentlichen Achtsamkeitsschulen beziehen sich
auf Kabat-Zinn. So definiert der deutsche Verband für MBSR (Kurz-
bezeichnung für „Mindfulness based stress reduction") Achtsamkeit als
das *„Sich-einlassen auf den Moment mit einem nicht wertenden Gewahrsein"*
(mbsr-mbct Verband 2018) und beschreibt den Effekt von Achtsamkeit als
„Lernen, die Dinge sein zu lassen, wie sie sind".

Zusammenfassend lässt sich Achtsamkeit also beschreiben als das Einlassen und die wertfreie Beobachtung des Moments, wobei sich der Blick
sowohl nach innen (eigene Gefühle, Bedürfnisse, Assoziationen) als auch
nach außen (der Mensch vor mir, das Geschehen, das Umfeld) richtet.

Die Wirkung von Achtsamkeit auf den Menschen ist mittlerweile breit
wissenschaftlich untersucht und bestätigt, deshalb haben Achtsamkeitsübungen längst in Medizin, Psychotherapie und Gesundheitsvorsorge Einzug gehalten. Achtsamkeit senkt beispielsweise Schmerz und Ängste, sie
fördert die Kognition, reduziert Stress und wirkt sogar auf die Zusammen-
setzung des Blutes und den Hormonhaushalt.

Nach außen, also in der Begegnung, vermittelt Achtsamkeit das Gefühl,
wahrgenommen und wertgeschätzt zu werden, es entsteht ein Raum zwischen den Menschen, in dem alles sein darf, alles möglich ist und der
Mensch sich zeigen kann.

Simone Plechinger, Musiktherapeutin, pflegt diese achtsame Haltung
in der Begegnung mit alten Menschen und bezeichnet sie *als „absichts-
lose Absichtslosigkeit"*. Der Fotograf Michael Hagedorn beschreibt, ohne
das Wort selbst in den Mund zu nennen, Achtsamkeit als seinen Weg, den
„Raum zwischen mir und dem alten Menschen zu öffnen". Auf die Frage, was
er anderen Personen empfehlen würde, damit auch sie magische Momente
erleben, meinte er:

„Ich bin da sehr demütig und habe kein Patentrezept. Hinhören, versuchen, dich einzuschwingen auf den anderen. Hochzuschwingen zum anderen, da, wo er steht. Vielleicht ist der andere verführbar, geht mit in eine Richtung. In Berührung zu gehen, vielleicht gefällt es dem anderen, und er geht mit."

5.2.2 Achtsam sein mit sich selbst

Erich Schützendorf (2006) stellt dem von Pflegepersonen oft getätigten Satz *„Wenn es dem alten Menschen gutgeht, dann geht es auch mir gut"* provokant einen anderen Satz gegenüber, er lautet: *„Wenn es den Pflegenden gutgeht, geht es auch dem alten Menschen gut"*. Mit diesem Satz ermutigt Schützendorf Pflegepersonen dazu, bewusst auch die eigenen Empfindungen in der Pflegearbeit wahrzunehmen und ihnen nachzugehen. Er lädt in seinem wunderbaren Buch *„Wer pflegt, muss sich pflegen"* dazu ein, das eigene Tempo zu verlangsamen, sich selbst und dem alten Menschen Zeit zu schenken, Druck herauszunehmen und Kompromisse anzubieten in kritischen oder emotionalen Situationen. Er regt an, Strategien zu entwickeln, um selbst psychisch zu überleben im herausfordernden Arbeitsfeld Altenpflege.

Auch Raphael Schönborn, Diplompfleger und spezialisiert auf die ambulante Betreuung von Menschen mit Demenz, sieht die Achtsamkeit der Pflegeperson sich selbst gegenüber als wesentlich. Das eigene Leben gut zu leben, Grenzen zu setzen und trotzdem in der Pflegearbeit mit den Menschen in Begegnung zu gehen, stellt für ihn keinen Widerspruch dar.

> „Für das Magische auch wichtig ist es, sehr gut auf sich selbst zu achten. Es hat etwas mit Grenzen zu tun, mit Psychohygiene, mit guten Beziehungen im Leben. Das ist meine Arbeit, und da ist mein Leben. Das trenne ich schon. Es gibt Überschneidungen, ich mache immer wieder einmal etwas über die bezahlte Arbeit hinaus, weil da ein persönliches Anliegen ist. Aber es gibt diese Grenze. Da ist die Arbeit, und da ist mein Leben. Ich schau gut auf mich, das ist grundsätzlich wichtig, ich habe kein Helfersyndrom."

Wer achtsam umgehen möchte mit anderen Menschen, muss zuerst mit sich selbst achtsam sein. Wer seine Wahrnehmung auf positive Weise schärfen möchte, muss bei sich selbst beginnen.

Wie oft im Leben sehen wir Menschen, beurteilen ihn vom ersten Augenblick an und geben ihm damit gar keine Chance mehr, sich wirklich zu zeigen? Wie oft erleben wir Situationen, bewerten sie, noch bevor wir sie wirklich erfasst haben, interpretieren, reagieren und meinen das Richtige zu tun, obwohl wir gerade ziemlich daneben liegen mit unserer Vermutung?

Wie oft im Pflegealltag befinden wir uns bei Frau Maier, sind im Kopf aber schon bei Herrn Müller? Wie oft lassen wir Menschen nicht ausreden, geben schon Antwort auf die erste Interpretation des vorher Gehörten und übergehen damit das Gegenüber? Wie oft sind wir mit Situationen in der Pflege konfrontiert, die uns berühren oder erschüttern und aus denen wir flüchten, mit dem Argument, jetzt keine Zeit dafür zu haben?

Achtsamkeit sich selbst gegenüber bedeutet, im traditionellen Sinn, den eigenen Körper, die eigenen Gedanken, Gefühle und Assoziationen wahrzunehmen, von ihnen Notiz zu nehmen, sie anzuerkennen und wertzuschätzen als integralen Bestandteil des eigenen Lebens und der persönlichen Entwicklung. Es ist dabei unerheblich, ob diese Zuwendung zu sich selbst in Form einer täglichen Meditation stattfindet, beim morgendlichen Joggen, beim Radfahren, Bergsteigen, beim Kochen oder in der Badewanne.

Achtsamkeit ist Zuwendung für sich selbst, Zeit mit sich, ein Geschenk an das eigene Selbst. Sich in Achtsamkeit zu üben schärft die Sinne, öffnet den Blick für scheinbar unwesentliche Dinge und macht das kleine tägliche Glück sichtbar. Achtsamkeit öffnet den Zugang zu den eigenen Bedürfnissen, Wünschen, Anliegen, aber sie öffnet auch den Blick auf das Umfeld und auf andere Menschen.

Achtsame Menschen beobachten sich selbst, ohne sich sofort zu bewerten. Sie reflektieren ihre Gefühle und Gedanken, stellen sich Fragen wie *„Was bedeutet dieses Gefühl für mich?"* oder *„Woher kommt meine plötzliche Unruhe?"* und *„Wieso bin ich gerade so wütend?"*. Sie suchen nach Weiterentwicklung und Erkenntnis statt nach Fehlern und Unzulänglichkeiten.

Eine achtsame Pflegeperson tut sich selbst bewusst Gutes, um die inneren Batterien aufzuladen und Energie zu tanken. Sie hält in der Arbeit immer wieder einmal inne, atmet durch und nimmt gerade Erlebtes und seine Wirkung bewusst wahr. Die achtsame Pflegeperson reflektiert aber auch ihren Zugang zur Arbeit, denkt nach über ihre eigentliche Motivation, diesen Beruf zu machen, ja, sie fragt sich sogar, welchem höheren Sinn sie mit ihrer Berufswahl folgt.

Kürzlich erklärte mir etwa eine Auszubildende, dass sie viele Jahre in einer Werbeagentur gearbeitet habe, ein stressiger Job voller Termindruck. Eines Tages habe sie innengehalten und sich gefragt: *„Was will eigentlich durch mich wirken?"* Dabei habe sie festgestellt, dass sie sich danach sehnt, eine Arbeit zu tun, die sinnstiftend ist. Sie versprach sich davon mehr innere Zufriedenheit. Daraufhin hat sie den Job in der Werbung gekündigt, mit

45 Jahren die Ausbildung zur Diplomsozialbetreuerin begonnen und mittlerweile ihre Ausbildung auch beendet.

Achtsamkeit im Leben führt zu einem bewussteren Leben, zu persönlicher Weiterentwicklung und zu Reife. Es muss dabei kein Ziel verfolgt werden, nichts erreicht werden. Sich vorzunehmen, ab jetzt achtsam durch die Welt zu gehen, ist der beste erste Schritt. Es genügt, einfach damit anzufangen, Achtsamkeit bewusst in den Alltag einzubauen, und alles andere passiert fast wie von selbst.

So wie bei Diplom-Krankenpflegerin Renate Pühringer, die Achtsamkeit als Lebenshaltung versteht und davon erzählt, wie sie damit immer mehr magische Momente in der Arbeit erntet, aber auch persönliche und berufliche Weiterentwicklung.

> „Die magischen Momente werden immer mehr. Ich denke, das ist eine Spirale, die ich mit meiner Achtsamkeit selbst in Gang gesetzt habe. Das wächst mit meinem Kompetenzerwerb, mit der Selbstreflexion, mit meiner Erfahrung."

Übungen zur Vertiefung

- Nehmen Sie sich jeden Morgen zehn Minuten Zeit, um in Kontakt mit Ihrem Innersten zu gehen. Ob nach dem Aufwachen noch im Bett liegend, in Mediationshaltung, unter der Dusche oder im Bus auf der Fahrt zur Arbeit. Nehmen Sie sich Zeit und blicken Sie nach innen. Was spüren Sie? Was fühlen Sie? Welche Gedanken gehen Ihnen durch den Kopf? Nehmen Sie alle Eindrücke entgegen, lassen Sie die Eindrücke, ohne sie zu bewerten, kommen und wieder gehen.
- Halten Sie einige Tage lang bewusst genau dann inne, wenn die Hektik am größten ist. Erstarren Sie in der Bewegung, bleiben Sie einfach stehen, wo Sie gerade sind. Atmen Sie durch, blicken Sie sich um, beobachten Sie wertfrei die Menschen und das Geschehen um sich. Richten Sie danach Ihre Aufmerksamkeit nach innen. Nach einiger Zeit Achtsamkeit fahren Sie fort mit dem, was Sie tun wollten. Was ändert sich?
- Machen Sie einmal pro Woche einen Zeitlupenspaziergang. Gehen Sie dabei bewusst so langsam wie möglich, und blicken Sie sich um, beobachten und entdecken Sie die Welt um sich herum. Was sehen Sie? Was entdecken Sie, was Sie bei einem schnellen Spaziergang mit Sicherheit übersehen hätten?
- Sammeln Sie bewusst einen Monat lang das kleine tägliche Glück und tanken Sie damit ihre Batterien auf. Schreiben Sie am Ende des Tages Ihre Eindrücke auf. Erinnern Sie sich an das Gänseblümchen am Wegrand, an das zustimmende Nicken der Kollegin, an das „Dankeschön" der Bewohnerin, das liebevoll zubereitete Abendessen des Partners und an die Umarmung Ihres Kindes. Sammeln Sie Ihre persönlichen Glücksmomente, und spüren Sie, wie wertvoll sie für Ihr Leben sind.

5.2.3 Achtsamkeit in der Begegnung

Achtsamkeit sich selbst gegenüber, führt fast zwangsläufig zu mehr Achtsamkeit im Kontakt mit anderen Menschen. Wer seine Sinne für die eigenen Bedürfnisse geschärft hat, nimmt auch die Bedürfnisse oder Not anderer Menschen besser wahr. Wer sich selbst mit seinen Stärken und Schwächen liebevoll annehmen kann, begegnet auch anderen Menschen mit mehr Wertschätzung. Wer auf sich selbst achtet, sich selbst wahrnimmt, der achtet auch auf seine Mitmenschen, nimmt sein Gegenüber wahr. Genau diese Wahrnehmung ist wesentlich für offene Begegnungen und die Entstehung magischer Momente.

Diplom-Sozialbetreuer Christoph Althammer, der sich selbst als gefühlsbeton beschreibt, sieht bei alten Menschen ein hohes Bedürfnis nach achtsamer Wahrnehmung. Er setzt diese bewusst ein, um den Menschen zu signalisieren, dass er sie sieht, von ihnen Notiz nimmt, da ist für sie. Dabei erntet er auch besondere Begegnungen und Momente.

> „Wahrnehmung ist das um und auf. Ich sehe so oft, wie alte Menschen verloren irgendwo sitzen, unruhig herumlaufen, wie sie rufen und schreien. Dabei geht es so oft darum, dass sie einfach wahrgenommen werden wollen. Ich schau die Menschen an, wenn ich an ihnen vorbeikomme, winke ihnen zu, lache sie an. Sie fühlen sich gesehen und müssen daher auch gar nicht auffällig werden."

Die Krankenschwester und Qualitätsmanagerin Simone Schmidt (2012, S. 30–32) verwendet im Zusammenhang mit Achtsamkeit und im Kontext zu Gesundheitsberufen, zusätzlich und synonym, den Begriff der Wahrnehmung, genauer gesagt die *„Soziale Wahrnehmung"*. Aus ihrer Sicht müssen Professionisten in Gesundheitsberufen, wollen sie achtsam sein, nicht nur mit allen vier Sinnen wahrnehmen, sie müssen zusätzlich den Menschen in seinem sozialen Kontext sehen und beobachten, sein Verhalten etwa, seine soziale Einbindung und die Rollen, die er einnimmt. Beeinflusst wird die Qualität dieser sozialen Wahrnehmung durch die Pflegeperson von

- ihrer Aufmerksamkeit
- ihrer Konzentration
- ihrer Fähigkeit zur Selbstreflexion
- ihrer Adaption, also wie sehr sie unbewusst Wahrgenommenes ausblendet
- ihren eigenen Gefühlen
- ihrer Erwartung an die eigene Rolle
- persönlichen Faktoren wie Sozialisation, Haltung, Erziehung, Werte

An dieser Aufzählung der Einflussfaktoren ist deutlich zu erkennen, wie sehr Wahrnehmung, ob soziale Wahrnehmung oder die Wahrnehmung mit den vier Sinnen, in Verbindung steht mit der wahrnehmenden Person. So wird auch klar, warum sich Achtsamkeit als Grundhaltung im Leben positiv auf die Wahrnehmungskompetenz auswirkt.

Achtsame Menschen trainieren laufend ihre Aufmerksamkeit, sie haben gelernt sich zu konzentrieren, nehmen ihre eigenen Gefühle wahr, ohne sofort zu bewerten, sie reflektieren ihr Tun, ihre Motivation, sich selbst als Person. Achtsamkeit ist somit eine gute Vorbereitung, ein gutes Training, für eine kompetente soziale Wahrnehmung.

Andrea Sigl, Diplom-Krankenpflegerin und Heimleiterin, meint ebenfalls, dass eine gute Wahrnehmung wesentlich ist für Begegnungen und auch sie findet, Wahrnehmung in der Pflege ist mehr als das Sammeln von Eindrücken über die vier Sinne.

> „Wichtig ist das Erkennen, im Sinne von Sehen, Hören, Innehalten und Spüren. Für die Fähigkeit des Sehens und Hörens braucht man offene Sensoren. Ich habe eine gute Wahrnehmung von Atmosphärischem, wenn ich wo reingehe, dann merke ich sofort: Da ist jetzt etwas. Ich spüre sehr viel, brauche nur einen Raum betreten und weiß, wie es meinen Bewohnern geht oder den Mitarbeiterinnen. Da muss ich die Menschen noch gar nicht gesehen haben."

Wahrnehmung von Atmosphärischem. Mit offenen Sensoren etwas erspüren. Klingt das nicht irgendwie nach Esoterik? Sind solche Ausdrücke überhaupt mit Pflege als Profession vereinbar? Diese Frage habe ich Yvonne Falckner, examinierte Krankenschwester, gestellt, denn auch sie spricht davon, dass Pflegende lernen müssen, Atmosphären wahrzunehmen.

> „Diese magischen Momente, da geht's ja auch um Atmosphären, um Emotionen. Es ist gut, wenn diese Dinge fachlich betrachtet werden und nicht in der esoterischen Ecke angesiedelt sind, weil es dort diese Begrifflichkeiten ja sehr stark gibt. Wir müssen irgendwann den Managern, den Wirtschaftlern beweisen, dass wir Atmosphären schaffen in der Pflege, Heimat schaffen für die Menschen, dafür Zeit brauchen und damit letztlich auch Kosten sparen. Davon bin ich fest überzeugt."

Wie viel Achtsamkeit bewegen kann, wie sehr Achtsamkeit und Wahrnehmung von Atmosphäre Hand in Hand gehen, bewies vor einigen Jahren die Künstlerin Marina Abramovic mit der einfachen, aber umso eindrucksvolleren und sehr berührenden Performance *„The Artist is Present",* aufgeführt 2010 im Museum of Modern Art, New York. Marina Abramovic saß dabei schweigend und still, über einen Zeitraum von 2,5 Monaten, jeden Tag, insgesamt 736 h lang, auf einem Stuhl und sah jedem Menschen, der sich ihr gegenübersetzte, in die Augen. Mehr geschah nicht, und doch passierte so viel mehr, denn die meisten Menschen wurden tief bewegt, wie Fotodokumentation und Videos zu der Performance beweisen (Abramovic 2012). Es gab Lachen, Tränen, Betroffenheit, Freude, das ganze menschliche Spektrum an emotionalem Erleben war zu sehen.

Abramovic erklärt die tiefe Berührung damit, dass die Menschen – die lange gewartet hatten, um sich vor sie hinsetzen zu können – in diesem Moment nicht mehr vor sich selbst davonlaufen konnten, sondern nun in ihr eigenes Inneres blickten.

Sie als Künstlerin war überrascht von dem vielen Schmerz, den sie in den Augen der Menschen sah, und der Umgang mit diesem Schmerz zehrte an ihren Kräften. Besonders nah ging ihr eine junge Frau, die sich mit ihrem schlafenden Baby im Arm vor sie hinsetzte. Das Baby trug eine Mütze, und Abramovic erzählt in ihrer Autobiografie *„Durch Mauern gehen"*, dass sie in den Augen der jungen Frau so großen Schmerz sah wie noch bei niemandem zuvor, und dieser Schmerz habe ihr fast den Atem geraubt. Die junge Frau blieb lange vor ihr sitzen und sah sie an. Kurz bevor sie sich vom Stuhl erhob, nahm sie dem Baby die Mütze ab und Abramovic sah eine riesige Narbe am Kopf des Kindes.

Ein Jahr später schrieb diese junge Frau einen Brief an Marina Abramovic. Ihr Baby war mit einem Gehirntumor auf die Welt gekommen. Am Tag der Performance hatte sie erfahren, dass es für ihr Kind keine weitere Hoffnung mehr geben würde, und sie hatte beschlossen, die für ihr Kind so schlimme Chemotherapie abzubrechen. Als sie vor Marina Abramovic saß, war die junge Frau also einerseits erleichtert darüber, dass ihr Kind nun nicht mehr leiden muss, gleichzeitig wusste sie aber, dass ihr Baby bald sterben würde (Abramovic 2016, S. 396–398).

Im Zusammenhang von Pflegeprofession über Wahrnehmung von Atmosphäre zu sprechen oder vom Erspüren von Situationen und Dingen zeugt deshalb keineswegs von Esoterik oder mangelnder Professionalität. Stimmungen und Atmosphären wahrzunehmen ist eine wesentliche Kompetenz, über die Pflegepersonen verfügen sollten.

Auch der Medizinethiker Giovanni Maio (2016) bezeichnet Pflege als *„Spür-Beruf"*, aus seiner Sicht müssen Pflegende, wollen sie gute Pflege verwirklichen, zuerst Stimmungen und Atmosphären wahrnehmen. So muss Pflege etwa erfühlen, was dem Patienten wichtig ist, was ihm Sicherheit gibt, wovor er Angst hat, was in der Situation der Pflegehandlung für ihn wichtig

ist. Maio betrachtet diese Art des Spürens als zentrale Haltung in der Pflegearbeit und bezeichnet sie als *„assoziatives Gespür"*.

Menschen zu pflegen erfordert nicht nur Achtsamkeit, gute Sinne und
die Fähigkeit der sozialen Wahrnehmung. Es geht dabei um so viel mehr.
Pflegepersonen müssen nicht nur auf Bedürfnisse und Gefühle eingehen, die
verbal geäußert werden, sondern sie müssen auch die Kompetenz besitzen,
Ungesagtes und Unsichtbares wahrzunehmen. Sie müssen zwischen den
gesprochenen Worten lesen, Stimmungen aufnehmen und Widersprüche
orten. Pflegende müssen aber auch Atmosphäre schaffen, damit Patienten
sich verstanden fühlen, sicher fühlen und Pflegehandlungen, die ja oft ins
Intimste des Menschen eingreifen, nicht als beschämend erleben. Pflegende
müssen mit viel Fingerspitzengefühl ihre Wahrnehmungen interpretieren,
häufig sehr heikle Themen achtsam ansprechen und mit verbalen wie auch
nonverbalen Reaktionen des Gegenübers respektvoll umgehen.

Dafür ernten achtsame Pflegepersonen, die diese Fähigkeiten entwickeln,
die den Mut haben, auch mit Stimmungen zu arbeiten, immer wieder
besondere Begegnungen, manchmal sogar „magic moments" und werden
damit nicht nur als Pflegekraft, sondern auch als Mensch bereichert und
belohnt.

Übungen zur Vertiefung

- Versuchen Sie für einige Zeit in Situationen, in denen Sie Schlange stehen müssen und genervt sind, bei der Bank, der Post, im Supermarkt oder im Stau, bewusst innezuhalten, durchzuatmen und sich die Zeit zu nehmen, die Menschen um sich herum achtsam wahrzunehmen. Vielleicht gehen Sie sogar mit einem Menschen in Kontakt, über Blicke etwa oder mit einem Lächeln?
- Üben Sie sich für einige Wochen darin, den Menschen, die im Alltag an Ihnen vorbeigehen, ins Gesicht und die Augen zu sehen. Was sehen Sie? Was empfinden Sie? Wie reagieren die Menschen auf Sie?
- Suchen Sie sich Menschen, die sie mögen, und laden Sie diese Menschen ein, Ihnen zehn Minuten lang, ohne miteinander zu sprechen, in die Augen zu sehen. Beginnen Sie mit Freunden, und wagen Sie es später auch mit Bewohnern oder Patientinnen. Welche Erfahrungen machen Sie?

5.2.4 Offenheit als Grundhaltung vor jedem Kontakt

Ein weiterer Begriff, der von meinen Gesprächspartnern immer wieder als
wesentlich für die Entstehung magischer Momente genannt wurde, war die
Offenheit. So wurden etwa Aussagen getroffen wie *„Sei offen und achtsam"*

und *„Gehe offen auf die Menschen zu"* oder *„Man muss offen sein für das, was kommt".*

Vieles, was Offenheit ausmacht, habe ich bereits thematisiert im Kapitel rund um das Thema Achtsamkeit. Es geht um Wahrnehmung und darum, ohne Bewertung auf Menschen und Situationen zu blicken. Mir erscheint es trotzdem wichtig, den Begriff Offenheit noch etwas genauer zu betrachten. Was bedeutet Offenheit im Kontext von Begegnungen im Pflegealltag? Wie verhält sich ein *„offener Mensch"*? Woran erkenne ich, dass ich *„offen"* bin?

Meine Interviewpartnerin Karin Lindner, sie arbeitet als Pflegeassistentin in einem Seniorenwohnhaus, meinte es, gehe bei Offenheit darum, sich ein eigenes Bild zu machen vom alten Menschen. In welchem Kontext dies für sie besonders wichtig ist, beschrieb sie mit nachfolgenden Worten:

> „Für mich ist wichtig, dass ich ohne Vorurteile bin. Also ich höre nicht auf Gerüchte und Erzählungen von Kollegen, sondern ich will mir von jedem Menschen mein eigenes Bild machen und mir selbst meine Meinung bilden. So gehe ich offen auf die Menschen zu."

Wer kennt das nicht? Man kommt nach zwei Wochen Urlaub zurück in die Arbeit. Neue Bewohnerinnen sind ins Seniorenheim eingezogen, neue Klienten wurden in die häusliche Pflege aufgenommen. Bei der Dienstübergabe erhält man über die neu zu betreuenden Menschen nicht nur sachliche und pflegerelevante Informationen, sondern erfährt auch jede Menge über deren Verhalten. Von *„Die Frau Moser ist so lieb"* über *„Die Frau Maier ist eine ganz Schwierige"* bis hin zu *„Dem Herrn Gruber kannst du nichts recht machen"* reichen die Botschaften der Kollegenschaft. Was von der dienstübergebenden Person als wichtige, vermeintlich fachliche Information betrachtet wird, ist bei genauerer Betrachtung die Weitergabe der persönlichen Interpretation eines subjektiv erlebten Verhaltens des alten Menschen. Es handelt sich bei Informationen dieser Art also um einen höchst persönlichen Blick auf den alten Menschen, der aber pauschalisierend weitergegeben wird.

Statt *„Frau Maier ist eine ganz Schwierige"* müsste die Kollegin korrekt eigentlich sagen: *„Ich erlebe Frau Maier als schwierig, weil sie bei mir immer die Intimpflege ablehnt."* Dann würde man auch besser wahrnehmen, dass es dabei um *ihren* Kontakt mit Frau Maier geht, dass Frau Maier bei *ihr* die Intimpflege ablehnt und *sie* deshalb diese Situation als belastend erlebt.

Leider erobern solche pauschalisierenden Aussagen über Menschen (alte Menschen, Angehörige, aber auch Kollegen) oft ganze Pflegeteams und werden zum Nährboden für Vorurteile. Alte Menschen haben dann *„ihren Ruf",* das Pflegepersonal verhält sich in der Folge diesen Menschen gegenüber diesem Ruf angepasst, und schon ist man als Team mitten drin in einer Spirale.

Hier wieder eine kleine Geschichte aus meinem Leben als Pflegefachkraft:

Beispiel

Anfang der 90er-Jahre, mein erster Tag in der Hauskrankenpflege. Ich verließ gerade das Büro, in dem ich meinen Einsatzplan erhalten hatte. Beim Verlassen des Bürogebäudes begegnete mir eine ehemalige Kollegin. Sie war erfreut darüber, dass wir wieder in derselben Organisation arbeiten und wollte einen neugierigen Blick auf die Liste meiner Patientinnen werfen. Also zeigte ich ihr meinen Dienstplan, und nach einem kurzen kritischen Blick rief sie: „Oje, zu Frau N. musst Du! Da schicken sie alle Neuen hin, das ist eine richtig böse Frau!"

Ich glaube, ich muss nicht darüber berichten, mit welch mulmigem Gefühl ich am nächsten Tag zu Frau N. die Treppen hochgegangen bin. In den ersten Wochen hat sich auch die Vorhersage meiner Kollegin bestätigt. Die alte Frau behandelte mich mies, sie schrie mich an, alles machte ich in ihren Augen falsch, sie war unhöflich, launenhaft. Nach drei Wochen rief sie: „Wie lange gedenken Sie mich noch zu belästigen, bei mir wechselt das Personal seit Jahren alle 14 Tage, ich habe bis jetzt noch jede vertrieben!"

Die alte Dame wusste nicht, dass ich ein Faible habe für alte unangepasste Frauen. Auch wenn sie mir manchmal alle Nerven zog, bewunderte ich ihre Energie, ihre Kraft. Nach ihrer letzten Aussage musste ich laut lachen und antwortete: „Was, wenn ich mich nicht vertreiben lasse?" Darauf schwieg sie. Aber ich sah die Überraschung in ihren Augen. Also blieb ich. Bis zu ihrem Tod zwei Jahre später.

Pflegepersonen sind zum Glück keine gleichgeschaltete, gleichdenkende und gleichfühlende Einheit, wir sind alle Individuen, so wie Patientinnen und Bewohner auch. Wen die eine Pflegeperson als *„schwierig"* erlebt, den findet eine andere Pflegekollegin vielleicht *„wunderbar unangepasst"* und umgekehrt. Wir alle haben, bei aller Professionalität, unsere Vorlieben für bestimmte Menschen, aber auch unsere Abneigungen. Wir finden zu einer Person leichten Zugang, und bei einer anderen Person müssen wir uns überwinden, in Kontakt zu gehen. Die eine Patientin können wir gut leiden, der anderen gehen wir eher aus dem Weg.

Selten ist uns dabei der Grund unserer Sympathie oder Antipathie bewusst, wir spüren unsere Gefühle und reagieren. Für Sympathie und Antipathie ist aber, zu einem hohen Ausmaß, unser Unbewusstes zuständig, welches wir im Alltag, bei noch so großer Professionalität, viel häufiger zurate ziehen als das Bewusste. Unser Gehirn sammelt und sortiert, versteckt vor unserer bewussten Wahrnehmung, von der ersten Sekunde unseres Lebens an Informationen, Eindrücke, Gefühle, bringt diese in Zusammenhang und konstruiert so mithilfe komplexer neurobiologischer Prozesse unsere Sicht auf die Welt, unsere subjektive Wirklichkeit, von der wir annehmen, sie wäre objektiv und daher auch für andere Menschen gleichermaßen gültig und wahr. Doch dem ist nicht so, denn jeder Mensch, aber auch jede Gesellschaft und Teil-Gesellschaft, etwa ein Pflegeteam, konstruiert seine Wirklichkeit selbst. Es gibt so viele Wahrheiten und Wirklichkeiten, wie es Menschen und Gesellschaften gibt (Berger und Luckmann 1980; Watzlawick 1976).

Der Hirnforscher und Neurobiologe Gerhard Roth meint zudem, und damit schließt er sich Sigmund Freud, dem Begründer der Psychoanalyse, an, dass das unbewusste Erfahrungsgedächtnis den Menschen in seinem täglichen Handeln viel stärker beeinflusst als sein bewusstes Ich (Roth 2001). Wie wir andere Menschen sehen und erleben, hat daher weniger mit unserem Gegenüber zu tun als vielmehr mit uns selbst. Mit unserer eigenen Sozialisation, unseren Prägungen, mit früheren Kontakten und Erlebnissen und mit der Art, wie unser Gehirn all das verarbeitet hat.

Wir begegnen deshalb in der Pflegearbeit häufig Menschen, die uns, ohne dass wir dies bewusst realisieren, an jemanden oder an eine Situation aus der Vergangenheit erinnern und nun in uns Gefühle auslösen, die in das momentane pflegerische Tun einfließen.

Zwei konkrete Beispiele dazu aus meiner Pflegepraxis, die ich an mir vor vielen Jahren selbst entdeckt habe, denen ich gezielt in Einzelsupervisionen nachgegangen bin und mir auf diese Weise ins Bewusstsein geholt habe.

Ich mag, wie im Beispiel oben bereits geschildert, seit eh und je alte Frauen, die bei Kollegen den Ruf haben, „böse" zu sein. Sie machen mich neugierig, ich mag ihren Zorn, finde es sehr spannend, nach Wegen zu suchen, um mit ihnen in Kontakt zu treten und sie für mich zu gewinnen. Wo andere Kollegen verzweifeln, sehe ich Herausforderung. Warum? Was lösen „böse" alte Frauen bei mir aus?

Sie erinnern mich unbewusst an eine Frau in meiner Kindheit, die ich sehr geliebt habe, die ich immer bewunderte, weil sie so erfrischend unangepasst war, sich nichts gefallen ließ, an eine Frau, die sich immer behauptete. Diese Frau war mir als Kind und junge Frau Vorbild. Von ihr habe ich viel gelernt, von ihr habe ich meine Kraft bekommen, und auch Mut hat sie mir ins Herz gepflanzt. Alte Frauen zu betreuen, die den Ruf haben, „böse" zu sein, ist für mich daher eine Herausforderung, die ich liebend gerne annehme.

Umgekehrt habe ich große Probleme im Umgang mit alten Frauen, die sich immer anpassen, sich nichts zutrauen, die viel klagen und weinen. Auf sie reagiere ich mit Ungeduld, bei ihnen werde ich schnell ungehalten, und auch Zorn lösen sie in mir aus. Keine gute Voraussetzung für einfühlsame Pflege. Aber warum reagiere ich auf diese Art von Frauen so ganz anders?

Auch sie erinnern mich an eine Person meiner Kindheit, an eine Frau, die ihr Leben nie in die Hand nahm, immer den anderen die Schuld für ihr ungelebtes Leben gab. Ihr gegenüber fühlte ich mich als Kind immer hilflos, und viele Jahre meines Lebens habe ich mich verantwortlich gefühlt für ihr Unglück.

Es war für mich als Pflegeperson und für meine Professionalität enorm wichtig, den Grund zu erkennen, warum ich auf angepasste und klagende Frauen mit so viel Abwehr reagiere. Im Umgang mit dieser Art alter Frauen reflektiere ich mich seitdem ständig selbst und mache mir bewusst, dass meine momentanen Gefühle nichts mit dieser Frau mir gegenüber zu tun haben, sondern für die Frau meiner Kindheit stehen. Auf sie bin ich in Wahrheit zornig, sie macht mich ungeduldig. Nur mit dieser Selbstreflexion, mit dieser Bewusstmachung kann ich sicherstellen, dass ich auch eine klagende Bewohnerin empathisch betreue und nicht als „*jammernd*" abwerte. Trotz aller professionellen Reflexion wird die Pflege dieser Frau aber für mich immer eine Herausforderung bleiben.

Eine Pflegeperson, die davon spricht, dass eine Bewohnerin „*lieb*" oder „*schwierig*" ist, mag dies also persönlich, gefüttert von ihrem Unbewussten, so erleben. Es entspricht ihrer persönlichen Wahrheit. Aber es besteht die große Chance, dass die nächste Pflegeperson die gleiche Bewohnerin ganz anders erlebt und sich damit auch deren Pflegebeziehung durchaus gut gestalten kann.

Wenn die Pflegeassistentin Karin Lindner in unserem Gespräch also meint, dass sie sich bewusst von solchen pauschalisierenden und bewertenden Aussagen über alte Menschen freimacht, dann schafft sie damit tatsächlich einen Rahmen für eine offene Begegnung. Sie geht ohne Beeinflussung, ohne Erwartung auf den Menschen zu und ist neugierig auf das Gegenüber. Dadurch kann sich der alte Mensch zeigen, wie er ist, wie er denkt und fühlt oder auch, wie er gesehen werden möchte. Die Pflegende und diese Person müssen keine durch Vorurteile entstandenen Grenzen überwinden, sondern sie können ihre eigene Pflegebeziehung entwickeln. Und wer weiß, vielleicht birgt diese Pflegebeziehung positive Überraschungen, und es entstehen zwischen den beiden Personen sogar magische Momente?

Christoph Althammer, Diplom-Sozialbetreuer in einem Seniorenheim, fordert aus dem gleichen Grund Auszubildende dazu auf, genau mit jenen Bewohnern in Kontakt zu gehen, die bei den Kollegen einen schlechten Ruf haben. Er möchte, dass sich die Schüler ihr eigenes Bild machen.

„Ein Ratschlag, den ich bereits vielen Krankenpflegeschülern gegeben habe: Wenn du viel lernen willst, dann gehe genau zu jenen Bewohnern, mit denen alle im Team Probleme haben. Nicht die Bewohnerinnen sind das Problem, sondern das Team. Vielleicht sind alle schon übersättigt, gibt es schon so viel Vergangenes, dass man nicht mehr objektiv auf die Situation reagieren oder auf den Menschen zugehen kann."

Übung zur Vertiefung

- Erinnern Sie sich an eine Klientin, die Ihnen als „böse" oder „schwierig" angekündigt wurde, mit der Sie aber überraschend gut in Kontakt kamen? Was mochten Sie an diesem Menschen?
- Erinnern Sie sich an einen Bewohner, mit dem Sie sehr gut in Kontakt kamen, den Sie gerne betreuten, über den sich andere Kollegen aber beklagten? Was hat Sie mit diesem Menschen verbunden?
- Beobachten Sie sich die nächsten zwei Wochen selbst. Welche Bewohnerinnen mögen Sie besonders? Welchen Klienten gehen Sie eher aus dem Weg? Welche Gefühle und Gedanken lösen diese Menschen bei Ihnen aus, und inwiefern hat das alles mit Ihnen selbst zu tun?
- Beobachten Sie in den kommenden Wochen Ihr Verhalten und Ihre Gefühle in Begegnungen. Halten Sie inne, hören Sie nach innen, bevor Sie ein Zimmer betreten. Was spüren Sie? Freude? Anspannung? Ungeduld? Zorn? Neugierde? Beobachten Sie danach Ihr Verhalten in der Pflegesituation.

5.2.5 Präsenz in der Pflegehandlung und Begegnung

Ein weiterer Begriff, der von meinen Interviewpartnern, im Zusammenhang mit der Entstehung von magischen Momenten häufig genannt wurde, ist der Begriff der Präsenz. Pflegepersonen, die besondere Momente erleben wollen mit alten Menschen, müssen präsent sein in der Pflegehandlung oder Präsenz zeigen in der Begegnung, so meine Gesprächspartner.

Wie schon beim Begriff Offenheit lohnt es sich auch bei dem Begriff Präsenz genauer hinzusehen. Wann bin ich als Person präsent? Woran merkt mein Gegenüber, dass ich präsent bin? Aber auch umgekehrt, woran erkennt das Gegenüber fehlende Präsenz und wie wirkt diese sich auf ein Gespräch aus?

Im Pflegealltag herrscht viel Routine, und in vielen Bereichen ist Routine auch wichtig, weil sie uns dabei hilft, Arbeitsschritte zügig und versiert durchzuführen. Ein routinierter Verbandwechsel gibt dem betroffenen Menschen Sicherheit, er signalisiert ihm, in versierten Händen zu sein. Routine beim Transfer vom Bett auf den Rollstuhl wiederum lässt Menschen mit Mobilitätseinschränkung darauf vertrauen, nicht fallengelassen zu werden.

Doch Routine im Pflegealltag kann auch schaden. Wenn Pflegepersonen nur bei der Türe hineinhuschen, eine Tätigkeit durchführen, um danach gleich wieder den Raum zu verlassen, wenn vor allem der Arbeitsablauf im Vordergrund steht, kann Routine zur Oberflächlichkeit verkommen, zu einer Art Mauer der Geschäftigkeit. Der alte Mensch bekommt dann den Eindruck, mit seinem Anliegen, seiner Not oder auch seiner Freude nicht landen zu können, nicht wahrgenommen zu werden.

Diplom-Sozialbetreuer Christoph Althammer schildert, wie er versucht, Routine dieser Art bewusst zu durchbrechen, um mit den Menschen in einen ehrlichen und offenen Kontakt zu gehen.

> „Das Wichtigste ist aus meiner Sicht die Begegnung, das Wahrnehmen. Nicht nur hineingehen ins Zimmer der Menschen und zu sagen: Hier ist Ihr Kaffee, sondern auch zu fragen: Wie geht's, und die Frage ehrlich meinen, Interesse haben am Menschen. Ich lasse mich auf Gespräche ein, wenn jemand sagt: Es geht mir nicht gut. Warum geht es nicht gut? Was ist passiert? Den Menschen wirklich wahrnehmen und die Probleme, die er gerade hat."

Die Gerontopsychologin Karoline Huber beschreibt, dass es eine bewusste Entscheidung zur Hinwendung zum Menschen braucht, damit Begegnung möglich wird.

> „Es geht halt genau darum, bei diesem einen Menschen jetzt zu sein, zu entscheiden, mich diesem Menschen, der da vor mir sitzt oder liegt, zuzuwenden."

Raphael Schönborn, der vor allem mit Menschen mit Demenz arbeitet, beschreibt Präsenz als ein Sein im Jetzt.

> „Es ist wichtig, gerade in meiner Arbeit mit Menschen mit Demenz, dass man sehr präsent ist, sich idealerweise im Jetzt befindet und sich von dort aus auf die Situation und den Menschen einlässt."

Präsent ist eine Pflegeperson, wenn sie viel Bewusstsein und Wahrnehmung mitbringt für den Augenblick. Für den Mann, der gerade Not erlebt und genau jetzt Ansprache braucht. Für die Frau, die just in diesem Moment Angst hat und genau jetzt Trost und Geborgenheit benötigt. Doch das Bewusstsein der präsenten Pflegeperson geht sogar noch weiter. Sie schafft es, ihre eigenen Belange zurückzustellen, den Trubel zu unterbrechen und sich mit offenem Blick und im Jetzt dem Menschen ihr gegenüber zuzuwenden.

Auch die Musiktherapeutin Simone Plechinger beschreibt diese Kombination aus Offenheit und Zurückhalten der eigenen Person als wesentliche Grundvoraussetzung für gelungene Begegnungen.

> „Ich glaube, dass eine offene Haltung eine Grundvoraussetzung ist. Alles darf und kann passieren, aber nichts muss passieren. Dass ich ein Zimmer betrete und mich auch zurücknehme, also dieses Wissen habe, dass es nicht um meine Person geht, sondern dass ich so eine absichtsvolle Absichtslosigkeit lebe, also dass ich einfach schaue, wen treffe ich da jetzt in dem Moment und was passiert. Einfach mit einer ganz offenen Haltung ranzugehen. Gleichzeitig aber auch mit Präsenz."

Michael Hagedorn, der Fotograf des Alters, sieht sich als abwartender Beteiligter, der in Kontakt geht, aber dann dem Menschen die Möglichkeit gibt, das Geschehen zu bestimmen. Er ist überzeugt davon, dass seine Haltung zum Menschen auch in seinen Fotografien sichtbar wird.

> „Ich bin immer beteiligt. Es steckt viel von mir drin. Es spiegelt sich im Außen, also in meinen Bildern, welche Haltung ich im Inneren habe. Ich versuche, der zu sein, der ich bin, gehe in Kontakt, und dann schau ich, was passiert. Da ist kein Hexenwerk, ich weiß selbst vorher nicht, was passiert. Es ist wie ein Flow."

Da stellt sich die Frage, wie es für Pflegende möglich sein kann, sich aus der täglichen Hektik zu lösen, aus den Erwartungen und Forderungen, die von allen Seiten einströmen, von Bewohnern, Kollegen und Angehörigen? Ist das nicht eindeutig zu viel verlangt?

Die Psychologin Karoline Huber arbeitet seit vielen Jahren eng mit Pflegepersonen zusammen und kennt deren Belastung daher gut. Trotzdem sieht sie durchaus Möglichkeiten für mehr Bewusstheit. Auch sie sieht im Seniorenheim, nicht nur bei Pflegenden, eine Art unreflektiertes Routineverhalten im Umgang mit alten Menschen und empfiehlt deshalb vor jedem Kontakt mit einem Menschen kurz innezuhalten.

> „Ich finde es wichtig, bevor man ins Zimmer geht, kurz innezuhalten, in sich zu gehen. Ich merke, dass das viele nicht tun. Da wird angeklopft, und dann wird die Türe schon geöffnet und hinein und hinaus, und das sind nicht nur Pflegepersonen. Ich muss mich auf das Tempo des Gegenübers einlassen, sonst bringt das nichts. Schnell, schnell etwas zu erledigen, das lässt die Menschen nur verwirrt zurück. Es ist wichtig, kurz innezuhalten, dann bewusst hineinzugehen zu dem Menschen und sich dann im Tun zu konzentrieren."

Aus dem Fachgebiet Kommunikation wissen wir, dass wir nicht nur verbal kommunizieren, sondern auch nonverbal, über Körperhaltung, über Gesten, Blicke, Mimik. Ja, wir reagieren sogar auf Hautveränderung des Gegenübers, auf ein Erröten etwa oder auf Schweiß auf der Stirn. Es ist außerdem unmöglich, nicht zu kommunizieren (Watzlawick et al. 2007). Jedes Verhalten ist Kommunikation, jeder Kontakt, aber auch jedes Vorbeigehen, jedes Ansehen, wie auch jedes Wegsehen.

Körpersprache ist der unbewusste Teil unseres Miteinanders, eine Art Begleitmusik des Verbalen im Hintergrund. Sie ist die erste Sprache, die wir lernen zu lesen, und sie bleibt uns bis zur letzten Sekunde unseres Lebens erhalten. Selbst Menschen mit schwerer Demenz, mit denen eine direkte Kommunikation nicht mehr möglich ist, reagieren auf Körpersprache.

Für den Diplom-Sozialbetreuer Christoph Althammer ist die bewusste Kontaktaufnahme mit Bewohnern sehr wichtig, bei Menschen mit Demenz tut er dies besonders gerne körpersprachlich, mit Gesten und Mimik.

„Bei dementen Menschen halte ich es für wichtig, dass man Nähe zeigt, das kann durch ein Blinzeln passieren oder durch ein Lächeln, ein Lächeln öffnet Türen. Sich einfach mal dazusetzen, einfach nur da zu sein für diesen Menschen. Einen Fokus auf den Menschen haben und nicht über ihn hinwegsehen, nicht an ihm vorbeisehen. Dieses Wegschauen ist das Schlimmste, was wir Pflegekräfte machen können."

Der Fotograf Hagedorn geht hier noch einen Schritt weiter, er nimmt nicht nur nonverbal mit alten Menschen Kontakt auf, er berührt sie auch.

„Ich bin still, bin dabei, gehe in Kontakt mit den Menschen, ich berühre sie. Grade bei Menschen mit Demenz ist mir das wichtig. Und das ist auch den Menschen wichtig. Die können ja nicht abstrahieren, ach, das ist der Mann, der mich jetzt fotografiert. Sie gehen in Kontakt, und das ist auch das Schöne für mich, da geht mir das Herz auf."

Die Psychogerontologin Karoline Huber beschreibt, wie sie bewusst Berührung einsetzt, um Präsenz zu zeigen und mit dem alten Menschen in Kontakt zu sein.

„Da haben wir dann angefangen, mit Berührung viel zu arbeiten. Oft bin ich nur neben ihr her gegangen und habe die Hand auf ihrer Schulter gehabt. Das war oft alles, was passiert ist."

Dabei wird Berührung, wie etwa das Auflegen einer Hand auf die Schulter, nicht nur als Präsenz erlebt, sondern auch als wichtige Geste des Mitgefühls. Dieses Mitgefühl im Rahmen der Pflege wird seit kurzem wissenschaftlich untersucht, bisher zwar im Setting Krankenhaus, aber eine Übertragung der Ergebnisse auf das Feld der Altenpflege scheint mehr als plausibel. Erste Ergebnisse zeigen, dass Patienten von Pflegepersonen Mitgefühl erwarten, ja Pflege und Mitgefühl sogar als zusammengehörig betrachten. Vermittelt wird dieses Mitgefühl aus Sicht der Patienten durch Kommunikation, durch Gesten und eben auch durch kleine Berührungen (Ruppert 2016).

Übung zur Vertiefung

- Versuchen Sie die nächsten Wochen, vor jedem Kontakt mit einem alten Menschen kurz innezuhalten. Bereiten Sie sich bewusst auf die Kontaktaufnahme vor. Beobachten Sie, wie sich die Kontakte dadurch verändern.
- Versuchen Sie in den kommenden Wochen jeden Tag ein Gespräch, welches Sie üblicherweise so ganz nebenbei führen würden, in ein bewusstes Gespräch mit Zuwendung zu diesem einen Menschen zu verwandeln.
- Versuchen Sie in nächster Zeit, ab und zu genau dann innezuhalten, wenn Sie am meisten beschäftigt sind. Blicken Sie um sich, schauen Sie nach, an welcher Person Sie in Ihrer Hektik vorbeigelaufen sind, und treten Sie mit dieser Person gezielt und mit nonverbaler Kommunikation in Kontakt. Beobachten Sie, was passiert, bei Ihnen wie auch bei Ihrem Gegenüber.

5.3 Die Perspektive wechseln und das tägliche Tun reflektieren

In den zehn Interviews zu den magischen Momenten in der Arbeit mit alten Menschen betrachteten meine Interviewpartner immer wieder auch die Fähigkeit, die Perspektive des alten Menschen einzunehmen, als wesentlich.

Für Altenpflegefachkräfte klingt das logisch und bekannt. Welche Altenpflegerin kennt nicht die Aufforderung, *„in den Schuhen des anderen zu gehen"*, ein Satz, der Naomi Feil zugeschrieben wird, der Begründerin der Kommunikationsmethode Validation, die mittlerweile in jeder Altenpflege-Grundausbildung vermittelt wird.

Raphael Schönborn, der Diplompfleger mit Spezialisierung auf Demenz, beschreibt den notwendigen Perspektivenwechsel als grundlegende Haltung Betroffenen gegenüber. Auf meine Frage, was er als Pflegeperson beitragen würde zu magischen Momenten in der Arbeit mit dementen Menschen, meinte er:

„Die Frage ist: Welche Haltung nehme ich ein gegenüber dieser Person? Es muss eine wertschätzende Haltung sein, es muss eine möglichst wohlwollende Haltung sein, und es muss eine Haltung sein, die das subjektive Erleben dieser Person sieht und berücksichtigt. Wesentlich an meiner Arbeit ist, glaube ich, dass ich diese Betroffenenperspektive gut rekonstruieren kann und darauf eingehe."

Die Betroffenenperspektive einnehmen. In den Schuhen des anderen gehen. Klingt einfach. Doch ist es so einfach? Betrachten wir dieses Thema genauer. Welche Kompetenzen sind überhaupt notwendig, um *„in den Schuhen des anderen"* gehen zu können? Was muss ich mir als Pflegeperson aneignen, wenn ich mich wirklich in alte Menschen einfühlen möchte?

5.3.1 Von alten Menschen lernen

An Anfang steht aus meiner Sicht die Anerkennung unseres fehlenden Wissens, der bekannte Satz: Ich weiß, dass ich nichts weiß. Wobei ich darunter nicht nur fehlendes kognitives Wissen meine, sondern auch fehlende persönliche emotionale Erfahrung.

Ich erinnere mich etwa noch gut an meine berührende Begegnung mit einer hochbetagten Frau, die mir (ich war damals knapp 25 Jahre alt) erklärte, dass die Seele nicht altern würde, man *„innen drin"* kein Alter hätte. Sie schilderte mir, dass sie sich morgens oft unglaublich lebendig fühlen würde und den Impuls hätte, mit einem großen Schwung aus dem Bett zu springen. Doch dann würde sie die Augen öffnen und realisieren, dass sie alt und bettlägerig ist.

Die Darstellung dieser alten Dame hat mich damals als junge Frau sehr nachdenklich gestimmt. Ich habe tagelang darüber nachgedacht, ob sich mein jetziges Lebensgefühl mit 25 Jahren von meinem früheren Lebensgefühl, etwa im Alter von 15 Jahren, unterscheiden würde. Dann versuchte ich mich geistig ins hohe Alter zu transferieren und mir vorzustellen, dass ich auch mit 80 Jahren so fühlen würde wie heute. Es war alles irgendwie sehr verstörend.

Heute, mit über 50 Jahren, kann ich die Schilderung dieser Frau emotional schon besser nachvollziehen. Immer häufiger vergesse ich nun selbst mein Alter, werde durch andere Menschen darauf gestoßen oder durch spontane Begegnungen mit Gleichaltrigen, die mir seltsamerweise immer uralt erscheinen. Die Seele scheint tatsächlich nicht zu altern. Also rechne ich jetzt, aufgrund der eigenen Erfahrungen, ebenfalls damit, dass die Diskrepanz zwischen meinem gefühlten Alter und meinem tatsächlichen Alter mit jedem Jahr größer werden wird. Ich bin mittlerweile außerdem davon überzeugt, dass sich viele alte Menschen wie eingesperrt fühlen in ihrem Körper, dass sie es manchmal nicht fassen können, wie schnell die Zeit vergangen ist, und dass vielen alten Menschen der eigene Körper Ballast ist, zu ihrem inneren Lebensgefühl nicht passt. Gleichzeitig werden hochbetagte Menschen, vor allem, wenn sie pflegebedürftig sind, auf ihre defizitäre Körperlichkeit gleichsam festgenagelt. Das muss sich doch schrecklich anfühlen! Ich kann jetzt so manche Verzweiflung alter Menschen sehr gut nachvollziehen.

Wie wenig wir Pflegepersonen über alte Menschen wissen, wie wenig Ahnung wir haben davon, was sie fühlen und denken, bringt die Gerontopsychologin Karoline Huber in unserem Gespräch sehr gut auf den Punkt.

„Wer kann sich schon vorstellen, wie es ist, in einem Heim zu leben? Niemand. Wer kann sich vorstellen, wie es ist, wenn das Leben zu Ende geht, wenn man Stück für Stück alles verloren hat, was irdisch eigentlich wichtig ist. Niemand. Das zu erfahren ist sehr wertvoll."

Was in dieser Aussage mitschwingt, ist, dass wir von alten Menschen selbst, also von den pflegebedürftigen Menschen, denen wir in unserer Arbeit begegnen, viel über die Lebenswelt alter Menschen lernen können. Wenn wir als Pflegepersonen genau hinhören, können wir an Erfahrungen teilhaben, die weit weg sind von unseren Erfahrungen und unserer eigenen Lebenswelt.

Christoph Althammer, Diplom-Sozialbetreuer für Altenarbeit, geht sogar einen Schritt weiter. Er meint, alte Menschen würden uns Pflegenden viel fürs Leben mitgeben.

„Alte Menschen haben ein ganzes Leben hinter sich und können dir so viel mitgeben, egal in welcher Lebenssituation. Die merken genau, wenn es dir schlecht geht. Sie fragen auch dich mal, wie es dir geht. Sie haben einfach so viel mitzugeben, ob das etwas Gesagtes ist oder etwas Energetisches. Ich glaube, das ist auch etwas, was man sich immer vor Augen halten muss, das sind Menschen, die ihr Leben gelebt haben. Jeder kann sich etwas mitnehmen, wenn man dafür offen ist."

Manchmal lernen wir allerdings auch mit etwas Verzögerung oder rückblickend, wie der Fotograf Michael Hagedorn in unserem Interview sehr persönlich auf den Punkt brachte. Er hatte ein eher unangenehmes Erlebnis mit einer dementen Dame. Sie hatte ihn ungeniert angebaggert und ihn, damals noch etwas unerfahren im Umgang mit Menschen mit Demenz, mit dem Thema Sexualität und Demenz konfrontiert. Im Nachhinein für Hagedorn aber eine wichtige Erfahrung:

> „Es war eine für mich wichtige Erfahrungen und ein magischer Moment, auch wenn er sich damals nicht so ganz magisch angefühlt hat. Der Moment musste nachwirken. Später kam das Thema einfach immer mehr in mein Bewusstsein, und rückblickend erst sah ich den Moment als wesentlich, ich hatte da eine wichtige Erfahrung gemacht."

Diesen Aussagen kann ich nach über 30 Jahren Berufserfahrung nur zustimmen und möchte an dieser Stelle erneut eine persönliche Erfahrung teilen.

Ich hüte in mir eine besonders berührende Begegnung mit einer alten Frau in der ambulanten Pflege. Sie hat mir, damals um die 25 Jahre alt, etwas sehr Überraschendes über das Sterben erzählt. Eines Morgens, nach der Grundpflege, sah sie mich an und meinte wortwörtlich: *„Ich habe den Durchschlupf gefunden."* Irritiert habe ich nachgefragt, was sie damit meine, und die alte Dame erklärte mir, sie wüsste jetzt, wie das Sterben funktioniert. Man würde sich sammeln und dann entscheiden, den *„Durchschlupf"* zu benutzen. All das erzählte sie mir mit einem freudigen Gesichtsausdruck, als hätte sie etwas Wichtiges entdeckt, und es schien, als wäre sie glücklich darüber, jetzt den Weg zu kennen. Drei Tage später starb diese alte Frau. Sie trug ein friedliches Gesicht, erzählten mir ihre Söhne.

Sicher hätte ich diese Begegnung damals auch abtun können als vielleicht wahnhaftes Geschehen einer kognitiv bereits leicht eingeschränkten, hochbetagten Dame. Doch mit welchem Recht? Tatsache ist, dass keiner von uns Lebenden weiß, wie sich Sterben anfühlt, was Sterben eigentlich wirklich ist. Wir haben darin keinerlei Erfahrung. Also habe ich einfach gestaunt über die Aussage und sie in meiner Erinnerung unter dem Prädikat „hochinteressant" abgespeichert.

Vor einem Jahr las ich dann das Buch *„Uhren gibt es nicht mehr"*, dabei handelt es sich um die Gespräche des österreichischen Künstlers André Heller mit seiner 102-jährigen Mutter. Zu meiner großen Überraschung erzählt darin auch Elisabeth Heller ihrem Sohn von einem *„Durchschlupf"* und beschreibt ihn als Ausgang für die Seele. Sie meint, dieser *„Durchschlupf"* wäre plötzlich dagewesen, sie hätte ihn nicht gesucht, aber um ihn zu wissen, würde sie beruhigen. Und dann schildert sie noch, dass man selbst entscheiden könnte, den Durchschlupf zu benutzen. Würde man aber diesen Ausgang nicht wählen, müsste man an einer anderen Stelle durchbrechen, und das wäre unangenehm (Heller 2018, S. 80–82).

Als ich diese Zeilen in André Hellers Buch las, klopfte mein Herz. Hatte die alte Dame, der ich vor so vielen Jahren begegnet bin, mir also wirklich davon erzählt, wie Sterben abläuft? Hatte sie mich in eines der größten Geheimnisse der Welt eingeweiht? Im Nachhinein bedaure ich es sehr, ihr nicht dafür gedankt zu haben. Denn wer hat schon das Privileg, so einen Einblick in ein menschliches Mysterium geschenkt zu bekommen?

Alte Menschen werden in unserer Gesellschaft leider nicht mehr sehr ernst genommen – je mehr pflegebedürftig, umso weniger. Erzählungen alter Menschen werden oft als unwichtig abgetan, als sich wiederholendes Gerede, als Weitergabe nicht mehr zeitgemäßen Wissens.

Ich bin davon überzeugt, dass Pflegepersonen im Kontakt mit alten Menschen viele magische Momente erleben könnten, hätten wir eine andere Haltung zu deren Erzählungen. Barbara Hardinghaus (2008) hebt in ihrem Artikel *„Der Jahrhundertmensch"* das besondere Erfahrungswissen langlebiger Menschen hervor und schreibt, dass hochbetagte Menschen wissen würden, wie sich *„das Denken, das Fühlen, die Erinnerung und der Schmerz"* verändern.

Wollen wir Pflegepersonen also in den Schuhen alter Menschen gehen, könnte es sich lohnen, ihnen mehr zuzuhören. Die Perspektive zu wechseln bedeutet, in Gesprächen hinzuhören, ohne das Gesagte sofort zu beurteilen, zu kategorisieren und in eine Schublade zu stecken. Mit offenen Ohren hinhören und wahrnehmen. Was sagt der alte Mensch? Wovon erzählt er mir? Vielleicht auch den Mut zu haben, nachzufragen, Interesse zu bekunden. Und ganz wichtig: Gesagtes stehen zu lassen. Besonders wertschätzend wäre es, sich dann auch zu bedanken für die Erzählung, die Einsicht in die persönliche Erfahrung. Es ist nicht selbstverständlich, dieses Wissen überreicht zu bekommen.

Auch die Forschung hat mittlerweile entdeckt, dass es sich lohnen kann, Betroffene nach ihrem Erleben zu befragen und ernst zu nehmen. Besonders hervorheben möchte ich an dieser Stelle die Masterthesis von Raphael Schönborn (2018), der mir auch magische Momente für dieses Buch erzählte. Er stellte in einer Interviewstudie mit Menschen mit demenziellen Einschränkungen deren subjektive Perspektive in den Mittelpunkt und machte sich auf die Spur nach ihrem persönlichen Erleben der Demenz. Schönborn fragte seine Interviewpartner etwa, wie sie die Demenz wahrnehmen würden, wie sie sie bewältigen würden und wie man ihnen dabei behilflich sein könnte. Die Ergebnisse sind für uns Pflegepersonen, aber auch für Medizin und Psychologie, sehr erkenntnisreich, sie sind teilweise überraschend und oft berührend. Als Lesende dieser Arbeit erfahren wir unmittelbar von betroffenen Menschen, wie es sich anfühlt, eine Demenz zu haben, welche Ängste man durchlebt, wie man versucht, die kognitiven Veränderungen, die Vergesslichkeit zu handhaben. Man erhält einen tiefen Einblick in die unmittelbare Erlebniswelt von Menschen mit Demenz. Und wer sonst könnte uns besser davon erzählen, was es bedeutet, eine Demenz zu haben, als die Betroffenen?

Welche wichtigen Informationen und Zusammenhänge man von Betroffenen erhalten kann, hat Angelika Zegelin bereits vor vielen Jahren bewiesen. Als eine der ersten Pflegewissenschaftlerinnen im deutschen Sprachraum hat sie eine Interviewstudie mit Betroffenen vorgelegt. Sie hat bettlägerige Menschen befragt, wie es zu deren Bettlägerigkeit kam, wie es sich anfühlt, bettlägerig zu sein, und wie es weitergeht mit dem Menschen und seiner Bettlägerigkeit. Aus den überaus spannenden und berührenden Interviews, die in ihrem Buch sehr umfangreich dargestellt sind, können Pflegende viel lernen über die Wirkung ihrer Person und ihrer Pflegearbeit. Zegelin leitete aus den Interviews einen Prozess des Bettlägerigwerdens ab (Zegelin 2005). Sie erkannte, dass sich Bettlägerigkeit, so sie nicht plötzlich entsteht, in einer Phasenabfolge von fünf Schritten entwickelt, und beschrieb außerdem fünf Wirkfaktoren, die diesen Prozess beeinflussen. Ein Wirkfaktor ist etwa die Pflegeperson selbst. Ihr Aussehen (ob sie klein oder groß ist und kräftig erscheint), ihr Engagement, ihre Kompetenz, ihre Fähigkeit, einen Transfer zu gestalten, und die Beziehung, die sie zu dem betroffenen Menschen aufbaut – all das wirkt positiv oder negativ auf den Prozess des Bettlägerigwerdens. Angelika Zegelins Arbeit hat den Blick auf die Mobilität alter Menschen und auf das Thema Aktivierung wesentlich verändert. Zegelins Arbeit gilt heute als Grundlagenwerk der Pflege.

Als Pflegeperson muss man allerdings keine Wissenschaftlerin sein, um alte Menschen in ihrem Sein und in ihren Worten ernst zu nehmen. Zegelin und Schönborn, die beiden Autoren der genannten Interviewstudien, zeigten eine grundsätzlich offene Haltung gegenüber den betroffenen Menschen und gingen bereits vor den Interviews davon aus, dass sie von bettlägerigen bzw. dementen Menschen lernen können. Sie waren interessiert an deren Blickwinkel, an deren persönlichem Erleben der Situation, und sie gingen in die Gespräche mit der Haltung, dass jeder Mensch seine individuelle Wahrnehmung hat und nur er als Betroffener von seiner Wirklichkeit erzählen kann.

Auch Karin Lindner, Pflegeassistentin in einem Seniorenheim, ist davon überzeugt, dass sie von alten Menschen lernt, mehr noch, sie ist davon überzeugt, von jedem Menschen zu lernen, der ihr begegnet.

„Es ist wichtig, die Menschen gut kennenzulernen, neugierig auf sie zu sein, sich einzulassen, sich selbst zu zeigen und auch etwas mit den Menschen zu teilen. Aus meiner Sicht kann man von jedem Menschen, dem man begegnet, etwas lernen, und ich bin davon überzeugt, dass man keinem Menschen im Leben umsonst begegnet."

Die examinierte Krankenschwester Yvonne Falckner spricht in diesem Zusammenhang sogar davon, als Pflegeperson durch die Pflegearbeit zu reifen.

„Man kann in der Pflege gut reifen. Durch die vielen Kontakte zu Menschen habe ich die Möglichkeit, mich immer weiterzuentwickeln und zu lernen."

Und der Diplom-Sozialbetreuer Christoph Althammer sieht die Fähigkeit der Pflegeperson, einen Perspektivenwechsel vornehmen zu können, als längerfristigen Entwicklungsprozess.

„Ich denke, es braucht dazu viel Einfühlungsvermögen. Kann ich mir die Situation des anderen vorstellen, kann ich mich da ein Stück weit hineinversetzen? Wir sind als Pflegepersonen ja auch in unserer Welt gefangen. Kann ich mich dann wirklich, wenn ich etwa einen dementen Herrn betreue und der die ganze Zeit schreit, kann ich mich auf den einlassen? Und oh, welch Wunder, wenn ich das tue, was kommt da zurück! Aber das zu verinnerlichen ist ein Prozess. Das ist ja nicht etwas, was man sagt oder hört, und dann stellt man sich um, sondern an dem muss man arbeiten. Das ist auch bei mir nicht von heute auf morgen passiert."

Wir Pflegepersonen müssen also nicht Pflegewissenschaftler sein, um ebenfalls von alten Menschen zu lernen. Wir müssen uns nur interessieren, neugierig sein, zuhören, die Menschen fragen, ernst nehmen und Gesagtes wertschätzen. Dann erfahren wir Tag für Tag ein Stück mehr darüber, was es bedeutet, alt und pflegebedürftig zu sein, welche Bedürfnisse man hat, welche Sorgen und Ängste, welche Freuden und Sehnsüchte, oder was es heißt, sich aus dem Leben zu verabschieden. Und mit jedem Stück Einblick, den wir erhalten in die Erlebniswelt hochbetagter Menschen, können wir besser in deren „Schuhen gehen", uns besser einfühlen, besser verstehen und als Resultat intensive Begegnungen mit alten Menschen und magische Momente erleben.

> **Übung zur Vertiefung**
>
> * Versuchen Sie Ihr langes Berufsleben in der Pflege Revue passieren zu lassen. Stellen Sie sich dabei die Frage, von welchen Patienten, Klientinnen oder Bewohnern Sie etwas für ihr eigenes Leben gelernt haben. Sammeln Sie Ihre Lernerfahrungen.
> * Erinnern Sie sich weiter, von welchen alten Menschen Sie etwas Überraschendes oder Interessantes über das Alter oder Altwerden erfahren haben.
> * Reflektieren Sie Ihre Gesprächskultur im Kontakt mit alten Menschen. Wie erleben Sie deren Geschichten? Wie hören Sie zu? Was nehmen Sie aus diesen Gesprächen mit? Und: Haben Sie sich je bei einem Klienten/bei einer Bewohnerin bedankt für eine Erzählung?

5.3.2 Sich Wissen über die Lebenswelt alter Menschen aneignen

Um „*in den Schuhen*" des alten Menschen gehen zu können, braucht es also Offenheit, Neugierde und Wahrnehmung. Doch das allein genügt nicht. Es braucht auch Wissen. Vielfältiges Wissen.

Vor vielen Jahren habe ich den Vortrag eines Philosophen gehört, dessen Name mir leider entfallen ist. Er hat versucht, uns Zuhörerinnen zu erklären, wie wichtig es ist, für Phänomene eine Bezeichnung zu haben. Denn wenn wir keine Bezeichnung für bestimmte Phänomene haben, so der Philosoph, wären die Phänomene zwar da, wir aber würden sie nur am Rande und unbewusst wahrnehmen, ihnen deshalb wenig bis keine Beachtung schenken.

Der Philosoph erklärte uns dies an einem Beispiel, das ich hier wiederholen möchte: Er fragte uns, ob wir alle schon den einen Tropfen Benzin gesehen hätten, der, wenn man sein Auto betankt, nach dem Tankvorgang vom Tankstutzen tropft und meistens auf den Boden fällt. Alle im Publikum lachten und nickten, jeder von uns hatte diesen Tropfen Benzin schon irgendwann irgendwo gesehen. Dann führte der Philosoph aus, dass dieser Tropfen keinen Namen hätte, es gebe keinen Begriff dafür, und daher würde er nur unbewusst wahrgenommen werden. So würde er deshalb auch nicht berechnet werden, und die Welt würde nicht wissen, wie viel Liter Benzin weltweit täglich auf diese Weise zur Erde fallen, und wiederum deshalb würden wir auch nicht aktiv versuchen, diesen Tropfen zu verhindern. Was keinen Namen hat, wird nicht aktiv wahrgenommen, so der Philosoph. Daraufhin meinte er, er würde jetzt und hier diesem Tropfen Benzin einen Namen geben, er würde ihn „Smurf" nennen. Und er würde uns versprechen, ab nun würden wir „Smurf" wahrnehmen. Bei jedem Tankvorgang.

Dieser Vortrag ist jetzt mehr als zehn Jahre her. Aber immer noch, bei jedem Tankvorgang, sehe ich tatsächlich seitdem „Smurf", mehr noch, tatsächlich versuche ich ihn jedesmal zu verhindern.

Warum ich diese Geschichte erzähle? Weil auch wir Pflegepersonen bei fehlendem Wissen viele für die Pflege alter Menschen eigentlich relevanten Aspekte übersehen und uns deshalb auch gar nicht einfühlen können in den Menschen.

Ich möchte an dieser Stelle exemplarisch ein Thema aufgreifen, von dem ich denke, dass es von Pflegepersonen nur am Rande wahrgenommen wird, weil Wissen fehlt: die Heimaufnahme. Sie ist aus der Sicht von Pflegepersonen ein eher punktuelles Ereignis. Frau A. wird im Seniorenheim aufgenommen. Pflegerin B. nimmt sie auf. Punkt.

Pflegende wissen, wie die Heimaufnahme zu administrieren ist, es gibt vielleicht im Seniorenheim sogar einen Standard darüber, wie die Heimaufnahme Schritt für Schritt vollzogen werden muss. Begrüßen, sich vorstellen, Zimmer zeigen, Aufnahme machen, Essen bestellen, Pflegeanamnese erheben, Pflegeplanung ausformulieren. So in etwa sind die Schritte einer Heimaufnahme.

Jede Pflegeperson weiß selbstverständlich auch, dass der Heimeinzug für viele Bewohnerinnen ein negatives Ereignis darstellt, und es gibt keine Pflegende, die nicht wenigstens einen Bewohner erlebt hat, der nach dem Umzug ins Heim jede Hoffnung verlor und rasch verstorben ist. *„Die hat den Heimeinzug nicht verkraftet"*, heißt es dann schulterzuckend. Oder *„Der konnte sich an die neue Situation nicht anpassen"*. Für mich stellt sich hier aber die Frage: Reicht es aus, zu wissen, dass der Heimeinzug schwerfällt? Oder braucht es für eine wirklich wahrnehmende Begleitung eines alten Menschen beim Heimeinzug nicht doch umfassenderes Fachwissen?

Einige Jahre meiner beruflichen Tätigkeit als Trainerin und gerontologische Beraterin habe ich mich damit beschäftigt, wie Aufnahmen in Seniorenheimen gestaltet werden. Was ich gesehen habe, war meistens bedrückend. Ich hatte oft den Eindruck, dass der ins Heim einziehende Mensch in seiner Not unzureichend wahrgenommen wird. Er wird gesehen in seinem momentanen Sein. Im Rollstuhl sitzend, pflegebedürftig, mit diesen und jenen Defiziten. Was dieser Mensch gerade erlebt, was für ihn der Heimeinzug bedeutet, wie sein Leben vorher war und wie es sich nun verändert, wie er sich selbst auf diesen Moment vorbereitet hat, ob er selbst die Entscheidung treffen konnte, wie er seine Wohnung verabschieden konnte, ob er selbst sein Hab und Gut sortieren durfte, welche Verluste er durch den

Heimeinzug erlitten hat, welche Gefühle diese Verluste bei ihm ausgelöst haben und welche Bedürfnisse daraus entstehen – das alles und noch viel mehr wird selten wahrgenommen. All diese Aspekte werden nicht berücksichtigt in der Begleitung, und auch darüber geredet wird mit den Menschen meistens nicht.

Aus meiner Sicht ist das Thema Heimaufnahme bei vielen Pflegenden eine weiße Landkarte. Es wird am Rande wahrgenommen, ähnlich wie der herabfallende Tropfen Benzin am Ende des Tankvorgangs, aber seine Dimension, seine Wichtigkeit, seine Details sind unbekannt. Es fehlt Pflegenden rund um den Heimeinzug vielfach substanzielles Wissen und dadurch auch das Verständnis für die Situation des Menschen, für seine Gefühle, seine Bedürfnisse, sein Verhalten. In der Folge kommt es oft zu einer mangelhaften Begleitung. Alte Menschen rund um den Heimeinzug werden, so sie nicht engagierte Angehörige haben, häufig allein gelassen. Dabei würden die betroffenen Menschen das Pflegepersonal rund um den Heimeinzug so dringend brauchen, denn sie leiden wirklich Not.

Die Aufnahme ins Seniorenheim wird seitens der Alternswissenschaft als kritisches Lebensereignis betrachtet. Kritische Lebensereignisse sind Ereignisse im Lebenslauf, die als bedrohlich oder einschneidend erlebt werden, zu einer zentralen Veränderung im Leben des Menschen führen und vom ihm psychosoziale Anpassungs- und Bewältigungsleistungen verlangen (Backes und Clemens 2013).

Positive kritische Lebensereignisse im Erwachsenenalter sind die Heirat und die Geburt eines Kindes, Beispiele für negative kritische Ereignisse sind Arbeitslosigkeit, eine Scheidung, der Tod des Partners oder der Tod eines Kindes. Als kritische Lebensereignisse im höheren Alter gelten der Eintritt von Betreuungs- und Pflegebedürftigkeit, die Verwitwung und der Einzug ins Seniorenheim.

Negative kritische Lebensereignisse sind immer begleitet von heftigen Gefühlen, von Zorn, Wut bis zu tiefer Trauer. Die Menschen erleben subjektiv große Verluste, diese müssen erst bewältigt werden, damit eine Anpassung an die Lebensveränderung nach und nach stattfinden kann. Ein kritisches Lebensereignis gut zu bewältigen dauert meistens einige Jahre.

Im Unterschied zu jüngeren Menschen, bei denen die Zeitabschnitte zwischen kritischen Lebensereignissen meistens groß sind, oft liegen Jahrzehnte zwischen zwei Lebenskrisen, kommt es bei alten Menschen häufig zu einer sogenannten Kumulation, einer Verdichtung kritischer Ereignisse. Pflegebedürftigkeit des Partners, Pflege des Partners, Tod des Partners, Beginn der eigenen Pflegebedürftigkeit, Einzug ins Seniorenheim – all diese kritischen Lebensereignisse geschehen häufig innerhalb eines kurzen Zeitraums, manchmal innerhalb von ein paar Jahren. Das bedeutet, dass viele alte Menschen, die in ein Seniorenheim einziehen, ihre vorangegangenen Krisen noch gar nicht bewältigt haben. Sie kommen mit einem riesigen „Rucksack" voller Trauer und erlebten Verlusten ins Heim und stehen vor dem nächsten Verlust, der nächsten Trauer, dem nächsten Abschiednehmen vom früheren Leben (Baumann et al. 2002). Nicht umsonst gilt die Aufnahme ins Seniorenheim als die letzte große Alterskrise.

Erschwerend kommt dazu, dass so ein Heimeinzug selten freiwillig passiert. Er wird meistens von äußeren Umständen und der steigenden Pflegebedürftigkeit erzwungen. So wundert es nicht, dass aus der Sicht der meisten Betroffenen mit dem Einzug ins Seniorenheim ihr selbstständiges Leben zu Ende geht und das Seniorenheim als *„Wartesaal zum Tod"* und als *„Endstation"* bezeichnet wird (Riedl 2012).

Altenpflege am Übergang ins Pflegeheim ist daher fachlich eine echte Herausforderung und kann professionell nur stattfinden, wenn Pflegepersonen über umfassendes Wissen zum Heimeinzug verfügen, seine Dramatik für den alten Menschen kennen. Dann wissen sie etwa, dass die Bewältigung des Heimeinzugs phasenartig verläuft und sich in der ersten Phase die Menschen im Stich gelassen fühlen von ihrer Familie, davon überzeugt sind, am falschen Platz zu sein und sich deshalb vom Pflegepersonal und den anderen Bewohnerinnen gestört fühlen. Mit diesem Wissen können Pflegende nachvollziehen, warum manche neuen Bewohner Wut zeigen und Pflegehandlungen oder Pflegepersonen schroff zurückweisen. Verhalten dieser Art wird von einer wissenden Pflegerin nicht persönlich genommen, sondern ist für sie Ausdruck der Lebenskrise.

Eine Pflegeperson, die darum weiß, dass der Heimeinzug von heftigen Emotionen und einer inneren Abwehr dieser Lebenssituation begleitet wird, zeigt auch Verständnis für den Wunsch der neuen Bewohner, allein zu sein. Sie nötigt ihn nicht, auch nicht mit Worten und vorgeschobenen Regeln wie *„Bei uns gibt's Essen nur im Speisesaal. Regeln müssen von Beginn an klar sein"* (erst kürzlich wieder habe ich diese Aussage von einer Seminarteilnehmerin gehört), an gemeinsamen Essen oder anderen Aktivitäten teilzunehmen, weil sie weiß, dass dieser Mensch im Moment Zeit für sich selbst benötigt, um seine Gefühle zu sortieren und Schritt für Schritt im Heim anzukommen. Sechs bis zwölf Monate dauert die Anpassung ans Seniorenheim und die Bewältigung dieser großen Alterskrise.

Viele Menschen am Übergang ins Seniorenheim ringen um ihre Identität (Riedl 2012). Ihr vorheriges Leben ist verloren gegangen. Alles, was sie waren, was sie gelebt haben, was ihnen wichtig und wertvoll war, was sie geleistet haben, welche Stellung sie in der Gesellschaft hatten, ist aus ihrer

Sicht plötzlich weggebrochen. Zurück bleiben Fragen wie: Wer bin ich jetzt? Welchen Wert habe ich noch? Wer braucht mich noch? Wem bin ich Last?

Und weil alte Menschen oft das Gefühl haben, nichts mehr wert zu sein, weil sie spüren, dass sie als Mensch nicht mehr wahrgenommen werden, sondern nur noch in ihrer Pflegebedürftigkeit, erzählen sie immer und immer wieder davon, wer sie einmal waren und was sie in ihrem Leben geleistet haben.

Pflegepersonen mit Know-how zum Thema Heimaufnahme gestalten deshalb bewusst ein narratives Klima im Heim (Riedl 2012). Sie geben neuen Bewohnerinnen die Möglichkeit, über ihre Verluste und Gefühle zu reden, vom früheren Leben zu erzählen und die erbrachten persönlichen Lebensleistungen darzustellen. Bei dieser Art von Lebensbegleitung am Übergang in das Pflegeheim, kann der betroffene Mensch Gefühle verarbeiten, sein Ich aufrichten und den Heimeinzug verarbeiten. Magische Momente in der Arbeit mit alten Menschen geschehen dann fast wie von selbst, sind Früchte dieser intensiven und wahrnehmenden Beziehungsarbeit.

Was ich hier am Beispiel Heimeinzug exemplarisch dargestellt habe, gibt selbstverständlich für viele weitere Themen und Fragestellungen. Das beginnt bei der ambulanten Pflege und Betreuung, wenn alte Menschen das erste Mal eine fremde Person in den privaten Lebensbereich lassen müssen, weil sie allein nicht mehr zurechtkommen. Wie fühlen sich diese Menschen, was brauchen Sie, wie kann Pflege in dieser Lebenssituation unterstützen und begleiten? Oder das Thema Inkontinenz: Was bedeutet es für den Menschen plötzlich eine der wichtigsten und früh erlernten Fähigkeit des Erwachsenenlebens, Stuhl und Harn bei sich zu behalten, verloren geht? Was bedeutet es mit einer Inkontinenz zu leben? Kann man sich je an Inkontinenz gewöhnen? Und abschließend das Thema Demenz: Wie erleben Menschen die ersten Symptome von Demenz? Wie reagieren Sie auf Ihr Umfeld? Wie geht es ihnen nach der Diagnose? Was erleben Sie? Wie fühlt es sich an, wenn die Vergesslichkeit zunimmt?

Zu all diesen Themen und zu noch viel mehr gibt es bereits Wissen. Die Fachdisziplinen Alternswissenschaft, Soziologie, Psychologie und Pflegewissenschaft entwickeln dazu Jahr für Jahr neue Erkenntnisse, welche entdeckt werden möchten. Viele Pflegepersonen stehen Wissenschaft aber skeptisch bis sogar ablehnend gegenüber. Aus meiner Sicht sollte diese Skepsis dringend über Bord geworfen werden, möchten sich Pflegepersonen und der Pflegeberuf insgesamt weiterentwickeln. Die Welt der Wissenschaft zu betreten kostet am Anfang durchaus Überwindung, denn manche Studien sind wirklich schwer zu lesen. Aber mit jeder gelesenen wissenschaftlichen Arbeit wird es leichter und vor allem spannender.

Besonders effektiv, aber in Pflegekreisen oft sehr unbeliebt sind außerdem Selbsterfahrungsseminare oder Workshops, in denen die Methode des Rollenspiels verwendet wird. In Seminaren dieser Art können Interessierte in einem geschützten Raum *„in die Schuhe des anderen"* schlüpfen und erkenntnisreiche Erfahrungen sammeln. Als Teilnehmer erleben sie die andere Seite, können dadurch erahnen, wie sich bestimmte Situationen anfühlen, und zusätzlich wird wichtiges Fachwissen vermittelt, Hirn und Herz verschränken sich bei dieser Art von Weiterbildung. Ich habe etwa viele Jahre Seminare gehalten, in denen Teilnehmerinnen das Altsein erlebten. Sogar Inkontinenz habe ich dabei erfahren lassen, also was es bedeutet, in eine Inkontinenzhose urinieren zu müssen. Im Moment sensibilisiere ich mit Hilfe von Selbsterfahrung vor allem zum Thema Demenz. Sehr spannend, und die Seminarteilnehmerinnen sind immer mit Feuereifer dabei!

Aber nicht nur Fortbildung und das Lesen von Fachliteratur vermittelt Wissen, meint Yvonne Falckner, examinierte Krankenschwester. Sie sah in unserem Gespräch auch abseits von Fachliteratur die Möglichkeit zu lernen. Auf die Frage, was eine Pflegeperson tun kann, die mehr magische Momente in ihrer Arbeit erleben will, meinte sie unter anderem:

> „Lies viel. Also lesen hilft ungemein. Und man muss nicht nur Fachbücher lesen, man kann auch in Romanen oder Theaterstücken erkennen, worin Menschen sich bewegen."

Übung zur Vertiefung

- Überprüfen Sie einmal kritisch Ihr Fortbildungsverhalten und analysieren Sie, über welche Wege Sie sich neues Wissen aneignen. Wann haben Sie zuletzt einen Fachartikel gelesen oder eine wissenschaftliche Studie? Wann haben Sie zuletzt eine Fortbildung, einen Vortrag oder eine Tagung besucht?
- Oft wird argumentiert, Weiterbildung würde Geld kosten. Doch es gibt viele Möglichkeiten, sich auch kostenfrei neues Wissen anzueignen: Wann haben Sie zuletzt ein Fachthema im Internet recherchiert oder sich eine fachlich interessante Reportage im Fernsehen angesehen? Wann waren Sie zuletzt in einer öffentlichen Bibliothek, um sich ein fachlich interessantes Buch auszuleihen?
- Auch in Romanen und in Theaterstücken findet man zunehmend das Thema Alter aufbereitet. Blicken Sie sich einmal um in Ihrem Umfeld, in lokalen Buchhandlungen, in kleinen Theatern. Das Thema Alter ist mittlerweile in der Kunst allgegenwärtig!
- Machen Sie sich einen persönlichen Fortbildungsplan. Auch kleine Schritte führen zu mehr Fachexpertise. Schon durch das aufmerksame Lesen eines einzigen Fachartikels pro Monat entwickeln Sie sich weiter. Planen Sie Ihre Kompetenzerweiterung.

5.3.3 Das eigene Tun und die eigene Haltung regelmäßig reflektieren

Eine wichtige Eigenschaft, um Wissen zu erlangen und sich als Pflegende weiterzuentwickeln, ist aus meiner Sicht die Fähigkeit zur Selbstreflexion. Über die eigene Pflegearbeit regelmäßig nachzudenken, das eigene Verhalten einem kritischen Blick zu unterziehen, die eigene Haltung zu reflektieren und dadurch aus dem eigenen Tun zu lernen, lässt Pflegepersonen an sich selbst reifen. Regelmäßige Selbstreflexion über einen längeren Zeitraum führt zu einer umfassenden Expertise.

Auf meine Frage, welche Kompetenzen sich Pflegepersonen aneignen müssen, wenn sie mehr magische Momente in ihrer Arbeit erlangen wollen, nannte auch Andrea Sigl, Leiterin eines großen Seniorenwohnhauses und diplomierte Gesundheits- und Krankenpflegerin, die bewusste Verschränkung zwischen Fachwissen und Reflexion der eigenen Pflegepraxis.

> „Ich denke, theoretisches Fachwissen ist das eine, und es ist unerlässlich. Aber das andere ist, glaube ich, diese Selbstreflexionsfähigkeit. Was löst der Moment in mir aus? Dieses Hinterfragen der persönlichen Wahrheiten ist wesentlich. Ich stelle immer wieder, tagtäglich, meine eigenen Normen auf den Prüfstand. Ist das meine Wahrheit oder ist das nur ein Blickwinkel, und gibt es auch noch ganz andere Sichtweise auf das Thema?"

Christoph Althammer, Diplom-Sozialbetreuer für Altenarbeit, machte in unserem Gespräch über magische Momente in seiner Arbeit eindrücklich sichtbar, wie Selbstreflexion zu einer wahrnehmenden Haltung gegenüber alten Menschen führen kann:

> „Ob man diese magischen Momente in der Arbeit sieht, hat mit dem persönlichen Fokus zu tun. Unser Fokus liegt ja oft auf dem Negativen im Leben. Wenn der Himmel grau ist, übersehen wir die blaue Stelle am Himmel, wo die Sonne ein wenig durchscheint. Wir müssen einfach in der Altenpflege, aber auch im Leben lernen, unseren Fokus auf das klein wenig blauen Himmel zu legen. Es kommt darauf an, wie man diese alten Menschen sieht. Den Menschen mit seinen Defiziten, mit dem, was er alles nicht mehr kann. Oder den Menschen mit dem, was er noch zu geben hat. Und er hat noch viel zu geben!"

Selbstreflexion ist eine Fähigkeit, die jeder Mensch und jedes Team lernen kann. Die Voraussetzung für gelebte Selbstreflexion ist allerdings ein positiver Umgang mit Fehlern. Daran mangelt es in unserer Gesellschaftlich leider sehr. Fehler zu machen ist bei uns verpönt, deshalb werden Fehler auch versteckt, statt sie auf den Tisch zu legen und sich zu fragen: Wie konnte das passieren? Was lerne ich, was lernen wir daraus? Eine positive Fehlerkultur zu entwickeln wäre der erste Schritt zu einer produktiven Selbstreflexion.

Ein besonders geeignetes Instrument für eine regelmäßige Reflexion von Pflegepraxis wäre die Supervision. Was aber in anderen sozialen Fachbereichen, wie Sozialpädagogik oder Sozialarbeit, selbstverständlich stattfindet, wird in Pflegekreisen vielfach kritisch beäugt und auch falsch eingesetzt. In der Pflege werden Supervisionen oft nur punktuell in Krisensituationen angefordert, als eine Art Feuerwehr. Das hat dem Image der Supervision innerhalb des Pflegeberufes leider sehr geschadet. Die eigentliche Aufgabe von Supervision – gemeinsam gelebte Praxis zu betrachten, im Team das eigene Tun zu reflektieren, herausfordernde Arbeitssituationen zu verarbeiten, zu erläutern und gemeinsam über mögliche neue Lösungsansätze nachzudenken – kommt in der Pflege leider kaum zur Anwendung. Pflegende lehnen Supervision vielfach ab. Die Begründungen dieser Ablehnung sind meistens sehr emotional und erzählen vor allem von vielerlei Ängsten, etwa der Angst, *„vorgeführt zu werden"* vor den Kollegen, sich lächerlich zu machen durch eine Aussage oder Widerspruch von den anderen zu ernten. Allein diese Ängste könnten viele Stunden Supervision füllen, würde man als Pflegeorganisation wagen, Supervisionen zu implementieren.

Mir bleiben auf alle Fälle die Worte einer Bekannten im Ohr, die als Sozialpädagogin in der Altenpflege ein Praktikum machte. Nach vier Wochen Arbeit im Seniorenheim resümierte sie: *„Wie schafft Ihr Pflegepersonen das nur ohne Supervision? Ihr müsst doch auch all diese Erlebnisse und Begegnungen irgendwie verarbeiten?"*

Ein anderer Weg, im Team Pflegepraxis zu reflektieren, vor allem wenn es darum geht, Lösungen zu finden für herausfordernde Situationen, wäre die kollegiale Beratung, auch Intervision genannt. Bei dieser Methode werden innerhalb der Gruppe folgende Rollen verteilt: Eine Person moderiert die Intervision, sie bleibt im Beratungsprozess weitgehend neutral und behält den Prozess der Beratung im Auge. Eine Kollegin fungiert als Fragestellerin. Sie muss „in den Fall" involviert sein, stellt „den Fall" vor und definiert das Ziel der Beratung. Alle anderen Anwesenden nehmen die Rolle der kollegialen Beraterinnen ein, wobei der Input jeder Person gleich wertvoll ist.

In der kollegialen Beratung geht man davon aus, dass alle Mitglieder eines Teams Expertinnen sind und Wege zur Lösung eines Problems innerhalb eines Teams bereits vorhanden sind. Eine Intervision durchläuft immer die gleichen Schritte. Sie beginnt mit der Vorstellung „des Falls" durch die Fragestellerin, danach können die Beraterinnen Verständnisfragen zum

„Fall" stellen, um die Situation in ihrer Komplexität zu erfassen. Als Nächstes formuliert die Fragestellerin mit Unterstützung der Moderatorin ihr Ziel der Beratung. Nach diesem ersten Teil werden die Beraterinnen aktiv, aber wie deren Input entwickelt und an die Fragestellerin weitergegeben wird, ist unterschiedlich. In manchen kollegialen Beratungen werden die Anregungen und Gedanken einfach reihum gesammelt, in anderen wieder ziehen sich die Beraterinnen zuerst zur Bearbeitung zurück und übergeben der Fragestellerin danach erst ihre entwickelten Lösungsansätze. Wichtig dabei ist: Die Fragestellerin nimmt an der Bearbeitung des „Falls" nicht teil. Sie bekommt das Beratungsergebnis vorgestellt und hat am Ende des Beratungsprozesses die Möglichkeit, zu sagen, welche Beratungsinhalte ihr weiterhelfen und welche Erkenntnisse sie in der Beratung gewonnen hat (Kocks und Segmüller 2019).

Kollegiale Beratungen in Pflegeteams zu implementieren ist keine große Sache, eigentlich braucht es dafür nur Zeit und 3–4 Menschen, die gut in der Methodik geschult werden. Die Wirkung einer regelmäßig stattfindenden kollegialen Beratung dagegen ist herausragend, sie eint Teams und stärkt die Lösungskompetenz der Gruppe wie auch des Einzelnen.

Doch auch die einzelne Pflegeperson ist aufgerufen, ihre Pflegepraxis laufend zu reflektieren und damit ihre Fachexpertise weiterzuentwickeln. Die examinierte Krankenschwester Yvonne Falckner beschrieb in unserem Gespräch mehrere Beispiele für gelebtes reflektiertes Tun in der Pflege.

> „Ich muss lernen, wann ich Geduld brauche und wann ich ungeduldig werden darf. Es gibt eine professionelle Ungeduld. Wann kann ich sagen: Jetzt reicht es mir hier mit Ihnen. Aber wann muss ich auch ganz geduldig sein?"
>
> „Oder die Frage: Wann mache ich einen schmerzhaften Verbandswechsel bei jemandem, der leicht verwirrt ist. Den mache ich doch hoffentlich vormittags anstatt abends, wo er dann vielleicht unruhig wird. Dass ich weiß, wie ich den Tag einteile. Dass es trotz Routine und Zeitdruck nicht immer wie in einer Kaserne abläuft."

Yvonne Falckner, sie hat lange Zeit als Krankenschwester im psychiatrischen Fachbereich gearbeitet, benennt noch einen weiteren Grund, warum Pflegepersonen sich laufend reflektieren müssen in ihrem Tun. Sie vertritt die Ansicht, dass Pflegende oft *„am Unsichtbaren"* arbeiten.

> „Im Kontakt mit psychiatrischen oder gerontopsychiatrischen Patienten bekomme ich vom betroffenen Menschen oft Zustände beschrieben, die ich nur versuchen kann, mir vorzustellen, weil ich sie nicht wirklich sehe. Also

wenn jemand sagt: Du, da sitzt ein Gartenzwerg in der Ecke, weil er gerade halluziniert, dann kann ich mir den Gartenzwerg nur vorstellen so wie ich glaube, dass dieser Mensch ihn sieht. Jetzt ist die Frage: Kann ich die zugehörigen Emotionen auch richtig deuten? Hat dieser Mensch Angsterleben hat oder hat er Freude am Gartenzwerg? Das ist so die Frage, wenn wir diese Phänomene sehen, die nicht sichtbar sind. Ich kann nicht in den Kopf eines anderen Menschen hineinsehen, welche innere Filme er sieht. Deute ich richtig, ist die Frage. Braucht der Mensch von mir Entlastung, wenn er z.B. eine leidvolle Erfahrung hat? Das ist für mich das Arbeiten am Unsichtbaren."

Die Heimleiterin Andrea Sigl meint sogar, die magischen Momente in der Altenpflege seien selbst ein Augenblick des Lernens und Reflektierens, entstünden aber auch durch Reflexion. Aus ihrer Sicht würde man durch magische Momente viel über sich selbst erfahren und lernen.

„Man lernt aus meiner Sicht gerade von solchen magischen Momenten ganz viel über sich selbst. Und ich glaube, dass das auch die Grundlage der magischen Momente ist. Dass man immer wieder reflektiert: Aha, was ist denn da jetzt passiert? Was sehe ich da, was höre ich da? Was ist da in diesem Gespräch, was löst es in meinem Gegenüber und in mir an Reaktionen und Gefühlen aus?"

„Und dann, wenn man spürt, dass das jetzt ganz etwas Besonderes ist, im Sinne besonders großartig oder auch ganz, ganz furchtbar, weil das Magische muss ja nicht immer nur positiv sein, das sind ja auch oft gemischte Gefühle, die da daherkommen. Dann definiere ich sie für mich als magischen Moment. Und darum bin ich auch so gerne in der Altenpflege. Das sind am Tag mindestens 50 solcher Momente. Viele kleine magische Momente und oft auch ganz, ganz große Momente. Ich lerne so wahnsinnig viel daraus, und ich glaube, meine ganzen Weisheiten, die ich als Führungskraft ja auch weitergebe, sind durch viele solcher magischen Momente entstanden."

Für die Gerontopsychologin Karoline Huber bedeutet Selbstreflexion nicht nur, einen kritischen Blick auf das eigene Tun zu werfen, sondern es sei auch wichtig, Erfolge, etwa magische Momente, zu erkennen und miteinander zu teilen.

„Und dann denke ich, den magischen Moment mit Kollegen zu teilen, das ist auch etwas Bereicherndes. Man darf sich auch über Kleinigkeiten total freuen, und man darf wegen Kleinigkeiten Tränen in den Augen haben. Alles muss erlaubt sein. Einfach dieses Wissen zu haben, wir haben da etwas ganz, ganz Besonderes erlebt."

Übung zur Vertiefung

- Nehmen Sie sich in den nächsten Wochen am Ende jedes Arbeitstages Zeit, um kurz zurückzublicken. Stellen Sie sich folgende Fragen und notieren Sie Ihre Antworten: Was ist mir heute gut gelungen in meiner Arbeit und was habe ich zu diesem Gelingen beigetragen? Wo ist mir heute etwas nicht zu meiner Zufriedenheit gelungen und was lerne ich daraus?
- Analysieren Sie Ihren Umgang mit Fehlern. Wie fühlen Sie sich, wenn Sie Fehler machen? Wie verhalten Sie sich? Wie gehen Sie mit Fehlern anderer um? Beobachten Sie sich über einen längeren Zeitraum.
- Analysieren Sie Ihren Umgang mit Erfolgen. Wie fühlen Sie sich, wenn Ihnen etwas richtig gut gelingt? Wie verhalten Sie sich dann? Wie gehen Sie mit Erfolgen oder einer besonderen Leistung anderer um? Beobachten Sie sich.
- Feiern Sie Ihre Erfolge und laden Sie andere dazu ein, gemeinsame Erfolge zu feiern. Sie haben eine komplexe Pflegesituation im Team gut bewältigt? Dann überlegen Sie sich ein kleines Ritual, wie Sie gemeinsam die Freude über das Erreichte kurz feiern können. Dafür ist nicht unbedingt viel Zeit notwendig! Sie haben einen Zugang gefunden zu einer Klientin, die bis jetzt als nicht erreichbar galt? Gönnen Sie sich etwas dafür, egal ob ein Stück Kuchen, einen Kinobesuch oder ein Glas Sekt. Eine Kollegin hat es geschafft, das problematische Ulcus cruris ist verheilt? Gratulieren Sie der Kollegin zu ihrem Erfolg, freuen Sie sich mit ihr.

5.4   Lernen, mit eigenen und fremden Gefühlen umzugehen

In fast all meinen Gesprächen zu den magischen Momenten waren Gefühle ein Thema. Mehr noch, der magische Moment selbst wurde mir als Situation großer persönlicher Berührung und emotionaler Involvierung beschrieben. Nachfolgend einige Beispiele für die Dimensionen dieser emotionalen Involvierung.

„Mich hat das (eine Erzählung vom Krieg; Anm. d. Autorin) innerlich richtig gelähmt, und ich dachte mir, vergiss nie, was die Menschen alles mitgemacht haben können. Wie es wirklich war damals im Krieg, das kann uns eh niemand erklären, aber wenn dir jemand so etwas erzählt, dann bist du nah dran an den Emotionen, dann begreifst du schon ein Stück. Ich bin auch jemand, der sich solche Geschichten sehr zu Herzen nimmt und darüber nachdenkt." Christoph Althammer, Diplom-Sozialbetreuer

„Beide hatten wir dann Tränen in den Augen. Dann sind wir kurz dagestanden, und es war wirklich so, als wären wir umhüllt worden von den Sonnenstrahlen." Karin Lindner, Pflegeassistentin

„Das war total berührend, weil du nimmst das mit und überlegst, du musst ja etwas draus machen. Was will sie mir sagen? Ich glaube, sie wollte mir sagen, dass ich von ihr lernen kann. Und ich bin ihr total dankbar, dass sie das getan hat." Karoline Huber, Gerontopsychologin

„Das ist schwierig zu erklären. Aber da ist es theologisch halt um das Eingemachte gegangen und das erlebst du hier im Seniorenheim jeden Tag. Meistens, bei mir ist es halt so (längere Pause), mir kommen da Tränen. Er hat mir dann ein Taschentuch gereicht. Magisch war der Moment als er meine Hand genommen hat, er ist im Bett gelegen und ich habe meine Hand am Bettrand abgelegt und er hat meine Hand dann ergriffen." Peter Ebner, Altenseelsorger

„Da schmilzt man dann natürlich dahin. Da kriege ich immer noch Gänsehaut, wenn ich darüber rede." Raphael Schönborn, Diplomierter Gesundheits- und Krankenpfleger

Die Dimensionen der emotionalen Involvierung als Pflegeperson sind vielfältig. Aber eines scheint sicher: kein magischer Moment ohne Gefühle. Vielmehr sind es die intensiven Gefühle, die diese Momente erst so besonders machen, dass sie als magisch erlebt werden und oft auf Jahre unvergessen bleiben.

Pflege ist Beziehungsarbeit, Interaktion und das Gegenüber ist ein Mensch. In der Arbeit mit Menschen sind Gefühle immer präsent, es gibt keinen Kontakt ohne Anwesenheit von Gefühlen. Ob die morgendliche Begrüßung, ob das Wechseln von Inkontinenzmaterial, ob Körperpflege, Wundversorgung, ob ein Gespräch – Gefühle sind immer dabei.

Auch Silvia Neumann-Ponesch und Alfred Höller (2011), die beiden Autoren eines Grundlagenwerkes zur Gefühlsarbeit in der Pflege, verweisen darauf, dass in der Pflege die Arbeit mit Gefühlen eigentlich ständig geleistet wird, allerdings zum größten Teil unbewusst, beiläufig und ungeplant.

Laut Giesenbauer und Glaser (2006) sind Pflegepersonen in ihrer Arbeit auf zwei Ebenen mit Gefühlen konfrontiert. Mit ihren eigenen Gefühlen, von Ekel, Wut über Freude bis Trauer, und mit den Gefühlen des Gegenübers. Beide Seiten, Pflegeperson wie Bewohner, nehmen außerdem Einfluss auf die Gefühle des Gegenübers. So versucht der alte Mensch, die Gefühle der Pflegeperson zu beeinflussen, wenn er etwa Zuwendung haben möchte, und die Pflegende versucht, auf die Gefühle des alten Menschen Einfluss zu nehmen, wenn dieser sich im Rahmen der Intimpflege etwa schämt und sich deshalb dagegen wehrt oder diese ablehnt.

Ich habe, als beobachtende Pflegende, als Trainerin wie auch als Patientin, den Eindruck gewonnen, dass viele Pflegepersonen Angst vor Gefühlen haben, sich in emotionalen Situationen hilflos fühlen und vielleicht auch deshalb, als Reaktion und Lösungsweg, emotionale Involvierung in der Pflegehandlung als unprofessionell ansehen.

Pflegearbeit bleibt aber, auch wenn eine Pflegende sich nicht involviert, Gefühlsarbeit, dann eben eine unbewusste und vielfach unprofessionelle Gefühlsarbeit. Keine Pflegeperson kann dieser Gefühlsarbeit ausweichen. Alte Menschen zu pflegen und zu begleiten bedeutet, im besonderen Maß mit Gefühlen konfrontiert zu sein, weil Ereignisse wie Pflegebedürftigkeit, Verwitwung, Heimaufnahme oder Sterben beim alten Menschen besonders intensive Gefühle hervorrufen.

Möchten Pflegende also mehr magische Momente erleben, mehr Begegnungen mit Menschen, möchten sie ihre Beziehungsarbeit bewusster gestalten, müssen sie sich mit Gefühlsarbeit beschäftigen und lernen, ihren Umgang mit Gefühlen, den eigenen und des Gegenübers, bewusster zu gestalten.

5.4.1 Die eigenen Gefühle wahrnehmen und damit bewusst umgehen

Viele Pflegepersonen, aber auch Professionisten anderer sozialen und helfende Berufsgruppen, haben in ihren Ausbildungen gelernt, dass Nähe zum Klienten, zur Bewohnerin unprofessionell wäre und in machen Ausbildungen wird diese Haltung heute noch voller Überzeugung vermittelt.

Die Geronto-Psychologin Karoline Huber, sie ist seit vielen Jahren in einem Seniorenheim tätig, machte diese Art von Abgrenzung in unserem Gespräch zum Thema. Sie meint emotionale Berührung gehört zur Arbeit mit alten Menschen dazu und Pflegepersonen müssten dafür kämpfen, dass Berührung im Beruf stattfinden darf.

„Wir haben ja am Anfang gelernt, nur nicht zu viel einlassen, ja nicht, das ist unprofessionell. Wir sagen Sie zueinander und wir berühren einander nicht. Ich glaube, das war ein Fehler. Gefühle zeigen? Unprofessionell! Aber das ist es nicht. (…) Wenn jemand stirbt nach einem langen Leben, dann können wir damit schon umgehen. Aber Gefühle gehören dazu. Wir leben halt hier mit ihnen. Sie geben uns viel, wir müssen auch viel geben und ich finde dieses nur-nicht-nah-heran- lassen einfach traurig. Berührung gehört da einfach dazu. Das Bedürfnis nach Berührung müssen wir erspüren und das können wir erspüren. Wenn es keine Sprache mehr gibt, dann gibt es Berührung."

„Es wird immer Menschen geben, die nicht wollen, dass professionelle Helfer mit Bewohnern in tiefe Beziehung treten. Aber dafür müssen wir kämpfen."

Renate Pühringer, Diplompflegefachkraft und ebenfalls geprägt von einer Ausbildung, die Nähe als unprofessionell deutete, beschrieb sich im Interview als „nah am Wasser gebaut" und erzählte, dass sie sich lange für ihre Gefühle geschämt hätte. Heute aber sieht sie ihre Fähigkeit zur emotionalen Involvierung als Stärke und meint sogar, dass es therapeutische Effekte haben kann, wenn eine Pflegekraft ihre Gefühle zeigt.

> „Also ich bin ja sowieso nahe am Wasser gebaut, und früher habe ich mich immer sehr geschämt, wenn Tränen gekommen sind. Aber mittlerweile weiß ich, dass das auch ein ganz starkes Signal für jemand anderen sein kann, die Botschaft, der nimmt mich ernst, der versteht das."

Sorgen darüber, dass vielleicht manche Patienten oder Bewohnerinnen die Tränen der Pflegeperson als unprofessionell betrachten oder diese Tränen sogar als belastend erleben könnten, hat Renate Pühringer nicht. Sie meint Gefühle zu zeigen wäre ein Zeichen für Offenheit dem Menschen gegenüber.

> „Den meisten Menschen ist schon bewusst, dass ich eine professionelle Distanz habe. Auch wenn ich einmal eine Träne verliere, wissen sie, die Schwester Renate geht hinaus und sorgt dann eh wieder für sich. Das spüren die Menschen schon, aber sie spüren halt auch, dass ich offen auf sie zugehe."

Die Musiktherapeutin Simone Plechinger kennt ebenfalls die Sorge der Pflegepersonen, sie könnten als unprofessionell erscheinen, wenn sie Gefühle zeigen. Und auch sie stellt sich dieser Ansicht entgegen.

> „Ich habe ja das Medium der Musik. Was aber nicht heißt, dass ich nicht auch mit meinem Gegenüber weinen kann. Also ich finde jetzt, wenn ich an die Pflege denke, wo man ja immer gern denkt das Mitweinen zeigt Schwäche. Das finde ich ja überhaupt nicht. Man darf sich drauf einlassen und hinterher vielleicht mit einer lieben Kollegin noch einmal ansprechen. Und auch der Person sagen: Ihre Geschichte geht mir sehr nah. Ich finde daran nichts Unprofessionelles."

Auch der Altenseelsorger Peter Ebner kennt aus seiner Arbeit im Pflegeheim Momente der emotionalen Involvierung. Er beschreibt das Spannungsfeld zwischen Tod und Leben als Raum der Berührung.

> „Es gibt immer wieder solche Momente, wo ich so berührt bin, dass wirklich die Tränen fließen, wo ich sie nicht zurückhalten kann. Wo sich bei mir auch

was löst. Und … das sind dann wirklich Freudentränen. Wobei das auch mit dem Thema Leid, ich bin ja Seelsorger, zu tun hat. Sehr oft hat es mit den absoluten Grenzen des Lebens, mit dem Tod zu tun und trotzdem mit ganz viel Leben."

In helfenden Berufen ist die Wahrnehmung der eigenen Gefühle von entscheidender Bedeutung für professionelles Tun. Erst die Wahrnehmung und Anerkennung der eigenen Gefühle, ermöglichen einen bewussten Umgang mit diesen Gefühlen. Denn selbstverständlich kann eine Pflegekraft nicht jedes Gefühl zu jeder Zeit dem Gegenüber zeigen. Auch eine bewusste Unterdrückung von Gefühlen ist für Professionalität wesentlich. So kann eine Pflegeperson etwa in einer Situation, in der sie Ekel empfindet, nicht das Gesicht verziehen und rufen *„Meine Güte ist das grauslig!"* Trotzdem sollte sie sich den Ekel zugestehen und stellt ein Bewohner die Frage: *„Gell Schwester, jetzt ekelt sie vor mir"*, kann sie dann authentisch antworten: *„Erbrochenes ist natürlich eklig. Aber keine Sorge, ich habe gelernt damit umzugehen. Alles gut, Frau Huber."*

Auch in Konfliktsituationen, mit Angehörigen, mit Bewohnern, aber auch mit Kolleginnen und Führungskräften, lohnt es sich die eigenen Gefühle wahrzunehmen, die eigentlichen Gefühle hinter der Wut, hinter dem Zorn. So mancher Konflikt könnte sich rasch lösen, würde die Pflegeperson Gefühle und Bedürfnisse ansprechen, die eigenen wie auch die vermuteten Gefühle des Gegenübers. Welche in einem Seniorenheim arbeitende Pflegende kennt etwa nicht Konflikte mit Angehörigen, die jede Pflegehandlung kontrollieren, die den Pflegepersonen nicht und nicht vertrauen können. Wie oft entwickeln Pflegende eine Wut auf solche Angehörige, worauf der Konflikt sich nicht löst, sondern noch weiter verfestigt. Dabei würde es manchmal schon reichen die Gefühle anzusprechen und zu sagen: *„Lieber Herr Maier, ich weiß, dass sie ihre Frau sehr lieben und sich Sorgen machen darüber, dass es ihr vielleicht nicht gut geht bei uns. Deshalb tu ich auch was ich kann, ich bemühe mich wirklich sehr. Aber ich spüre immer Misstrauen bei ihnen und das verletzt mich."*

Ganz schön gewagt so eine Antwort, denkt sich jetzt vielleicht die eine oder andere Leserin. Und ja, der Satz ist gewagt, denn als Ergebnis erntet die Pflegekraft mit Sicherheit Emotionen. Vielleicht ruft der Ehemann zornig: *„Ja, ich misstrauen Ihnen! Weil vorgestern haben Sie meine Frau nicht gedreht und danach war sie rot am Gesäß!"* oder er fängt an zu weinen und meint entschuldigend: *„Ja, es fällt mir wirklich schwer Ihnen meine Frau anzuvertrauen. Sie müssen wissen, sie ist die Liebe meines Lebens."* Wie auch immer die Antwort sein wird, es wird den Konflikt verändern. Die Pflegeperson

hat sich als Mensch gezeigt und auch den Angehörigen in seinem Mensch-
sein angesprochen. Es gab kein oben und kein unten in der Begegnung, kein
Machtgefälle. Zwei Menschen sind sich auf gleicher Ebene begegnet und
damit wurden Türen geöffnet für ein neues Miteinander.

Für einen bewussten Umgang mit Gefühlen, ist die Wahrnehmung der
eigenen Gefühle der erste Schritt. Dann erst kann die Pflegeperson entscheiden, ob sie ihre Gefühle zeigen kann oder ob sie sie zurückdrängen
muss, weil die eigenen Emotionen aus professioneller Sicht unangebracht
wären, den Patienten verletzen, den Bewohner verunsichern, die Klientin
verstören würden.

Als Pflegeperson einen professionellen, aber gleichzeitig offenen Umgang
mit den eigenen Gefühlen zu finden, braucht Wissen, Mut, Selbstreflexion
und Zeit. Wissen über das weite Feld der Gefühlsarbeit, etwa über Gefühls-
theorien und Formen der Gefühlsarbeit, aber auch Wissen über besondere
Formen der Kommunikation, etwa der gewaltfreien Kommunikation, in
der das Ansprechen von Gefühlen und Bedürfnissen eine wesentliche Rolle
spielt.

Eine Pflegeperson auf dem Weg zu einem bewussten Umgang mit
Gefühlen, muss wagen, mit Situationen neu umzugehen und sich auch
einem offenen Ausgang auszusetzen. Dafür braucht sie den Mut, Routine zu
verlassen und Ängste zu überwinden, denn auch ein Scheitern ist möglich.
Selbstreflexion ist als Eigenschaft wesentlich, um immer wieder das eigene
Fühlen und Handeln zu hinterfragen und daraus zu lernen. Und schluss-
endlich braucht es Zeit, um Erfahrungen zu sammeln, um Schritt für Schritt
mehr Sicherheit, auch in schwierigen emotionalen Situationen, zu gewinnen.

Viele Jahre hat sich Renate Pühringer für auftretende Gefühle in der
Pflegepraxis, vor allem für tiefe Berührung, geschämt. Heute, als erfahrene
Pflegefachkraft, hat sie damit Frieden geschlossen. Mittlerweile gesteht sie
sich Gefühle zu, nimmt ihre Gefühle wahr und arbeitet bewusst mit ihrer
emotionalen Involvierung.

„Und wenn dann einmal eine Träne fließt, dann ist das halt so. Auch jetzt im
Krankenhaus, wenn es jemanden sehr schlecht geht, etwa nach einem Schlaganfall oder einer Gehirnblutung, wenn ich dann mit Angehörigen spreche, sie
drauf anrede und sage, haben Sie sich das schon überlegt, ob sie für den Menschen die Krankensalbung haben wollen. Dann weinen sie, weil es ist dann
halt so greifbar, dass das Lebensende kommt. Und wenn die Angehörigen
dann weinen, dann muss ich schon auch oft mitweinen. Man darf einfach
auch zeigen, dass man selbst Mensch ist. Berührung darf sein."

5.4.2 Die Gefühle des alten Menschen wahrnehmen und ihn emotional stärken

Menschen im hohen Alter, besonders bei zunehmender Pflegebedürftig-keit, erleben eine Zeit sinkender Resilienz, ihre psychische Widerstands-kraft nimmt ab, ihre Verletzlichkeit, auch Vulnerabilität genannt, nimmt zu. Rasch aufeinander folgende kritische Lebensereignisse hinterlassen ihre Spu-ren beim Menschen, sinkende persönliche und soziale Ressourcen schrän-ken den Handlungsspielraum ein, Verluste und Abhängigkeit nehmen zu. Je pflegebedürftiger ein Mensch wird, desto mehr benötigt er deshalb Stärkung von außen.

Rasch fällt an dieser Stelle der Begriff Empathie. Alte Menschen brauchen Empathie, Pflegende müssen Empathie zeigen, sich Bewohnerinnen gegen-über empathisch verhalten.

In Diskussionen zu diesem Thema scheint es oft, als würden alle Pflege-person die Bedeutung des Begriffs Empathie kennen und alle dasselbe dar-unter verstehen. Einigkeit herrscht auch in der Regel darüber, dass Pflegende sogenanntes empathisches Verhalten als Fähigkeit in den Beruf mitbringen müssen, anderenfalls wären sie für den Pflegeberuf nicht geeignet.

Diese Einigkeit über den Begriff Empathie ist allerdings trügerisch. Genaueres Nachfragen, eine meiner liebsten Übungen im Unterricht, ergibt ein buntes Bild an Antworten. Eine gemeinsame Definition von Empathie hat die Pflege bis heute nicht gefunden, und manchmal gewinnt man den Eindruck, als wäre das Wort Empathie eine leere Hülle, eine Floskel mit professionellem Gehabe.

Empathie ist als Kernkompetenz der Pflege nicht von sich aus in Pflege-personen angelegt, sondern muss in seiner Komplexität erlernt werden. Auch die Geronto-Psychologin Karoline Huber sieht Empathie als wesent-lich für gelingende Pflegebeziehungen, für das Erleben magischer Momente, und auch sie meint, Empathie könne man lernen.

> „Der Schlüssel ist diese Empathie, und das kann man lernen. Empathie ist, sich vollkommen auf das einlassen zu können, was das Gegenüber erlebt, was es braucht, fühlt, denkt, denken könnte."

Der Psychologe Tobias Altmann (2015) hat sich eingehend mit dem Thema Empathie und Pflege beschäftigt. Er unterscheidet zwischen Empathie als Persönlichkeitsmerkmal und dem sichtbaren empathischen Verhalten. Aus seiner Sicht wird in Pflegeausbildung und in Fortbildungen vor allem das empathische Verhalten trainiert und weniger an dessen Grundlage gearbeitet, der empathischen Persönlichkeit. Als Folge sieht er oftmals *„fassadenhaft empathisches Verhalten"*, welches bei der Pflegeperson, aufgrund der Diskrepanz zwischen Fühlen und Tun zu einer erhöhten Belastung führen kann (siehe das Thema „Empathischer Kurzschluss" im Kap. 3 des Buches).

Mir fällt dazu sofort die in Weiterbildungen so oft von Teilnehmerinnen genannte Frage ein: *„Was tut man als Pflegeperson, wenn ...?"* Was tut man, wenn ein Patient weint? Was tut man, wenn ein Bewohner viel schreit? Was tut man, wenn eine demente Klientin immer nach Hause gehen möchte? Mit dieser Frage *„Was tut man, wenn ...?"* wird um eine Technik gefragt, um ein allgemeingültiges Verhaltensrezept für bestimmte Situationen. Doch solche Rezepte gibt es nicht. Es gibt nicht *das* empathische Verhalten, *die* einzig richtige Vorgehensweise. Aber jeder alte Mensch ist anders, auch jede Pflegekraft. Was für die eine richtig ist, mag für die andere Pflegekraft, für den anderen Bewohner gar nicht passen.

Altmann hat aus den genannten Gründen ein Schulungskonzept für Pflegepersonen entwickelt, in dem nicht ein bestimmtes, als empathisch definiertes Verhalten gelehrt wird, sondern in dessen Mittelpunkt vor allem die Reflexion des eigenen empathischen Verhaltens und der inneren Haltung steht. Ihm geht es nicht um eine Steigerung von empathischem Verhalten, sondern um einen reflektierten Umgang mit Empathie, er lehrt die Reflexion der inneren und individuellen Haltung in einer Interaktion. Für sein speziell für Pflegekräfte entwickeltes Trainingskonzept verwendet er Elemente der gewaltfreien Kommunikation, und Empathie sieht er als Haltung anderen gegenüber, aber auch sich selbst gegenüber. Letzteres bezeichnet er als Selbstempathie.

Ohne die Fähigkeit, eigene Gefühle wahrzunehmen und auszudrücken, kann eine Pflegeperson die Gefühle alter Menschen nicht wahrnehmen und auch nicht ansprechen. Ohne Selbstempathie kann sich keine Pflegeperson alten Menschen gegenüber empathisch verhalten. Die Kompetenz, mit Gefühlen und emotionalen Situationen in Pflegeinteraktionen umzugehen, entsteht durch Reflexion, Selbstwahrnehmung und Selbstempathie. Diese Kompetenz zu erwerben ist im Rahmen von Seminaren und Trainings möglich, aber jede Pflegeperson kann damit auch selbst beginnen. Sie kann anfangen, ihre eigenen Gefühle zu beobachten und empathisch mit sich selbst umzugehen, sich etwa weniger zu kritisieren, sich selbst zu verzeihen, die eigenen Bedürfnisse wahrzunehmen, einen liebevolleren Blick auf sich selbst zu werfen. Wer sich selbst gegenüber empathisch verhält, zeigt eher Empathie auch für andere Menschen.

Einen spannenden Kommunikationsansatz mit ähnlichem Hintergrund hat die Universität Witten/Herdecke vorgelegt, die Wittener Werkzeuge. Auch die Entwicklerinnen der Wittener Werkzeuge, Pflegeexperten und Psychologen, sind der Meinung, dass ein gutes Gespräch nicht durch Gesprächstechnik, sondern vor allem durch innere Haltung entsteht. Aus ihrer Sicht müssen Pflegepersonen nicht nur wissen, wie sie dem Bewohner oder Patienten Mitgefühl, Achtsamkeit oder Ermutigung vermitteln können. Um eine entsprechend empathische innere Haltung entwickeln zu können, müssen Pflegende auch erleben, wie es sich anfühlt, Mitgefühl, Achtsamkeit und Ermutigung zu erhalten.

Die Wittener Werkzeuge bestehen deshalb aus fünf Elementen, die sich dem Patienten widmen (PatientCare), und fünf Elementen, in denen es um die Pflegeperson geht (SelfCare). Die Elemente der PatientCare heißen Achtsamkeit, Einlassung, Mitgefühl, Ermutigung und Berührung, die Elemente der SelfCare tragen die Namen Selbst-Spürung, Selbst-Ermutigung, Selbststärkung, Selbstachtung und Intuition. Auch in diesem Konzept geht es also darum, für sich selbst als Pflegeperson gut zu sorgen, sich selbst wahrnehmen zu lernen, sich selbst empathisch zu begegnen, um daraus ableitend den anvertrauten Patientinnen entsprechend menschlich und professionell begegnen zu können (Teigeler 2019; Ruppert 2016).

Mit dieser Ausführung komme ich zurück zum alten Menschen und zu seiner hohen Vulnerabilität. Dieser Mensch, dem die Pflegeperson jetzt, in der ambulanten Pflege, im Tageszentrum, im Seniorenheim, gegenübersteht, hat eine lange Reise hinter sich. Bevor er Pflege brauchte, lebte er ein eigenständiges, inhaltsreiches, ein vielleicht von Krisen gebeuteltes oder auch ein leichtes, aber sicher ein von Aufgaben erfülltes Leben. Er hatte eine meist nicht sehr einfache Kindheit und erfüllte als Erwachsener seinen Beitrag zur Gesellschaft. Vielleicht sorgte er oder sie für eine Familie, baute ein Haus, führte ein Unternehmen, war Landwirtin, arbeitete als Krankenschwester, war Bäcker, Lehrerin, fuhr täglich ins Bergwerk ein, schuftete am Bau, war Beamter, Apothekerin, Architekt, Verwalterin, Tischler oder auch eine Hausfrau mit sechs Kindern. Das Alter rückte näher und näher, und wer glaubt, dass sich Menschen auf Pflegebedürftigkeit im Alter innerlich vorbereiten, der irrt. Die meisten Menschen neigen zur Verdrängung von Themen, die Angst auslösen. Also holt die meisten Menschen ihre Multimorbidität und die Pflegebedürftigkeit im Alter scheinbar plötzlich ein, und sie erleben heftige Gefühle. Wut, Zorn, Angst, Traurigkeit, Schmerz, Einsamkeit, das Gefühl, wertlos zu sein, Unruhe, Machtlosigkeit, das Gefühl, so viel versäumt und nicht gelebt zu haben, Hoffnungslosigkeit.

Vielleicht aber auch das Gefühl, viel geschafft zu haben, am Ende der Reise angekommen zu sein, Stolz auf das Erreichte, Zufriedenheit mit dem Leben. Dabei sind Gefühle nicht rational, sie können nicht mit Argumenten oder gut gemeinten Hinweisen (etwa „Aber schauen Sie doch, was für ein gutes Leben Sie hatten!") vertrieben werden. Gefühle sind. Punkt.

Aus diesen vielen, teilweise auch divergierenden Gefühlen, entstehen Bedürfnisse, und auch diese benötigen keine Erklärung, sondern sind einfach Lebensrealität und finden immer ihren Ausdruck. Das Bedürfnis nach Liebe, nach Trost und Geborgenheit, nach Schutz und Sicherheit, danach, zu jemandem zu gehören, nach Gesellschaft oder nach Alleinsein, das Bedürfnis, ernst genommen zu werden, als Mensch behandelt zu werden, gefragt zu werden, eine Auswahl zu haben, das Bedürfnis nach Anerkennung, nach Hoffnung und das Bedürfnis nach Erinnerung, um nur einige zu nennen. Sichtbar werden Gefühle durch Mimik, Gestik, Sprache und vor allem durch Verhalten. Lachen, Lächeln, vor Glück Strahlen, Tanzen, Wippen, Weinen, Greinen, um sich Schlagen, Rufen, Schreien, Schweigen, Rückzug, Regression bis hin zum körperlichen Einrollen wie ein Embryo. Es gibt viele Möglichkeiten, wie Gefühle und Bedürfnisse ihren Ausdruck finden.

Allein das Thema Rufen und Schreien bei Menschen mit Demenz kann eine mehrtätige Fortbildungsveranstaltung füllen. Wie oft verzweifeln Pflegeteams schier am ewigen Rufen eines dementen Menschen? Wie oft aber wird Rufen und Schreien auch ignoriert und überhört? Dabei sind Rufen und Schreien wesentliche und oft die einzig möglichen Ausdrucksformen des Menschen, wenn ihm die Sprache abhandengekommen ist. Rufende oder schreiende Menschen sind deshalb als Gesprächsteilnehmer zu betrachten (Abt-Zegelin und Schnell 2005), und es ist Aufgabe der Pflege, mit einer offenen Suchhaltung den Ursachen des Rufens und Schreiens nachzugehen. Diese reichen von körperlichem Unwohlsein wie Hunger, Völlegefühl, Frieren, Schmerz, Schlafmangel, Stuhldrang, über Gefühle wie Trauer, Scham, Einsamkeit, Wut, Verzweiflung bis hin zu Langeweile, Ungeduld, fehlender Orientierung, Reizüberflutung, innerem Zwang oder einfach dem Wunsch, sich selbst zu spüren (Urselmann 2013).

Tom Kitwood, der sich in seiner Arbeit vor allem mit Menschen mit Demenz beschäftigt hat, aber dessen Konzept der person-zentrierten Pflege und Betreuung sich aus meiner Sicht auf alte Menschen generell übertragen lässt, hat zentrale psychische Bedürfnisse des Menschen definiert. Im Zentrum aller Bedürfnisse, als großes, übergeordnetes Bedürfnis, steht aus seiner Sicht der Wunsch nach bedingungsloser Annahme, nach Liebe.

Die fünf weiteren Bedürfnisse lauten Trost, primäre Bindung/Sicherheit, Einbeziehung, Beschäftigung und Identität (Kitwood 2016, S. 146–149).

Alte Menschen erleben also Gefühle und entwickeln daraus Bedürfnisse. Im nächsten Schritt geht es um die Befriedigung dieser Bedürfnisse, darum, wie und ob mit Bedürfnissen umgegangen wird, wie Bedürfnissen begegnet wird. Kitwood bezeichnete diesen Prozess, der die individuelle Ebene, die zwischenmenschliche Ebene und die soziale Ebene mit einbezieht, als Sozialpsychologie. Dabei unterschied er zwischen maligner und benigner Sozialpsychologie und meinte damit, dass Mediziner, Psychologen, Therapeuten, Pflegepersonen mit ihrem Verhalten, ihren Angeboten und Aktivitäten, dem Menschen und seinem Person-Sein schaden können, ihm sein Person-Sein rauben oder vorenthalten (maligne Sozialpsychologie) oder ihn in seinem Person-Sein stärken können (benigne Sozialpsychologie). Entmündigung, Auslachen, fehlendes Ernstnehmen wären etwa maligne Sozialpsychologie, aus Sicht Kitwoods übrigens nicht aus Bösartigkeit entstehend, sondern durch tradiertes, nichtreflektiertes Verhalten. Benigne Sozialpsychologie zeigt sich durch das Ernstnehmen von Gefühlen und Bedürfnissen des Menschen sowie in einer offenen Suchhaltung am Weg zu Lösungen, etwa bei herausforderndem Verhalten (Kitwood 2016).

Der Diplom-Sozialbetreuer Christoph Althammer, er arbeitet besonders gern mit Menschen mit Demenz, benannte in unserem Gespräch über magische Momente den Unterschied zwischen benigner und maligner Sozialpsychologie, zwischen stärkender und schwächender Interaktion in der Pflege mit eigenen Worten.

> „Demente Menschen können oft nicht einmal mehr einen Satz sagen, aber sie können emotional immer noch sprechen, diese Fähigkeit geht nicht verloren. Sie merken ganz genau, wie du drauf bist, wie du ihnen begegnest. Das Schlimmste ist das Wegschauen. Die Nicht-Beachtung."

Laut Christoph Althammer muss eine Pflegeperson, die den alten Menschen stärkend gegenübertreten möchte, manchmal auch strukturelle Routine beiseiteschieben.

> „Ich habe gelernt, dass das ganze Durchplanen des Tages, der Pflege, nicht die Lösung ist und auch gar nicht möglich ist mit dementen Menschen. Das ist nicht das Leben der Bewohner. Die lassen sich ihr eigenes Leben auch nicht nehmen, wenn man es zulässt, dass sie leben, was sie fühlen."

Auch die Pflegeassistentin Karin Lindner kommt bei der Frage, was eine Pflegeperson tun muss, will sie mehr magische Momente in der Pflegearbeit erfahren, darauf zu sprechen, dass sie sich manchmal über Routine und Regeln hinwegsetzt, um sich dem alten Menschen stärkend zuzuwenden.

„Dass man offen ist, aufgeschlossen, herzlich und manches nicht immer so nach Vorschrift macht. Also etwa nicht nur zum Menschen geht, wenn er was braucht. Und dass man sich auch einmal etwas zutraut. Wenn jemand meint, eine Bewohnerin wäre eine ganz schwierige Person, dass man sich trotzdem auf sie einlässt und schaut. Es muss einem immer bewusst sein, dass man vielleicht eine Watschn (österreichischer Ausdruck für Ohrfeige; Anm. d. Autorin) bekommen kann, aber man kann auch so manchen magischen Moment ernten."

Ein praktisches Beispiel für einen stärkenden Umgang mit den Gefühlen eines Patienten, aber auch mit einem reflektierten Umgang mit eigenen Gefühlen beschreibt die Gesundheits- und Krankenpflegerin Renate Pühringer.

„Da war etwa einmal ein männlicher Patient verbal sexuell extrem ungut zu mir, und dann habe ich das messerscharf pariert. Damit war die Sache dann für mich erledigt. Ein paar Tage später hat sich der Patient vor einer Untersuchung gefürchtet, hat sie abgelehnt, obwohl sie sehr wichtig für ihn war. Da habe ich zum Oberarzt gesagt: Ich geh da noch einmal rein nach der Visite und rede in Ruhe mit ihm. Und der Patient hat dann auch wirklich der Untersuchung zugestimmt. Ich habe ihn gefragt: Wo genau ist denn jetzt die Angst? und kam dann übers Nachfragen auch auf den Punkt der Angst und habe ihn dann halt ermutigt, ihm Sicherheit gegeben mit einer Reihe von Maßnahmen. Am Ende meinte der Patient: Warum sind sie eigentlich so nett zu mir, wenn ich zuerst so grausig zu ihnen bin? Da konnte ich sagen: Ich habe es Ihnen doch eh zurückgegeben, wir sind eh quitt."

Die Heimleiterin Andrea Sigl schilderte in unserem Gespräch, wie emotionale Zuwendung das Wahrnehmen von Bedürfnissen und den Menschen stärkende Interaktion, in diesem Fall: die Gestaltung eines Umfeldes, zu magischen Momenten führen kann und zur Bestärkung der eigenen Arbeit.

„Die Dame ist über 90 Jahre, und sie hat mir da geschrieben: Es ist das erste Jahr in meinem Leben, dass ich mich völlig angenommen fühle. Da hat es mich dann geschüttelt. Das war wirklich einer meiner großen magischen Momente. Ich habe mich wahnsinnig darüber gefreut, dass wir wirklich ein Umfeld geschaffen haben – das ist ja das, was mir wichtig ist, ein Umfeld zu schaffen für diese Menschen –, wo sie sein durfte, nicht permanent korrigiert oder in diese gesellschaftlichen Normen gedrückt wurde. Später, als ich sie angesprochen habe, meinte sie: Ja, sie wollte mir das einfach mitteilen, weil es ist ihr in ihrem ganzen Leben noch nie so gut gegangen wie in diesem Jahr, und das hätte sie sich einfach nicht erwartet. Das hat mich wirklich unglaublich berührt und auch sehr, sehr bestärkt in meinem Tun."

Übung zur Vertiefung

- Beobachten Sie sich wieder zuerst selbst: Halten Sie im täglichen Trubel immer wieder einmal inne und gehen Sie Ihren Gefühlen nach. Was spüren Sie? Wie geht es Ihnen? Was bräuchten Sie jetzt? Was könnten Sie sich jetzt Gutes tun?
- Versuchen Sie in nächster Zeit, wenn Sie wütend oder aufgebracht sind, nicht zuerst zu reagieren, sondern zuerst nach innen zu blicken. Was fühlen Sie? Welches Bedürfnis hatten Sie gerade? Woher kommt Ihr Zorn? Was verletzt sie? Versuchen Sie, Ihnen selbst gegenüber, Ihre Gefühle und Bedürfnisse sprachlich auszudrücken. Beispiele: Ich habe das Gefühl, dass niemand meine Arbeit sieht, deshalb bin ich verletzt und hätte gerne Anerkennung. Ich bin gerade traurig, meine Lieblingsbewohnerin liegt im Sterben, deshalb hätte ich gerne Zeit für sie und auch für mich. Versuchen Sie ihre Gefühle und Bedürfnisse wahrzunehmen und zu artikulieren.
- Jetzt zur Pflegearbeit: Versuchen Sie in nächster Zeit jeden Tag einen Bewohner, eine Klientin in den Mittelpunkt zu stellen. Welche Gefühle erlebt dieser Mensch? Welche Bedürfnisse hat er? Wie könnten Sie diesen Menschen heute in seinem Person-Sein stärken?
- Seien Sie empathisch und mitfühlend mit sich selbst. Nehmen Sie wahr, wenn Sie negativ über sich denken, wenn Sie an sich zweifeln, wenn Sie denken, nicht gut genug, nicht schön genug, nicht klug genug zu sein. Nehmen Sie sich symbolisch selbst in den Arm. Tun Sie sich etwas Gutes.

5.5 Lebenserzählungen entgegennehmen und sich dabei selbst zeigen

Biografiearbeit gilt in der Altenpflege als wesentliches Element, um individuelle Pflege und Betreuung sicherzustellen. Je mehr die Lebensgeschichte eines Menschen bekannt ist, umso besser kann Pflegepersonal die Normalität dieses Menschen, seine Gewohnheiten etwa, erhalten und Verhalten verstehen, so die These der Verfechter von Biografiearbeit, zu denen auch die Pflegeassistentin Karin Lindner gehört.

„Ich halte ja Biografiearbeit für sehr wichtig. Es ist einfach wichtig, den Menschen mit seiner Geschichte zu kennen, weil man dann als Pflegende schwierige Situationen besser verstehen kann."

Doch es gibt auch Professionisten, die die Wichtigkeit von Biografiearbeit anzweifeln oder gar meinen, bei manchen Bewohnern wäre es besser, wenn das Personal deren Lebensgeschichte nicht kenne. Michael Schmieder, langjähriger Heimleiter eines auf Menschen mit Demenz spezialisiertes Seniorenheims in der Schweiz, meint etwa, dass das Wissen um die Lebensgeschichte des Menschen für eine gute Altenpflege nicht unbedingt notwendig ist, ja in Einzelfällen sogar den offenen Blick auf den Menschen verhindern und zu einer verminderten Wertschätzung eines Menschen führen kann (Schmieder 2018). Als Beispiel seien hier Frauen angeführt, die als Prostituierte gearbeitet haben, oder Menschen, die für längere Zeit ihres Lebens im Gefängnis waren. Diese Menschen laufen Gefahr, bei einzelnen Pflegepersonen auf Vorurteile und Vorbehalte zu treffen, wenn ihre Biografie bekannt ist.

Aus meiner persönlichen Sicht ist Altenpflege auch ohne Wissen um die Biografie eines Menschen durchaus möglich. Die Wahrnehmung von Gefühlen und Bedürfnissen im Moment muss ohnehin immer im Mittelpunkt stehen, und auch das offene Ohr für Erzählungen aus dem Leben sollte immer vorhanden sein.

Diplompflegerin Renate Pühringer sprach im Interview diese Aspekte von Pflege ebenfalls an.

„Ich muss den Menschen wahrnehmen. Und in der Altenpflege natürlich umso mehr, weil da geht's ja nicht mehr um Apparatemedizin, sondern darum, dass es dem Menschen gutgeht. Und unabhängig davon, ob dieser Mensch was schlecht gemacht hat im Leben. Das weiß ich ja nicht. Weil vielleicht habe ich schon einen Mörder gepflegt oder eine Frau, die ihre Kinder gequält hat."

5.5.1 Lebensgeschichte als persönliches Konstrukt wahrnehmen und wertschätzen

Als Alternswissenschaftlerin habe ich auf das Thema Biografiearbeit einen kritischen Blick, aber nicht so sehr auf das Thema selbst, sondern auf die Oberflächlichkeit, mit der Biografiearbeit umgesetzt wird. So meinen viele Pflegende, Biografiearbeit wäre einfach die Erhebung von Ereignissen im Lebenslauf, etwa: Wann ist jemand in welche Schule gegangen? Wann hat der Mensch geheiratet und wie viele Kinder hat er bekommen? Oder was hat er wann und wo gearbeitet? So einfach diese Dinge in der Regel zu ermitteln sind (meistens über die Angehörigen), so wenig von Nutzen sind diese Informationen in der Regel für die Pflegepraxis. Was wirklich wichtig wäre für die Pflege, wird selten wahrgenommen: die individuell erlebte und erzählte Lebensgeschichte.

Lebensgeschichte ist immer ein persönliches Konstrukt und nicht die Aneinanderreihung von wichtigen und unwichtigen Ereignissen im Lebensverlauf. Wir Menschen konstruieren unsere Lebensgeschichte selbst, indem wir sie immer und immer wieder erzählen.

Ich hatte vor kurzem das Glück, eine persönliche Geschichte über mich zu lesen. In dieser Geschichte ging es um ein bestimmtes Ereignis in meinem Leben. Erzählt hatte diese Geschichte, als Teil seiner Lebensgeschichte, mein Vater. Ich staunte nicht schlecht, als die Geschichte meines Vaters nicht einmal im Mindestmaß jener Geschichte entsprach, die ich über dasselbe Ereignis erzähle. Es handelte sich schlichtweg um eine ganz andere Erzählung. Jetzt könnte man fragen: Lügt einer von den beiden? Nein, es lügt hier niemand, weder mein Vater noch ich. Es hat einfach nur jeder dieses Ereignis in der Situation durch seine Augen betrachtet und dadurch anders erlebt, anders bewertet, anders interpretiert, in der Folge auch anders erzählt und anders in seinem Gedächtnis gespeichert. Meine Geschichte dieses Ereignisses ist meine Konstruktion, die Geschichte meines Vaters ist seine Konstruktion. Jeder erzählt aus seiner Sicht die Wahrheit. Seine individuelle Wahrheit.

Individuelle Lebensgeschichte entsteht immer durch die persönliche Bewertung und Interpretation von Ereignissen, durch das Konstruieren von Geschichten rund um Lebensereignisse sowie durch das laufende Wiederholen dieser so konstruierten Erzählungen. Unsere Lebensgeschichte ist eine Ansammlung Tausender Erzählungen, die wir immer und immer wieder wiederholen. Auf diese Weise entsteht nach und nach eine individuell konstruierte Lebensgeschichte. Vieles von dem, was Menschen aus ihrem Leben berichten – Sie, ich, die Freundin, der Nachbar, jeder –, hat so nie stattgefunden. Deshalb erleben wir in der Altenpflege ja auch Menschen, die aus unserer Sicht ein großartiges Leben hatten, die Geld hatten, immer gesund waren, frei von großen Schicksalsschlägen, ihre Kinder sind gut geraten, und trotzdem klagen diese Menschen im Lebensrückblick darüber, dass das Leben so schwer war, es die anderen immer besser hatten. Umgekehrt kennt jede Altenpflegefachkraft Bewohnerinnen, die es, objektiv betrachtet, im Leben richtig schwer hatten, bei denen man sich fragt, wie jemand so ein Leben überhaupt ertragen konnte, und trotzdem versichern einem diese Bewohnerinnen, dass das Leben es gut mit ihnen meinte, sie stolz sind auf ihr Leben, zufrieden, und sie erzählen die entsprechenden Geschichten dazu. Und sicher auch bekannt sind allen Altenpflegenden Angehörige, die zu einem erzählten Lebensereignis entrüstet meinen: „Aber das hat meine Mutter doch nie erlebt!"

Lebensgeschichte ist immer ein Konstrukt. Genau deshalb sind für eine individuelle Pflege, aus meiner Sicht, die Ereignisse im Lebensverlauf nur am Rande wesentlich. Wirklich wichtig ist, wie der alte Mensch selbst seine Lebensgeschichte erzählt, wie er sein Leben bewertet, wie er seine Lebensleistungen definiert, kurzum, wie er sich selbst und sein Leben sieht und erzählt.

Diese Lebenserzählungen wertschätzend entgegenzunehmen, sie auch niemals gegenüber dem Menschen infrage zu stellen, ist Aufgabe von Pflegenden. Den Pflegepersonen die Lebensleistungen darlegen zu können, erzählen zu dürfen, worauf man stolz ist im Leben, kann rund um die Heimaufnahme, eine Zeit großen Umbruchs, tröstend oder gar heilend sein. Durch Zuhören und Anteilnehmen stützen Pflegekräfte Identität, helfen sie den Menschen, Stabilität wiederzuerlangen und Lebensresümee zu ziehen.

5.5.2 Die Lebenserzählungen alter Menschen wertschätzend entgegennehmen

Der Mensch ist ein Leben lang, außer er ist schwer kognitiv beeinträchtigt, ein erzählendes Wesen. Er definiert über Erzählungen sein Ich und erfährt über das Erzählen seine Welt. Wir Menschen erzählen, sobald wir sprechen gelernt haben, von unserer Vergangenheit und von unserer möglichen Zukunft, wir berichten von erreichten Zielen, von Triumphen, aber auch von Verlusten und Krisen. Mit jeder Geschichte, die wir von uns erzählen, schaffen wir unsere Realität und erschaffen quasi unsere Welt. Doch das Erzählen der eigenen Lebenserzählungen dient nicht nur der persönlichen Identitätsbildung, sondern erzählend entwickeln wir uns auch weiter. Indem wir erzählen, ordnen wir unsere Gedanken und Eindrücke, finden wir Lösungen. Mithilfe von Erzählungen sortieren wir Phänomene und Widersprüche, lernen wir, Zusammenhänge zu verstehen, setzen wir Dinge und Menschen in Beziehung, erkennen wir wichtige Verbindungen und verschaffen uns ein Bild von einer Situation. Über Erzählungen verarbeiten wir Vergangenheit und Gegenwart, erzählend schaffen und erfassen wir unsere Wirklichkeit. Ob Scheidung, Arbeitslosigkeit, der Tod eines Kindes oder der Einzug ins Pflegeheim, auch um kritische Lebensereignisse zu bewältigen, braucht der Mensch das Erzählen, ein Bedürfnis, welches der Volksmund als *„sich etwas von der Seele reden"* bezeichnet.

Und gerade deshalb, weil der Mensch das Erzählen braucht, um das Leben zu verarbeiten und, da bin ich sicher, auch um sein Sterben vorzubereiten, bin ich davon überzeugt, dass das Zuhören und die wertschätzende

Entgegennahme von Lebenserzählungen wichtige Elemente würdevoller Altenpflege sind. Es sind diese Lebenserzählungen, die uns die eigentlich wichtigen Informationen für die Pflege geben, weil sich der Mensch durch diese Erzählungen uns mitteilt, sich uns zeigt. Wie bewertet dieser Mensch sein Leben? Was ist ihm wichtig? Worüber definiert er sich? Was macht ihn stolz? Was bereut er? Welches Schicksal trägt er in sich? Welche Verletzungen, Kränkungen, Traumata? Wie zufrieden ist er mit seinem Leben? Welche Ziele hat er noch? Wovon träumt er? Was fürchtet er?

Ich glaube deshalb, und damit schließe ich mich dem Schweizer Michael Schmieder an, dass Altenpflege auch dann sehr professionell stattfinden kann, wenn die Biografie eines Menschen nicht oder nur wenig bekannt ist. Wirklich wichtig sind die Wahrnehmung des Menschen im Moment, jetzt und hier im Pflegeheim, in der ambulanten Pflege, sowie die Wertschätzung seiner Lebenserzählungen. Und seien wir ehrlich, diese Wertschätzung von Lebenserzählungen ist oft nicht oder nur in geringem Ausmaß gegeben. Erzählen alte Menschen aus ihrem Leben, berichten sie von ihren Lebensleistungen, so wird ihnen oft nur mit halbem Ohr zugehört oder mit ihnen zwischen Tür und Angel geredet.

Wer als Pflegefachkraft zu Bewohnern eine vertrauensvolle Pflegebeziehung aufbauen möchte, gestaltet immer wieder ein Klima zwischen sich und dem alten Menschen, das dem Erzählen Raum gibt. Dadurch bekommen Lebenserzählungen ihren Platz und hin und wieder auch magische Momente, die als Nebenprodukt dieser Wertschätzung entstehen können.

Dass dieser Weg nicht unbedingt immer leicht ist, beschreibt die Gerontospychologin Karoline Huber. Sie spricht davon, dass man manchmal auch Situationen oder Erzählungen aushalten muss, um mit den Menschen gut in Beziehung kommen zu können.

> „Ich denke, ein Grund war auch, dass ich mich völlig eingelassen habe auf sie. Und das Aushalten, das Aushalten dessen, dass es so schrecklich ist, es war einfach furchtbar zu sehen, dass man so leiden muss. Aber ich kam einfach immer wieder, und das mit leeren Händen, ich hatte nichts zu bieten. Außer das mit ihr auszuhalten."

5.5.3 Sich als Pflegeperson auch selbst zeigen

Die amerikanische Pflegewissenschaftlerin Diane Heliker (2009, 2007), sie leitete viele Jahre ein Pflegeheim, beobachtete bei ihren Mitarbeiterinnen eben dieses oberflächliche Zuhören und ortete eine geringe Wertschätzung der Pflegenden gegenüber den Lebenserzählungen der alten Menschen.

Gleichzeitig stellte Heliker aber auch fest, dass viele Pflegepersonen kaum fähig waren, aus dem eigenen Leben zu erzählen. Stellte Heliker ihren Mitarbeitern etwa Fragen zu deren Leben oder Fragen zu Erlebnissen in der Arbeit, meinten viele, ihr Leben wäre zu unwichtig, sie hätten nichts zu erzählen oder bei ihnen würde im Leben nichts Großartiges passieren.

Das ist eine Erfahrung, die auch ich teile. Seit einigen Jahren halte ich Storytelling-Seminare in Pflegeeinrichtungen, und immer wieder erlebe ich, wie schwer es vielen Pflegekollegen fällt, von ihrer Arbeit oder aus ihrem Leben zu erzählen. Außerdem fällt es den meisten Pflegenden leichter, negative Geschichten zu erzählen, vor allem Krisengeschichten aus der Pflegepraxis, als positive Geschichten. Es ist für mich als Trainerin eine wahre Herausforderung, Pflegende dazu anzuleiten, positive Geschichten aus der Pflegepraxis zu erzählen.

Diane Heliker begann sich nach diesen Beobachtungen zu fragen: Können Pflegepersonen, die ihre eigenen Lebenserzählungen nicht wertschätzen und deshalb nicht aus ihrem Leben erzählen, die Lebensgeschichten alter Menschen überhaupt wertschätzen?

Bei weiterer Beobachtung ortete Heliker auch eine gewisse Einseitigkeit im Erzählverhalten von Altenpflegepersonen, sie stellte fest, dass in den Gesprächen über das Leben meistens die Bewohner von sich erzählten und sich damit als Mensch zeigten, während die Pflegenden penibel darauf bedacht waren, nichts von sich selbst preiszugeben.

Aus all diesen Beobachtungen und der dazugehörigen Forschung entwickelte Diane Heliker ihr umfangreiches Fortbildungskonzept „Story-Sharing". In dieser Bildungsmaßnahme wurden Pflegepersonen in Gesprächsführung geschult, im wertschätzendem Zuhören, im Erzählen eigener Lebensgeschichten, und es wurde ihnen vermittelt, dass Gespräche zwischen Menschen nie eine Einbahnstraße sein können, sondern jedes Gespräch ein Geben und Nehmen ist. Die Pflegenden wurden ermutigt, sich in Gesprächen selbst ein Stück zu zeigen, mit alten Menschen Geschichten zu teilen oder Aspekte des eigenen Lebens in Verbindung zu bringen mit den Erzählungen der Bewohner.

Die Bildungsmaßnahme wurde wissenschaftlich begleitet und evaluiert. Dabei konnte Heliker nachweisen, dass die Umsetzung von „Story-Sharing", also das Teilen von Geschichten zwischen Bewohnerinnen und Pflegepersonen, die Qualität der Pflegebeziehung verbessert, wie auch insgesamt die Stimmung in der Pflegeeinrichtung. Durch „Story-Sharing" kommt es in Pflegeheimen zu mehr Wertschätzung aller Personen. Es ermöglicht allen handelnden Personen, Bewohnerinnen wie Pflegepersonen, voneinander zu lernen, und es entsteht in der Pflegeeinrichtung insgesamt ein Klima der gegenseitigen Fürsorge. Diane Heliker ist davon überzeugt, dass diese gegenseitige Fürsorge sowohl die Lebensqualität als auch die Arbeitsqualität in Pflegeheimen verbessert und „Story-Sharing" zu einer wesentlichen Weiterentwicklung von Altenpflege beitragen könnte (Heliker 2007, 2009).

Auch in den Gesprächen über magische Momente für dieses Buch wurde bei einigen meiner Gesprächsteilnehmer sichtbar, dass sie mit Bewohnerinnen Lebensaspekte teilen. Dieses „Story-Sharing" wirkt verbindend, stärkt die Beziehung und bereitet den Boden für magische Momente im Kontakt mit dem alten Menschen.

Die Gerontopsychologin Karoline Huber teilte mit der Bewohnerin, von der sie so viel lernen durfte, die Liebe zu den Bergen.

> „Die Berge, das Wandern war sicher ein Schlüssel, um zu ihr zu finden. Weil ihr die auch so wichtig waren. Ich habe ihr einmal ein Fotobuch meiner Wanderungen gemacht, da hat sie sich sehr gefreut, und im Sommer meinte sie noch: Ich würde so gerne mit Ihnen auf einen Berg gehen."

Karin Lindner, Pflegeassistentin, teilte mit jener Bewohnerin, mit der sie ihren größten magischen Moment erlebte, die Liebe zum Garten, und die alte, mittlerweile verstorbene Dame ist sogar in Karin Lindners Leben eingezogen. Mit einem Suppenrezept.

> „Es ist wichtig, die Menschen gut kennenzulernen, neugierig auf sie zu sein, sich einzulassen, sich selbst zu zeigen und auch etwas mit den Menschen zu teilen. Frau Murauer hat mir etwa, neben dem magischen Moment, den ich mit ihr erlebt habe, viel zum Thema Garten beigebracht. Vor allem hat sie mir Zucchinirezepte gegeben, und bei uns gibt's eine ganz spezielle Zucchinisuppe, die nennen wir zu Hause sogar die Murauer-Suppe. So ist Frau Murauer heute noch in meinem Leben präsent."

Welche Pflegeperson kennt nicht Fragen von Klienten wie „Schwester, haben Sie Kinder?" oder auch „Was machen Sie im Urlaub?" Und „Na, wie war ihr Wochenende? Haben Sie was Schönes unternommen?" Sehr häufig weisen Pflegepersonen Fragen dieser Art zurück oder ignorieren sie, nach dem Motto: Bewohnerinnen geht mein privates Leben nichts an.

Dass es dabei aber nicht darum geht, sein privates Inneres nach außen zu kehren, sondern oft kleine Einblicke schon reichen, davon erzählt die Diplomierte Gesundheits- und Krankenpflegerin Renate Pühringer.

> „Wenn ich Nachtdienst hatte, dann hat sie immer gewusst, ich komme später noch einmal rein zu ihr, und dann hat sie immer den Fernseher abgedreht

und mich gefragt: Na, was haben Sie denn wieder erlebt? Oder wenn ich auf Urlaub fuhr, dann immer: Ahhh, ja wo fahren Sie denn hin? Dann bin ich halt um ein Uhr morgens bei ihr gestanden und habe mit mir geredet, und danach konnte sie schlafen. Da kam dann halt bei ihr nicht nur das Leben über den Fernseher rein, sondern auch das reale Leben. Ich meine, das waren ja eh nur triviale Geschichten, die ich erzählt habe … Heute habe ich den Christbaum geschmückt … Heute habe ich mir eine Hose gekauft … Oder: Heute habe ich dies und das gemacht."

Pflegende, die Lebenserzählungen wertschätzend entgegennehmen, stärken den alten Menschen in seiner Identität, ein wesentlicher Aspekt professioneller Altenpflege. Pflegende, die aber dem Menschen ein klein wenig Einblick erlauben ins eigene Leben, machen einen Schritt mehr. Sie bauen Grenzen ab, öffnen Türen zum alten Menschen. Es entsteht Begegnung von Mensch zu Mensch, und dadurch entsteht auch ein Boden, auf dem magische Momente in der Altenpflege wachsen können.

> **Übung zur Vertiefung**
>
> • Beobachten Sie für einige Wochen, wie wertschätzend Sie mit ihren eigenen Lebenserzählungen grundsätzlich umgehen. Erzählen Sie von sich? Wenn ja, wem erzählen Sie und was erzählen Sie, eher positive oder negative Geschichten? Wenn nein, weshalb erzählen Sie nichts von sich? Betrachten Sie Ihre Gründe und überprüfen Sie, ob Sie sich selbst dabei abwerten?
> • Beobachten Sie Ihr Verhalten im Kontakt mit alten Menschen. Nehmen Sie deren Lebensgeschichten aufmerksam entgegen? In welchen Situationen sind Sie aufmerksam? In welchen Situationen hören Sie nur mit halbem Ohr zu? Geben Sie auch aus Ihrem Leben etwas preis?
> • Wählen Sie 3–4 Bewohnerinnen aus, die Sie besonders gut leiden können. Überlegen Sie, ob Sie mit diesen Menschen Themen gemeinsam haben. Danach versuchen Sie, über diese Themen mit den alten Menschen ins Gespräch zu kommen. Holen Sie sich Tipps, fragen Sie nach deren Meinung, und beobachten Sie, wie sich ihr Kontakt mit diesen Personen verändert. Viel Glück!

5.6 Der eigenen professionellen Intuition trauen

In meinen Interviews zu den magischen Momenten in der Arbeit mit alten Menschen und dem Weg, wie man sie erleben kann, fiel eine Aussage immer wieder: *„Man muss seiner Intuition trauen."*

Da in Pflegekreisen Begriffe wie „Intuition" oder „Berufung" vor allem negativ konnotiert sind, bin ich um das Thema Intuition lange herumgekreist und habe mich gefragt, ob ich den Begriff wirklich aufnehmen möchte und mich damit der Gefahr aussetze, dass mein Buch als unprofessionell oder gar als esoterisch vom Tisch gewischt wird. Immer wieder und wieder habe ich die Transkripte zu den Gesprächen gelesen und dabei Nutzen und Risiko abgewogen.

Für das Kapitel zum Thema Intuition habe ich mich letztlich entschieden, weil ich durch ein Ignorieren dieses Begriffs eine wesentliche Aussage meiner Interviewpartner unter den Tisch gekehrt hätte. Doch mit welchem Recht?

Also nahm ich den Faden auf, und siehe da: Je mehr ich mich mit dem Faktor Intuition in der Pflegearbeit beschäftigte, desto überzeugter wurde ich, dass ich das Thema aufgreifen muss.

5.6.1 Atmosphäre spüren lernen

Beginnen möchte ich mit einige Zitaten, die darstellen, auf welche Weise das Thema Intuition in meinen Interviews rund um die magischen Momente zur Sprache kam.

Yvonne Falckner, examinierte Krankenschwester mit viel Erfahrung im Fachbereich Psychiatrie, sprach immer wieder davon, dass Pflegende am Unsichtbaren arbeiten würden und dabei Dinge erspüren müssen.

> „Es ist so, dass ich ganz viel mit Unsichtbarem arbeite oder halt mit unsichtbaren Verletzungen, die mir nicht gerade auf die Nase gebunden werden, aber wo ich spüre: Da ist etwas."

Auch die Heimleiterin Andrea Sigl spricht davon, dass sie viel spüre und gut darin sei, Atmosphären wahrzunehmen.

> „Ich habe eine gute Wahrnehmung von Atmosphärischem. Wenn ich wo reingehe, dann merke ich sofort: Uijj, da ist jetzt etwas. Obwohl noch nichts sichtbar ist. Ich spüre sehr viel, da muss ich den Menschen noch gar nicht gesehen haben, sondern den Raum betreten."

Die Gerontopsychologin Karoline Huber erzählt, wie sie in der Arbeit mit schwerstbehinderten Kindern und gehörlosen Menschen gelernt hat, am Körper und der Mimik zu lesen, und sie meint, man müsse sich auch auf den „Urinstinkt" verlassen.

> „Schauen und im Gesicht lesen, das ist das, was ich ganz wichtig finde. Am Körper lesen, an der Körpersprache, sich auf den Urinstinkt verlassen, was

für mich immer schon ein spannendes Thema war. Ich habe ja zuerst mit schwerstbehinderten Kindern gearbeitet, dann mit gehörlosen Menschen, noch bevor ich die Gebärdensprache gelernt habe. Bei Gehörlosen musst du ja sowieso schauen, Ihnen ins Gesicht schauen und auch von der Mimik ablesen. Und das muss ich jetzt auch bei alten Menschen tun."

Spüren, fühlen, den Menschen lesen, erahnen, Atmosphäre wahrnehmen – das waren die Begriffe, die in meinen Interviews auf Fragen wie „Wie kam es zu dem magischen Moment?" oder „Was muss eine Pflegeperson tun, damit auch sie magische Momente erleben kann?" immer wieder genannt wurden.

Mit diesen Annahmen und Aussagen sind meine Gesprächspartnerinnen nicht alleine. Auch der Medizinethiker Giovanni Maio (2016) bezeichnet Pflege als „*Spür-Beruf*". Er spricht von einem „*assoziativen Gespür*", welches Pflegekräfte entwickeln müssen, um in der Pflegesituation Wichtiges von Unwichtigem trennen zu können. Aus Maios Sicht braucht eine Pflegeperson Mut, will sie dieses assoziative Gespür entwickeln, denn sie darf nicht nur ihrem kognitiven Zugang zum Patienten vertrauen, sondern auch ihrer Intuition.

5.6.2 Professionelle Intuition entwickeln

Yvonne Falckner spricht in diesem Zusammenhang von professioneller Intuition, die aus ihrer Sicht durch hohes Expertenwissen entsteht.

„Ich glaube, was Pflegekräfte lernen müssen, ist, sich an den Atmosphären zu orientieren. Das ist sozusagen diese professionelle Intuition, die es ja auch gibt."

„Magische Momente sind auch in Zeiten des Pflegenotstands möglich. Manchmal kann man auch mit Absicht sagen, ich zaubere jetzt hier einmal ein bisschen. Das weiß man als Profi doch. Wenn ich diesen Schalter jetzt hier benutze, dann wird sich das hier beruhigen oder so. Wenn ich sehr viel Wissen habe, dann kann ich das auch viel leichter machen. Dann habe ich mehr Lösungskompetenz. Und wenn man dann eine hohe Expertise hat, dann macht man auch viel aus dem Bauch heraus. Da hat man dann oft die Schwierigkeit, das Anfängern zu erklären, warum man das jetzt so oder so macht. Aber das ist diese professionelle Intuition, die da langsam entsteht."

Dass der Begriff Intuition mit Pflegekompetenz in Verbindung gebracht werden kann, beschrieb bereits Mitte der 90er-Jahre die Pflegewissenschaftlerin Patricia Benner (1994) in ihrem Modell der Kompetenzentwicklung in der Pflege. Dabei stellte sie dar, dass der Weg zur Pflegeexpertin über mehrere Stufen erfolgt und eine Pflegekraft sich vom „*Neuling*" zum

„*fortgeschrittenen Anfänger*" entwickelt, danach zur „*kompetenten Pflegenden*" und über die Stufe der „*erfahrenen Pflegenden*" weiter zur „*Pflegeexpertin*". Pflegeexpertinnen vereinen laut Benner in sich Wissen und Berufserfahrung, entwickeln dadurch Intuition und sind fähig, auf diese Intuition im Bedarfsfall zurückzugreifen.

Heiner Friesacher, deutscher Pflegewissenschaftler, stellte in einem 2001 erschienenen Artikel eine umfangreiche Abhandlung zum Einsatz von implizitem Wissen und Intuition in der Pflege vor. Er kommt darin zu dem Ergebnis, dass intuitive Wahrnehmung ein wesentliches Element professioneller Pflege ist. Aus seiner Sicht ist Intuition aber nicht direkt erlernbar. Wird Intuition als Element professioneller Pflegepraxis betrachtet und gelebt, entsteht allerdings ein Umfeld, welches Pflegende dabei unterstützen kann, Intuition zu entwickeln. In diesem Zusammenhang blickt Friesacher mit etwas Sorge auf die Akademisierung der Pflege, er meint, Expertise würde nicht nur durch Wissen und Theorievermittlung erfolgen, sondern auch in Praxisfeldern und durch eine „*Sozialisation in einer Expertenkultur*". Er rät der Pflegewissenschaft, „*ihren eigenen Kern*" nicht aus dem Blickfeld zu verlieren (Friesacher 2001).

Die Heimleiterin Andrea Sigl, auch sie spricht von professioneller Intuition, beschreibt ihren langen Weg, den sie als Pflegeperson zurücklegen musste, um der eigenen Intuition, aber auch den magischen Momenten zu trauen.

> „Intuition hat mit dem Charakter zu tun und mit den eigenen Grenzen. Ob man das Magische zulassen kann, hängt ab von den eigenen Grenzen. Sind die eigenen Grenzen sehr eng, dann tut man sich schwer, offen zu sein für Atmosphären. Ich glaube, mit 20 Jahren hätte ich das so nicht geschafft. Aber ich kann mich schon auch erinnern, dass ich am Anfang als Krankenschwester solche magischen Momente sehr wohl gehabt habe. Nur habe ich diese Momente halt damals noch nicht umsetzen können in Lernschritte, sondern war eher einfach betroffen. Erst im Laufe meiner beruflichen Tätigkeit und auch des Lebens habe ich gelernt, diese Dinge anzunehmen."

> „Die Grundlage meiner Intuition ist ganz klar Erfahrung sowie theoretisches Wissen, und sie ist einfach gestärkt worden über die Jahre durch magische Momente, wo ich erfahren habe, dass es richtig ist, darauf zu hören, dass etwas Professionelles am Ende rauskommt. Die Momente bestätigen quasi das Fühlen und Drauf-Hören."

Dass man sich im Berufsleben manchmal auf die Füße stellen muss, um die eigene Intuition nicht zu verlieren, beschreibt die Musiktherapeutin Simone

Plechinger. Sie erzählte, dass sie in der Ausbildung dagegen ankämpfen musste, das eigene Fühlen zu behalten.

> „Ich bin mir sicher, diese Intuition hatte ich von Anfang an. Aber es war eine harte Schule, sie zu behalten. In Zeiten des Studiums sprach man sie mir oft ab und fokussierte sehr auf Technik. Da hatte ich oft Angst, diese Intuition zu verlieren."

In ihrer Arbeit als Trainerin hat Simone Plechinger den Eindruck gewonnen, dass viele Pflegepersonen ihrer Intuition zu wenig trauen. Sie richtete in unserem Gespräch deshalb einen Appell an Bildungseinrichtungen der Pflege.

> „Da würde ich mir übrigens auch in Pflegeausbildungen die Vermittlung von mehr Selbstvertrauen wünschen. So: Komm, verlass dich drauf, du bist auf einem guten Weg. Du bist gut ausgestattet mit technischem Gerüstzeugs. Ich erlebe es oft in meinen Schulungen, dass viele denken, sie müssen jetzt noch den 500. Sitztanz lernen oder noch das 100. Lied. Ich sage dann immer: Das brauchen Sie gar nicht, weil: Was Sie können, ist schon gut."

Und Pflegepersonen fordert sie auf, um die eigene Intuition zu kämpfen, sie zu verteidigen und bei Widerstand immer wieder zu ihr, und damit zu sich selbst, zurückzukehren.

> „Ich glaube, Intuition zu haben ist ein großes Stück Arbeit, es ist ein immerwährendes Ankämpfen. Ich glaube, dass man im Alltag oftmals wegkommt und weggebracht wird von seiner Intuition. Ja, und da immer wieder zurückzukehren. Das ist schon schwer. Aber das macht vielleicht Profession erst aus, mit sich selbst klar zu sein."

Auch ich bin nach über 30 Jahren Erfahrung in der Altenpflege sicher: Intuition ist eine wesentliche Kompetenz, und es lohnt sich, dieser Intuition auch zu trauen. Stimmungen fühlen, Mimik wahrnehmen und interpretieren, Körpersprache lesen, das alles erfolgt nicht immer bewusst. In vielen Situationen spüren wir, nehmen wir Atmosphäre wahr, bekommen wir Ahnungen.

Ich möchte daher Altenpflegepersonen ermuntern: Vertrauen Sie auch Ihrer Intuition! Vor allem in Begegnungen. Sie sind sehr gut geschult in Beobachtung und Wahrnehmung. Wenn Sie Ihre inneren Sensoren öffnen, dann nehmen Sie mehr wahr, als oberflächlich sichtbar ist. Ihre

Intuition ist nicht einfach nur ein diffuses Gefühl, sie basiert auf Wissen und Erfahrung.

> **Übung zur Vertiefung**
>
> • Beobachten Sie für einige Wochen sich selbst: Kennen Sie so etwas wie professionelle Intuition? Wann vertrauen Sie auf Ihre Intuition? Wann vertrauen Sie ihr nicht?
> • Schauen Sie zurück in Ihrem Berufsleben: Gab es bereits Situationen, wo Ihnen Ihre innere Stimme, Ihre Intuition geholfen hat? Wie?
> • Schulen Sie Ihre Beobachtungskompetenz. Nehmen Sie ab und zu einfach an einem Ort Platz und beobachten Sie still die Menschen. Das kann in einem Kaffeehaus sein oder auch im Essbereich des Seniorenheims. Was nehmen Sie wahr? Welche Geschichten erzählen die Menschen, allein nur über ihre Mimik, Körperhaltung, über ihren Gang? Lernen Sie, Atmosphäre zu erspüren.
> • Sammeln Sie weiter Ihre magischen Momente. Betrachten Sie diese kostbaren Augenblicke, und sehen Sie nach, was Sie zu diesen „magic moments" beigetragen haben. Auch dadurch entwickeln Sie Intuition. Viel Glück!

5.7   Sich im Arbeitsfeld Altenpflege neu orientieren und neu ausrichten – persönlich, als Team, als Organisation

Sie sind nun im letzten Abschnitt des Buches angelangt. Vielleicht fragen Sie sich jetzt – als einzelne Pflegeperson, als Pflegeleiterin oder Bereichsleiter, als Träger einer Pflegeeinrichtung –, wo Sie beginnen können, wie sie es angehen sollen, mehr magische Momente in Ihre eigene Pflegepraxis oder in die Pflegepraxis Ihres Seniorenheims, Ihres ambulanten Dienstes zu bringen.

Ich möchte Ihnen abschließend ein spannendes Instrument vorstellen, mit dem Sie als Pflegeperson, als Team, als Organisation am Fundament arbeiten können, auf dem diese neue Altenpflege wachsen kann.

Am Anfang steht immer ein Bild. Um eine Altenpflege mit mehr magischen Momenten erreichen zu können, um die Kraft zu haben für den ersten Schritt, um über genug Energie zu verfügen für einen längeren Weg (auch bei Gegenwind), ist es hilfreich, vor dem ersten Schritt ein klares und mutiges Bild dieser neuen Altenpflege zu formulieren. Es geht darum, den philosophischen Boden ihres Ziels aufzubereiten, eine auf das Ziel ausgerichtete innere Haltung, als Organisation, Team, als Pflegefachkraft.

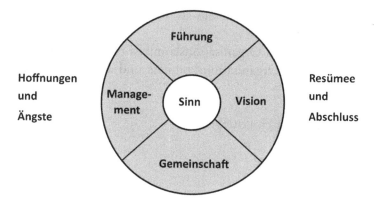

Abb. 5.1 Der Organisationskompass. Vereinfachte Darstellung. (Angelehnt an Klien 2019)

Mit diesem inneren Bild einer Altenpflege mit mehr magischen Momenten können Sie sich selbst motivieren, aber Sie können auch andere Menschen begeistern, auf die Reise mitnehmen. Außerdem hoffe ich, dass Sie als Führungskraft oder Träger einer Pflegeeinrichtung nach dem Lesen dieses Buches für das neue Bild von Altenpflege gegenüber Geldgebern und Politik fachlich überzeugend argumentieren können, wie auch bezüglich der Folgen und Konsequenzen mangelnder Rahmenbedingungen.

Die Methode, die ich Ihnen nun vorstelle, mit der ich Sie die nächsten Seiten durch einen Prozess des Reflektierens und Planens schicke, nennt sich Organisationskompass (Klien 2019). Ich arbeite seit einiger Zeit selbst mit diesem Organisationskompass, wenn ich es darum geht, Klarheit zu finden über Projekte oder Vorhaben (Abb. 5.1).

Beim Organisationskompass handelt sich um ein Instrument der holistischen Beratung. Der Kompass macht es möglich, Themen oder Projekte mit einem ganzheitlichen Ansatz zu ergründen. Ziel ist es, zum jeweiligen Thema eine klare innere Haltung und Überzeugung zu entwickeln, Möglichkeiten zu reflektieren und nächste Schritte bewusst zu planen.

Der Organisationskompass als Instrument der ganzheitlichen Beratung widmet sich dabei nicht nur unseren Gedanken, nicht nur der „Kopfebene", sondern gibt auch unseren Gefühlen, der „Herzebene", ihren Raum. Pflege ist Arbeit von Menschen, für und mit Menschen. Wir arbeiten immer mit uns als Person, können uns daher als Mensch mit all unseren Gefühlen und inneren Assoziationen nie herausnehmen. Mit den Schritten des Organisationskompass involviere ich Sie daher ebenfalls als ganze Person bzw. als ganze Personen, sollten Sie als Team oder Pflegeorganisation mit dem Buch arbeiten.

Eine Runde durch den Organisationskompass besteht aus einem Einstieg, aus fünf Schritten im Organisationskompass und aus einem Resümee und Ausstieg.

- Einstieg: Ängste und Hoffnungen
- Sinn
- Führung/Verantwortung
- Vision
- Gemeinschaft/Beziehungen
- Management
- Resümee und Ausstieg

Unser Thema lautet **„Auf zu mehr magischen Momenten in der Altenpflege"**.
Nehmen Sie nun mehrere Blätter Papier zur Hand und schreiben Sie das Thema in Ihrer persönlichen Formulierung auf das erste Blatt. Die nächsten Schritte durchlaufen Sie entweder allein oder gemeinsam, als Gruppe. Sollten Sie als Gruppe arbeiten, empfehle ich in den unterschiedlichen Schritten mit Kärtchen zu arbeiten. Jede Person schreibt ihre Gedanken, bei jedem einzelnen Schritt zuerst für sich allein, auf ein Kärtchen. Danach werden die Gedanken aller vorgetragen, benannt und die Kärtchen auf ein Plakat geklebt. So werden Unterschiede und Gemeinsamkeiten sichtbar. Wichtig dabei: Alle Antworten sind richtig. Jeder Gedanke ist gleich wichtig, jede Assoziation wertvoll.

Gehen Sie in der nachfolgenden Kompassrunde wertschätzend mit sich selbst und mit den anderen um. Es geht jetzt um Sie als Mensch. Es geht um Sie als Pflegeperson, um Ihr Anliegen, mehr Berufszufriedenheit zu finden, mehr Begegnungen in der Pflegearbeit zu erleben, mehr Sinnstiftung, mehr magische Momente. Achtsamkeit im Umgang mit sich selbst und den Kollegen, ist ein erster wichtiger Schritt. Und wer weiß, vielleicht passieren in der Kompassrunde ja bereits magische Momente.

Bereit? Dann geht's los.

5.7.1 Einstieg: Hoffnungen und Ängste am Weg zu einer Altenpflege mit mehr magischen Momenten

Projekte und Vorhaben scheitern oft bereits am Beginn. Sie kennen sicher die Sache mit dem alljährlichen Neujahrsvorhaben. Man will abnehmen, mehr Sport machen, mehr für sich selbst tun. Nur wenige Menschen halten diese Vorhaben durch. Die meisten erreichen ihre Ziele nie, und würden sie beim Formulieren ihrer Vorhaben genau in sich hineinhören, würden sie Bekanntschaft machen mit den Gründen des Scheiterns. Da gibt es vielleicht das kleine Wort „aber", mit dem schon im Vorfeld Einwände formuliert werden, da gibt es Ängste bezüglich des Ziels oder bezüglich der Maßnahmen, die zum Ziel führen sollen. Und vielleicht sind auch die Hoffnungen, die mit dem Ziel verbunden sind, einfach nicht stark genug, ja vielleicht sogar letztlich unbedeutend.

Über Hoffnungen und Ängste zu einem Thema oder einem Projekt machen sich wenige Menschen im Vorfeld bewusst Gedanken. Dabei sind diese beiden Gefühlsebenen, auch wenn sie unausgesprochen sind, immer dabei und kommen immer zur Wirkung.

Die Hoffnungen an ein Thema/Projekt stellen den inneren Antrieb dar und wandeln sich zur Kraft, mit der ein Projekt angegangen wird. Die Ängste dagegen sind die heimlichen, oft nicht wahrgenommenen inneren Bremser. Sie nehmen dem Vorhaben die Energie, lassen uns zaudern, zweifeln und vielleicht auch aufgeben. Es lohnt sich daher, Hoffnungen wie auch Ängste zu betrachten, und zwar vorbehaltlos und liebevoll. Diese beiden Gefühlsebenen sind ja an sich nicht schlecht, sie sind die inneren Antreiber bzw. Kritiker. Es lohnt sich, sie wahrzunehmen, sie hervorzulocken, ihnen ins Auge zu sehen und sie sich bewusst zu machen. Denn sind sie erst in unserem Bewusstsein, können die Ängste nicht unbemerkt Vorhaben zum Einsturz bringen, die Hoffnungen aber können auf diese Weise ihre volle Kraft entfalten.

Welche Ängste gehen Ihnen durch den Kopf, wenn Sie an ihr Vorhaben denken, mehr magische Momente in der Altenpflege erleben zu wollen? Lauschen Sie nach ihrem inneren Kritiker.

Sicher fällt Ihnen sofort ein, dass in der Altenpflege zu wenig Zeit dafür ist. Als Träger einer Pflegeeinrichtung kommt Ihnen vielleicht der Gedanke, dass sie zu wenig Personal haben und zu wenige finanzielle Ressourcen. Als Pflegende machen Sie sich vielleicht Sorgen darüber, wie Kolleginnen reagieren werden, wenn Sie jetzt bewusster arbeiten, sich den alten Menschen mehr zuwenden. Vielleicht haben Sie auch Angst, man könnte Ihre Gedanken als esoterische Spinnerei abtun, ja sogar als unprofessionell. Immerhin nehmen Sie sich gerade vor, den alten Menschen näher an sich heranzulassen. Als ich kürzlich mit einer Pflegekollegin am Thema magische Momente mit dem Organisationskompass arbeitete, äußerte diese die Angst, dass sie dann vielleicht den aktuellen Arbeitsplatz nicht mehr ertragen könnte, sie vielleicht kündigen müsste. Eine andere Kollegin hatte gar Sorge, gemobbt zu werden.

Jetzt zu den hoffnungsvollen Gedanken. Sie werden sich bald aufmachen zu mehr magischen Momenten in Ihrer Pflegepraxis. Welche Hoffnungen verbinden Sie damit und welche Gefühle gehen mit dieser Hoffnung einher?

Endlich arbeiten, wie ich eigentlich arbeiten will! Das rief mir eine ältere Pflegeperson auf einem Workshop entgegen, als ich nach den Hoffnungen fragte, und eine andere weinte und erzählte, dass sie sich dann wieder als Mensch fühlen würde und nicht mehr als kalte, funktionierende Maschine.

Und Sie, welche Hoffnungen haben Sie? Mehr Zufriedenheit im Beruf? Denken Sie, dass Sie dann wieder gerne arbeiten gehen würden? Dass Sie sich nach der Arbeit nicht mehr so ausgelaugt und leer fühlen würden? Das Arbeiten im Team wieder freudvoller werden könnte? Die Mitarbeitenden gesünder wären, körperlich wie psychisch und Herausforderungen besser meistern könnten?

Übung zur Vertiefung

Betrachten Sie Ihr Ziel und den vor Ihnen liegenden Weg zu mehr magischen Momenten in der Altenpflege.

- Gehen Sie dann in Kontakt mit ihren Ängsten und notieren Sie ihre Gedanken dazu. Lassen Sie alle Gedanken kommen, zensieren Sie nicht. Es gibt keine falschen Ängste.
- Notieren Sie danach Ihre Hoffnungen und spüren Sie auch den Gefühlen nach, die diese Hoffnungen in Ihnen auslösen.

Wenn Sie als Gruppe oder Team mit dem Organisationskompass arbeiten und sich gemeinsam den magischen Momenten in der Altenpflegearbeit zuwenden, kann in diesem ersten Schritt der Auseinandersetzung mit den Hoffnungen und Ängsten, ein gemeinsames Gefühlsbild entstehen. Sie können sehen und spüren, wo jede einzelne Person steht am Weg zu mehr magischen Momenten, und auch, wie Sie als Gruppe zusammenwirken. Oft stellen Teams hier fest, dass die Unterschiede zwischen ihnen gar nicht so groß sind oder sie entdecken, dass andere Kolleginnen ähnliche Hoffnungen haben oder auch ähnliche Ängste.

5.7.2 Der höhere Sinn von mehr magischen Momenten in der Altenpflegepraxis

Im nächsten Schritt geht es um die Frage nach dem Sinn. Wie ich im Kap. 2 dieses Buches bereits dargestellt habe, wählt kaum jemand einen Beruf, der für ihn nicht auf irgendeine Weise sinnstiftend ist. Also haben auch Sie nicht zufällig den Pflegeberuf ergriffen, sondern hinter Ihrer Berufswahl steckt ein Anliegen. In der ganzheitlichen Beratung geht man davon aus, dass jeder Mensch grundsätzlich sein Bestes geben will, die besten Anteile seiner Persönlichkeit sichtbar machen und im Leben etwas bewirken möchte. So gesehen haben Sie den Pflegeberuf wahrscheinlich auch, vielleicht unbewusst, gewählt, weil sie davon ausgingen, in diesem Beruf die besten Seiten Ihrer selbst zur Wirkung bringen zu können oder ihre Interessen und Stärken optimal einsetzen zu können.

Aus holistischer Sicht streben wir Menschen nach Sinn, nach Erfüllung im Leben. Wir alle haben Lebensaufgaben und sie auszuführen, nährt uns, macht uns zufrieden und innerlich satt. Also steckt aus ganzheitlicher Sicht auch hinter Vorhaben, hinter Projekten oder Anliegen ein höherer Sinn. Daher jetzt auch hier an dieser Stelle die Frage nach diesem tieferen Sinn.

Übung zur Vertiefung

- Beantworten Sie für sich folgende Fragen: Welchen tieferen Sinn (oder höheren Sinn, je nach Sprachgebrauch) macht es für Sie, sich auf den Weg zu mehr magischen Momenten in der Altenpflege zu machen? Wie wird Ihre Lebensaufgabe, Ihr Lebenssinn dadurch genährt?
- Lassen Sie auch bei diesen Fragen alle Gedanken zu. Nichts davon ist seltsam oder schrullig. Jeder höhere Sinn hat seine Berechtigung.
- Spüren Sie nach, wie mehr magische Momente in der Pflegearbeit Sie nähren könnten. Notieren Sie Ihre Gedanken.

Bewusst halte ich mich an dieser Stelle mit Beispielen zurück. Ich möchte Sie nicht beeinflussen, nicht manipulieren. Gehen Sie selbst Ihrem persönlichen höheren Sinn von mehr magischen Momenten in Ihrer Pflegepraxis nach.

Vielleicht sind Sie überrascht von den intensiven Gefühlen, die diese Suche nach dem tieferen Sinn auslöst. Ich erlebe an dieser Stelle bei manchen Teilnehmern Freude, andere atmen tief durch, und ich kann sehen, wie sie gerade über sich hinauswachsen. Wieder andere fangen an zu lachen und meinen: „Ach, deshalb tu ich das!"

Ich selbst habe vor vielen Jahren festgestellt, dass ich am tiefen Kontakt mit Menschen interessiert bin, weil ich aus jeder Begegnung für mich selbst etwas mitnehme, für mein Leben lerne. Außerdem baue ich nicht nur uneigennützig an einer menschlichen Altenpflege, sondern arbeite auch daran, eine Altenpflege zu entwickeln, in der ich vielleicht selbst einmal gepflegt werde. Das klingt zwar etwas irrational, weil in den Sternen steht, wohin sich die Altenpflegewelt bis dahin wohl noch entwickeln wird. Aber diese Irrationalität mindert nicht meine Triebfeder, den höheren Sinn meines Tuns, meine Motivation an einer besseren Altenpflege zu arbeiten.

Welcher höhere Sinn steht hinter Ihrem Anliegen, mehr magische Momente in die tägliche Pflegearbeit zu bringen? Welche Gedanken gehen Ihnen hierzu durch den Kopf? Seien Sie neugierig auf Ihre Grundmotivation zu diesem Beruf. Alles darf sein. Kein Gedanke ist unprofessionell oder seltsam.

Sollten Sie als Gruppe oder Team an den Fragen arbeiten, erhalten Sie gerade einen tiefen Blick in die Anliegen und Motivationen der Kolleginnen. Gehen Sie bitte behutsam um mit den vielen persönlichen Offenbarungen, und denken Sie daran: Menschlichkeit beginnt bei Ihnen als Team, als Führungskraft, mit der Empathie und Achtsamkeit sich selbst und den Kollegen gegenüber.

5.7.3 Führung und Verantwortung übernehmen, um zu einer Altenpflege mit mehr magischen Momenten zu finden

Im nächsten Schritt des Organisationskompasses geht es um die Themen Führung und Werte. Doch es geht dabei nicht um die Leitungspersonen und nicht darum, was diese alles tun sollen, damit Pflegepersonen gut arbeiten können. In der Arbeit mit dem Organisationskompass geht es bei dem Thema Führung um Sie selbst. Es geht um Ihren Teil der Verantwortung, darum, was Sie beitragen wollen, damit Sie Ihr Ziel erreichen, und es geht um die Frage, welche Werte Sie persönlich dabei leiten.

> **Übung zur Vertiefung**
> - Sie wollen sich aufmachen zu mehr magischen Momenten in Ihrer Altenpflegepraxis. Für welche Themen oder in welchen Situationen wollen Sie dabei in Führung gehen?
> - Schauen Sie genau hin. Jetzt geht es wirklich ums Eingemachte. Veränderung beginnt immer mit dem eigenen kleinen ersten Schritt. Er bringt Bewegung ins Leben und in die Arbeit. Wo werden Sie Schritte setzen und Verantwortung übernehmen?
> - Welche Werte leiten Sie dabei auf Ihrem Weg zu mehr magischen Momenten in der Altenpflege? Sie persönlich. Sie als Team. Im Umgang mit alten Menschen.

Die Frage nach der eigenen Führung, nach der Verantwortung, macht sichtbar, dass wir alle, unabhängig an welchem Platz wir arbeiten, Verantwortung übernehmen können und damit einen wesentlichen Beitrag zum Gelingen des angestrebten Projektes. Als Menschen werden wir nicht nur geführt von „den Chefs" und leitenden Kollegen, wir führen uns auch selbst, übernehmen Verantwortung für das eigene Tun. Sich darüber Gedanken zu machen lässt Sie vielleicht erkennen, wie viel von Ihnen selbst abhängt, von der einzelnen Person, aber auch, wie unglaublich viel letztlich Sie selbst gestalten können.

Als Pflegeperson können Sie vielleicht hier erkennen, dass Sie am Arbeitsmarkt gefragt sind und deshalb auch eine gewisse Macht haben. Sie können etwa entscheiden, mit der Pflegedienstleitung zu reden und zu artikulieren, wie Sie arbeiten wollen. Sie können Anpassung beenden oder bewusst Routine durchbrechen. Es gibt viele große und kleine Möglichkeiten, aktiv zu werden. Und wenn gar nichts so geht, wie Sie es sich wünschen, dann können Sie immer noch Führung übernehmen bei der Auswahl Ihres Arbeitsplatzes. Warum nicht den Arbeitgeber wechseln, wenn er Ihnen nicht ermöglicht, so zu arbeiten, wie Sie sich das wünschen? Sie werden keine Probleme haben, einen neuen Arbeitsplatz zu finden.

Als Team können Sie jetzt vielleicht erkennen, wie sehr Sie zusammenspielen, wie Ihre Arbeit Hand in Hand geht. Vielleicht entsteht in der gemeinsamen Erkundung dieser Frage nach der persönlichen Führung gerade eine Kraft zwischen Ihnen, wird ein Band sichtbar, welches Sie verbindet. Jeder von Ihnen ist wichtig, jede kann ihren Teil beitragen. Niemand muss allein sein auf dem Weg zu mehr magischen Momenten in der Pflegearbeit. Sie können ihre Schritte gemeinsam machen, Verantwortung teilen und sich gegenseitig stärken.

Welche Werte leiten Sie auf Ihrem Weg? Sie als Pflegeperson, Sie als Team, als Organisation? Wertschätzung, Zusammenhalt, Ehrlichkeit? Achtung vor alten Menschen. Nein-sagen-Können? Welche Werte auch immer Sie leiten, schreiben Sie sie auf.

Als Gruppe können Sie jetzt wahrscheinlich sehen, welche Werte Sie einen, aber auch welche Sie trennen. Vielleicht staunen Sie gerade, wie selbstverständlich Sie mit den anderen im Team Werte teilen, wie ähnlich Sie hier schwingen. An dieser Stelle kann aber durchaus bei einzelnen Personen auch die Frage auftauchen: Bin ich in diesem Team, in dieser Einrichtung wirklich am richtigen Platz? Es können Sie also Werte auch trennen.

Aber keine Panik. So sehr diese Erkenntnis im Moment vielleicht irritiert oder ängstigt, sie kann auch reinigend sein und zu einer Klärung beitragen. Kommen Sie bei Unterschiedlichkeiten ins Gespräch. Es kann sich lohnen!

5.7.4 Die Vision von einer Altenpflege mit mehr magischen Momenten

Der nächste Schritt im Organisationskompass widmet sich der Vision, es geht darum, ein kraftvolles Zukunftsbild zu zeichnen – mit Worten oder auch gemalt, als Collage. Werden Sie ruhig kreativ an dieser Stelle.

Übung zur Vertiefung

- Schließen Sie jetzt für einen Augenblick die Augen und stellen Sie sich Folgendes vor: Es ist drei Jahre später. Sie haben es tatsächlich geschafft, Ihre Pflegepraxis zu verändern. Magische Momente gehören jetzt zu Ihrem Arbeitsalltag. Ihre Arbeitssituation ist sogar **noch viel besser** geworden, als Sie heute, während der Arbeit mit dem Organisationskompass, gewagt haben zu denken. Was sehen Sie? Was erleben Sie? Was fühlen Sie? Erlauben Sie sich, zu träumen. Blockieren Sie sich nicht mit Gedanken an die Umsetzung. Lassen Sie Ihre Gedanken ausschweifen. Genießen Sie den Blick auf die neue Art von Altenpflege, in der Sie jetzt arbeiten.
- Beschreiben Sie nun das Bild dieser Zukunft. Formulieren Sie den Text in der Gegenwart, also: „Ich sehe ... ich mache ... ich fühle mich ... ich erlebe ... es ist ..." Verwenden Sie viele Eigenschaftswörter, damit ihre Vision bildhaft wird und erblühen kann. Wie begegnen Sie den alten Menschen? Wie gelingt es Ihnen, Ihren höheren Sinn zu leben? Welche magischen Momente erleben Sie? Welche Wirkung haben diese magischen Momente auf Sie als Mensch? Wie reagieren die Angehörigen der alten Menschen? Wie reagiert das Umfeld, Ihre Kollegen, die Gesellschaft, auf Ihre neue Art zu arbeiten? Wie fühlen Sie sich, wenn Sie Ihren Dienst antreten und wie, wenn Sie am Ende eines Arbeitstages nach Hause fahren?
- Wenn Ihr Visionsbild fertig ist, blicken Sie zurück, zum heutigen Tag, an dem Sie diese Vision gezeichnet haben. Beantworten Sie nun folgende Fragen: Welche Meilensteine liegen hinter Ihnen? Welche Stolpersteine gab es? Was haben Sie alles überwunden auf dem Weg zu dieser Vision? Wie haben Sie den Weg zum Ziel geschafft?

An dieser Stelle erlebe ich immer wieder, wie Pflegende sich sofort blockieren und nicht wagen, ein positives Bild von der zukünftigen Pflegearbeit zu zeichnen. Warum von einer optimalen Pflegezukunft träumen, wenn Sie doch so weit weg ist, unerreichbar weit weg? Welchen Sinn macht dieses Herbeiträumen einer Vision? Landet man am Ende nicht doch wieder frustriert und enttäuscht in der alten Realität?

Selbstverständlich kann eine Vision nicht von einem Tag auf den anderen die Welt verändern. Aber mit einer starken Vision verändert sich etwas in Ihnen. Mit dem Formulieren der Vision wird Ihre Zukunft lebendig. Die Vision ist Inspiration und Kraftquelle, sie gibt Ihnen Energie, und in Teams führt sie zu einem Wir-Gefühl.

Große Visionen haben eine enorme Kraft. Sie verändern Welten. Neues muss immer zuerst gedacht werden, bevor es entstehen kann. Ein Ziel muss zuerst formuliert werden, bevor Schritte zu diesem Ziel geplant und gemacht werden können.

Denken Sie an Johannes Gutenberg. Zu einer Zeit, in der nur wenige Menschen lesen oder schreiben konnten, erfand Gutenberg 1450 den modernen Buchdruck. Vor dieser Erfindung, die rückblickend eine Medienrevolution darstellt, wurden Bücher per Hand geschrieben, sie waren selten und nur für wenige Menschen zugänglich. Gutenbergs Idee war visionär. Trotzdem haben wohl die meisten Menschen in seinem Umfeld eher den Kopf geschüttelt, ihn als verrückt bezeichnet. Wer braucht schon Bücher in einer Welt von Analphabeten?

Oder Thomas Alva Edison. In einer Zeit, in der nachts noch Dunkelheit herrschte und man nur mit Kerzen oder teuren Gaslampen Licht machen konnte, träumte Edison von der Elektrifizierung des Lichts, ja sogar von der Ausstattung ganzer Städte mit elektrischem Licht. Was für eine verrückte Idee muss das in den Augen vieler Menschen gewesen sein? Elektrisches Licht? Wie soll das gehen? Wozu soll das gut sein? Trotz aller Zweifel seines Umfeldes verfolgte Edison seine Vision, und tatsächlich brachte er 1879 die erste Glühlampe auf den Markt, und ab 1881 elektrifizierte Edison nach und nach die Stadt New York.

Auch der Mondlandung des Menschen ging eine kühne Vision voraus. Irgendwann hatte jemand den großen Traum, die Menschheit könnte eines Tages den Weltraum bereisen oder zum Mond fliegen. Als dieser Traum das erste Mal gedacht wurde, war die Erreichung des Mondes sicherlich noch völlig unvorstellbar. Aber wie die Geschichte zeigt, wurde diese Vision Wirklichkeit. Am 21. Juli 1961 betrat der erste Mensch den Mond.

Was ich damit sagen will? Große Visionen zu denken ist wichtig, um Veränderung herbeizuführen. Wenn Gutenberg das gedruckte Buch denken konnte in einer Zeit, in der kaum jemand des Lesens fähig war, wenn Edison an die Elektrifizierung ganzer Städte glauben konnte, als in jedem Haushalt nachts nur Kerzen flackerten, da können wir Pflegepersonen doch auch wagen, die Vision einer besseren Altenpflege zu zeichnen.

Als Vorbild könnte uns hier vielleicht „Buurtzorg" dienen, das mittlerweile auch bei uns sehr bekannte niederländische Modell einer integrierten ambulanten Pflege und Betreuung. Es waren mehrere „community nurses", die im Jahr 2006 im niederländischen System einer streng regulierten ambulanten Pflege eine große Vision entwickelten. Frustriert von einer ambulanten Altenpflege der Arbeitsteilung, fehlender Ganzheitlichkeit, hoher administrativer Auflagen, wenig Zeit für die Menschen und dadurch großer Unzufriedenheit bei Klienten und Pflegepersonal, wagte der Krankenpfleger Jos de Blok mit vier weiteren Kollegen, die große Vision einer wohnortnahen und ganzheitlichen ambulanten Pflege und Betreuung zu denken (Leichsenring 2015). Heute ist Buurtzorg ein enorm erfolgreiches Vorzeigemodell, welches nach und nach auch Deutschland, Österreich und die Schweiz erobert.

Wenn Pflegepersonen die Vision einer anderen Art von Altenpflege denken und diese Idee hinaustragen in die Arbeit, in die Gesellschaft, dann kann eine andere Pflegewelt auch Wirklichkeit werden. Davon bin ich überzeugt.

Im Übrigen habe ich noch selten erlebt, dass erträumte und mit Worten gezeichnete Visionen gar nicht umsetzbar gewesen wären. Sicherlich nicht sofort, Veränderungen brauchen Zeit. Aber oft höre ich von Menschen oder Teams nach Jahren den Satz: „Können Sie sich noch erinnern, damals, als wir unsere Vision formuliert haben? Stellen Sie sich vor, kürzlich haben wir festgestellt, das haben wir doch tatsächlich geschafft!"

Also, nur Mut! Beschreiben Sie Ihre kraftvolle Vision einer Altenpflege, in der viele magische Momente möglich sind und Sie als Pflegekraft mehr Arbeitszufriedenheit erleben. Schwelgen Sie in einer bunten Pflegezukunft und genießen Sie die Gefühle, die diese Bilder in Ihnen auslösen. Träume können wahr werden!

5.7.5 Gemeinschaft und Beziehungen gestalten, um mehr magische Momente in der Altenpflege zu erleben

Im nächsten Schritt des Organisationskompass betrachten wir Ihr Umfeld. Wir Menschen sind soziale Wesen. Wir sind eingebunden in eine Gemeinschaft, privat wie beruflich. Niemand steht ganz allein in der Welt. Da gibt es Familie, Freunde, Bekannte. Außerdem ist Pflege ein teamorientierter

Beruf, wir haben Kolleginnen, Vorgesetzte, und wir sind in Kontakt mit Bewohnern, Klientinnen und Angehörigen. Auf dem Weg zu mehr magischen Momenten in Ihrer Altenpflegepraxis haben Sie mit Sicherheit viele Unterstützer und Verbündete. Schauen Sie mal genau hin!

Übung zur Vertiefung

- Betrachten Sie in Ruhe Ihr berufliches und privates Umfeld und beantworten Sie folgende Frage: Welche Menschen (oder Menschengruppen) unterstützen Sie beim Erreichen Ihrer Vision? Welche Menschen müssen Sie als Verbündete gewinnen? Wem müssen Sie von Ihrem Vorhaben erzählen und wen einbinden?
- Benennen Sie jene Menschen, die Ihnen dabei helfen könnten, eine andere Altenpflege wahr werden zu lassen, und skizzieren Sie, welchen Beitrag diese Menschen für das Gelingen Ihrer Vision leisten könnten.
- Weil Unterstützung zu erhalten nie eine Einbahnstraße sein kann, sondern immer nur funktioniert, wenn sie eine Win-Win-Situation für beide darstellt, beantworten Sie noch eine weitere Frage: Wie gestalten Sie die Beziehungen zu den genannten Menschen, damit diese Sie bestmöglich dabei unterstützen können, Ihren Wunsch nach einer menschlicheren Altenpflege umsetzen zu können?

Sollten Sie diese Runde durch den Organisationskompass gerade allein machen und für sich selbst beschlossen haben, Ihre Pflegepraxis zu verändern, dann halten Sie Ausschau nach Verbündeten. Wer könnte denken wie Sie? Wen könnten Sie mitnehmen auf diese Reise? Sie sind sicher nicht allein mit Ihrer Vorstellung von einer anderen Altenpflege. Schauen Sie sich um. Erzählen Sie von diesem Buch, von Ihrem Vorhaben. Holen Sie Kolleginnen ins Boot. Aber blicken Sie sich auch in Ihrem privaten Umfeld um. Wer könnte Sie stärken? Mit wem könnten Sie Ihr Vorhaben reflektieren?

Als Team haben Sie das Glück, dass Sie sich gegenseitig unterstützen können. Diskutieren Sie, wie Sie miteinander umgehen wollen, damit Ihnen am Weg zu einer anderen Altenpflege nicht die Luft ausgeht. Niemand sagt, dass es leicht werden wird. Veränderungen führen oft zuerst zu einer Abwehr. Was können Sie tun, wenn es nicht läuft wie gewünscht und Ihnen ein kalter Wind entgegenbläst? Wie wollen Sie Ihre Führungskräfte ins Boot holen oder wie wollen Sie die Leitungspersonen unterstützen? Die kämpfen nämlich oft auch auf einsamen Posten. Was werden Sie beitragen, dass das Wir-Gefühl stark bleibt? Und wie werden Sie Ihre kleinen und großen Erfolge feiern?

5.7.6 Management: der nächste Schritt zu einer Altenpflege mit magischen Momenten

Im letzten Schritt innerhalb des Organisationskompasses wird es konkret, nun geht es um die Umsetzung. Die Vision liegt vor Ihnen: Pflegearbeit, in der Platz ist für mehr Begegnung mit alten Menschen, in der mehr magische Momente geschehen können und in der Sie als Pflegeperson mehr Arbeitszufriedenheit erleben.

Sie haben den höheren Sinn Ihrer Vision erkannt, Sie haben definiert, welche Verantwortung Sie bereit sind zu tragen, Sie haben Ihre Vision detailliert beschrieben und darüber nachgedacht, welche Menschen Sie unterstützen könnten, Ihre Vision wahr werden zu lassen. Nun geht es darum, ganz konkret den nächsten Schritt auf dem Weg zu Ihrer Vision zu formulieren.

> **Übung zur Vertiefung**
>
> Betrachten Sie noch einmal Ihre Gedanken zu den vorangegangenen Schritten. Danach beantworten Sie folgende Frage: Welchen ganz konkreten nächsten Schritt tun Sie, um Ihre Vision von einer Altenpflege mit magischen Momenten in die Welt zu bringen?

Vermutlich sind Sie überrascht, dass Sie an dieser Stelle nur einen einzigen Schritt zur Umsetzung formulieren sollen. Jeder von uns kennt Projektpläne, in denen unzählige Arbeitspakete beschrieben sind, mit unzähligen Einzelschritten zur Umsetzung. Aber wir alle haben auch schon erfahren, wie solche ausgeklügelten Projektpläne irgendwann im Sand verlaufen.

In der holistischen Beratung mit dem Organisationskompass geht man davon aus, dass die Idee, das Projekt, nach der Kompassrunde emotional und kognitiv in den Menschen verankert ist und deshalb verlässlich nach Entfaltung drängt. Das emotionale Gedächtnis hat Ihr Vorhaben in sich positiv aufgenommen. Eine wesentliche Voraussetzung für die tatsächliche Umsetzung Ihrer Vision. Deshalb reicht nun die Formulierung des nächsten konkreten Schrittes. Alle weiteren Schritte ergeben sich nach und nach von selbst.

Wichtig ist es jetzt, einen wirklich konkreten Schritt zu nennen, und nicht etwa eine Liste von Ideen für mögliche Schritte. Es geht wirklich um diesen einen wichtigen nächsten Schritt, den Sie konkret und verlässlich machen werden.

Selbstverständlich können Sie auch zwei oder drei Schritte festlegen, sollte Ihnen das wichtig sein. Aber notwendig für die Zielerreichung sind Sie jetzt nicht. Sie dürfen sich ruhig erlauben, nur diesen einen nächsten großen konkreten Schritt festzulegen und dann darauf zu vertrauen, dass die weiteren Schritte wie von selbst geschehen.

Arbeiten Sie gerade allein für sich an einer Altenpflege mit magischen Momenten, dann überlegen Sie, welchen ersten konkreten Schritt Sie machen werden. Ich bin ja überzeugt davon, dass Sie jetzt gar nicht mehr viel nachdenken müssen, sondern der nächste Schritt für Sie bereits sehr klar ist. Schreiben Sie ihn auf. Im Moment ist nur dieser eine Schritt notwendig.

Sollten Sie als Team an einer neuen Art von Altenpflege arbeiten, kommt es jetzt zu einer Sammlung an nächsten ersten Schritten. Jeder von Ihnen hat einen nächsten ersten Schritt aufgeschrieben. Vielleicht haben alle den gleichen ersten Schritt genannt, vielleicht aber liegen nun viele verschiedene erste Schritte vor Ihnen. Sortieren Sie nun diese ersten Schritte, vergleichen Sie, tauschen Sie sich aus und diskutieren Sie. Dann pinnen Sie die ersten Schritte auf ein Plakat.

5.7.7 Resümee und Abschluss

Der Organisationskompass ist jetzt abgeschlossen. Damit sich das Erarbeitete wirklich entwickeln kann, empfehle ich, die Ergebnisse der einzelnen Schritte sichtbar zu machen.

Wenn Sie alleine an Ihrer Vision arbeiten, könnten Sie die wesentlichen Ergebnisse der einzelnen Schritte im Organisationskompass auf einem Blatt Papier oder auch als Bild sichtbar machen. Haben Sie als Team an einer neuen Altenpflege gearbeitet, gestalten Sie vielleicht pro Schritt ein eigenes Plakat und pinnen oder kleben die von den Teilnehmerinnen beschriebenen Kärtchen darauf. So entsteht ein gemeinsames Bild von Ihrem Vorhaben und dem Weg dorthin.

Nun kommen wir zum Abschluss der Kompassrunde. Es ist eine Art Resümee.

Übung zur Vertiefung

- Betrachten Sie noch einmal alle Schritte, die Sie gerade gemacht haben. Dann überlegen Sie, wann Sie Ihr Vorhaben evaluieren wollen, und tragen dafür einen Termin in Ihrem Kalender ein.
- Danach lade ich Sie ein, noch einmal ihre eingangs formulierten Hoffnungen und Ängste zur Hand zu nehmen. Machen Sie sich diese noch einmal bewusst. Schauen Sie nach, ob sich etwas verändert hat.
- Abschließend fühlen Sie der Kompassrunde nach. Fühlen Sie den Unterschied zwischen vorher und nachher. Wenn Sie mögen, können Sie Ihre Gedanken dazu auch niederschreiben und festhalten.

Sollten Sie als Team mit dem Organisationskompass gearbeitet haben, empfehle ich noch eine gemeinsame Abschlussrunde. Wie verlassen Sie jetzt den Arbeitskreis? Was nehmen Sie mit aus der Runde durch den Organisationskompass? Was ist Ihnen noch wichtig zu sagen? Tauschen Sie sich darüber aus.

Aus meiner Erfahrung weiß ich, dass die Arbeit mit dem Organisationskompass wirklich tief geht. Die Arbeitsergebnisse entfalten nicht nur auf der kognitiven Ebene ihre Wirkung, sondern auch emotional. Gehen Sie daher nicht sofort wieder in den Alltag über. Vielleicht haben Sie Lust auf einen kleinen Spaziergang? Vielleicht sind Sie auch hungrig und gönnen sich noch ein gutes Essen? Oder es ist Ihnen gar zum Feiern? Wie auch immer. Bleiben Sie noch einige Zeit bei sich und dem Prozess, den Sie gerade allein oder mit anderen absolviert haben.

Und dann starten Sie voll Zuversicht in die Zukunft. In eine Altenpflege mit vielen Begegnungen, mit magischen Momenten und hoher Arbeitszufriedenheit. In eine Altenpflege, in der alte Menschen wie auch Pflegepersonen sich als Mensch wahrgenommen fühlen.

Ich wünsche Ihnen dabei viel Glück und großen Erfolg!

Literatur

Abramovic M (2014) The Artist is Present. Das Schwierigste ist, etwas zu tun, das dem Nichts tun nahe kommt. Videodokumentation. Marketing & Distribution, Berlin

Abramovic M (2016) Durch Mauern gehen. Luchterhand, München

Abt-Zegelin A, Schnell MW (2005) Sprache und Pflege. Huber, Bern

Altmann T (2015) Empathie in sozialen und Pflegeberufen. Entwicklung und Evaluation eines Trainingsprogramms. Springer, Wiesbaden

Backes G, Clemens W (2013) Lebensphase Alter, 4. überarbeitete u. erweiterte Aufl. Beltz Juventa, Weinheim

Baumann U, Mitmansgruber H, Thiele C, Feichtinger L (2002) Übergang ins Seniorenheim: eine Herausforderung für Senioren und für Psychologen. In: Maercker A (Hrsg) Alterspsychotherapie und klinische Gerontopsychologie. Springer, Heidelberg

Benner P (1994) Stufen zur Pflegekompetenz. From novice to expert. Aus dem Englischen übersetzt von Matthias Wengenroth. Huber, Bern

Berger P, Luckmann T (1980) Die gesellschaftliche Konstruktion der Wirklichkeit. Fischer, Frankfurt a. M.

Friesacher H (2001) Ahnung, Intuition und implizites Wissen als konstitutive Bestandteile pflegerischen Erkennens und Handelns. Intensiv – Fachzeitschrift für Intensivpflege und Anästhesie 9(4):164–167. https://doi.org/10.1055/s-2001-15728

Giesenbauer B, Glaser J (2006) Emotionsarbeit und Gefühlsarbeit in der Pflege – Beeinflussung fremder und eigener Gefühle. In: Böhle F, Glaser J (Hrsg) Arbeit in der Interaktion – Interaktion als Arbeit. VS Verlag, Wiesbaden

Hardinghaus B (2008) Der Jahrhundertmensch. In: Jahrhundertmensch. Fotografien von Karsten Thormaehlen. Moohnblinx Publishing, Frankfurt a. M.

Heliker D (2007) Story sharing: restoring the reprocity of caring in long-term care. J Psychosoc Nurs Ment Health Serv 45(7):20–23

Heliker D (2009) Enhancing relationships in long-term-care through story sharing. J Gerontol Nurs 35(6):43–49

Heller A (2018) Uhren gibt es nicht mehr. Gespräche mit meiner Mutter in ihrem 102. Lebensjahr. btb-Verlag, München

Kabat-Zinn J (1982) An outpatient program in behavioral medicine for chronic pain patients based on the practice of mindfulness meditation: theoretical considerations and preliminary results. Gen Hosp Psych 4(1):33–47. https://doi.org/10.1016/0163-8343(82)90026-3

Kessler S, Knobel A (2006) Sr. Liliane Juchli und ihr ganzheitliches Pflegeverständnis. Lebensqualität – die Zeitschrift für Kinaesthetics 04/2009:4–9

Kitwood T (2016) Demenz. Der person-zentrierte Ansatz im Umgang mit verwirrten Menschen. Deutschsprachige Ausgabe von Müller-Hergl C, Güther H (Hrsg), 7. überarbeitete Auflage, Hogrefe, Bern

Klien I (2019) Der Organisationskompass in Coaching und Beratung. Beltz, Basel

Kocks A, Segmüller T (2019) Struktur und Aufbau der Kollegialen Beratung. In: Kocks A, Segmüller T (Hrsg) Kollegiale Beratung im Pflegeteam. Implementieren – Durchführen – Qualität sichern. Springer, Berlin, S 41–62

Leichsenring K (2015) „Buurtzorg Nederland". Ein innovatives Modell der Langzeitpflege revolutioniert die Hauskrankenpflege. ProCare 20(08):20–24. https://doi.org/10.1007/s00735-015-0548-9

Maio G (2016) Das Besondere der Pflege. Aus Sicht der Ethik und der Gesellschaft. ProCare 21(4):6–9. https://doi.org/10.1007/s00735-016-0627-6

mbsr-mbct Verband (2018) Achtsamkeit: Was ist das? https://www.mbsr-verband.de/achtsamkeit.html Zugegriffen: 10. Mai 2019

Neumann-Ponesch S, Höller A (2011) Gefühlsarbeit in Pflege und Betreuung. Sichtbarkeit und Bewertung gelungener Beziehungsarbeit. Springer, Wien

Riedl M (2012) Heimbewohner sein – eine Herausforderung für die Identität. Dissertation, Tiroler Privatuniversität UMIT, Hall in Tirol

Roth G (2001) Wie das Gehirn die Seele macht. Vorlesung. 51. Lindauer Psychotherapiewochen. https://www.lptw.de/archiv/vortrag/2001/roth-gerhard-wie-das-gehirn-die-seele-macht-lindauer-psychotherapiewochen2001.pdf Zugegriffen: 10. Mai 2019

Ruppert N (2016) Pflege braucht Mitgefühl. Die Schwester Der Pfleger 55(6|16):37–39

Schädle-Deininger H (2006) Fachpflege Psychiatrie. Elsevier, München

Schmieder M (2018) Dement, aber nicht bescheuert: Für einen neuen Umgang mit Demenzkranken. Ullstein, Berlin

Schmidt S (2012) Achtsamkeit und Wahrnehmung in Gesundheitsfachberufen. Springer, Berlin

Schönborn R (2018) Demenzsensible psychosoziale Intervention: Interviewstudie mit Menschen mit dementiellen Beeinträchtigungen. Springer, Wiesbaden

Schützendorf E (2006) Wer pflegt, muss sich pflegen. Belastungen in der Altenpflege meistern. Springer, Berlin

Teigeler B (2019) Pflegende brauchen auch seelische Unterstützung. Die Schwester Der Pfleger 58(2):46–48

Watzlawick P (1976) Wie wirklich ist die Wirklichkeit – Wahn, Täuschung, Verstehen. Piper, München

Watzlawick P, Beavin J, Jackson D (2007) Menschliche Kommunikation. Formen, Störungen, Paradoxien, 11. unveränderte Aufl. Huber, Bern

Urselmann HW (2013) Schreien und Rufen. Herausforderndes Verhalten bei Menschen mit Demenz. Huber, Bern

Zegelin A (2005) Festgenagelt sein- Der Prozess des Bettlägerigwerdens. Huber, Bern

Printed in the United States
By Bookmasters